栄養の基本がわかる図解事典

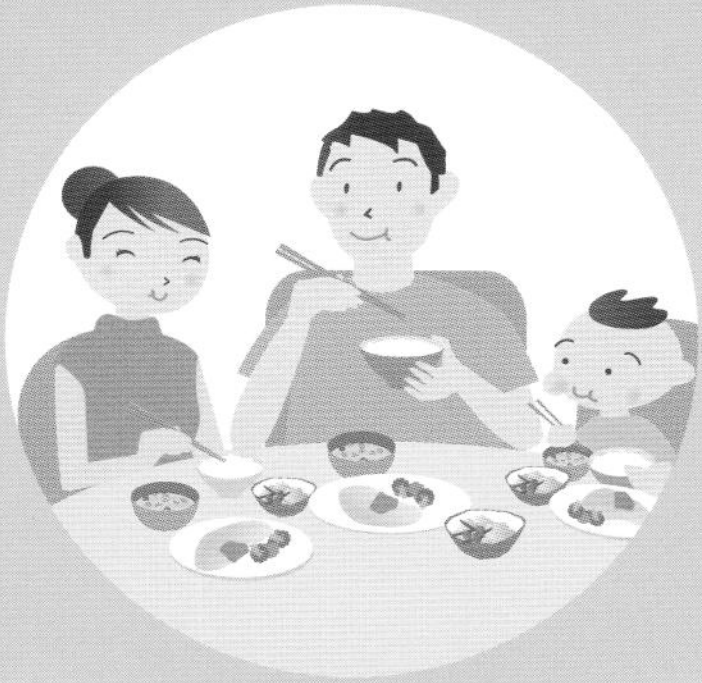

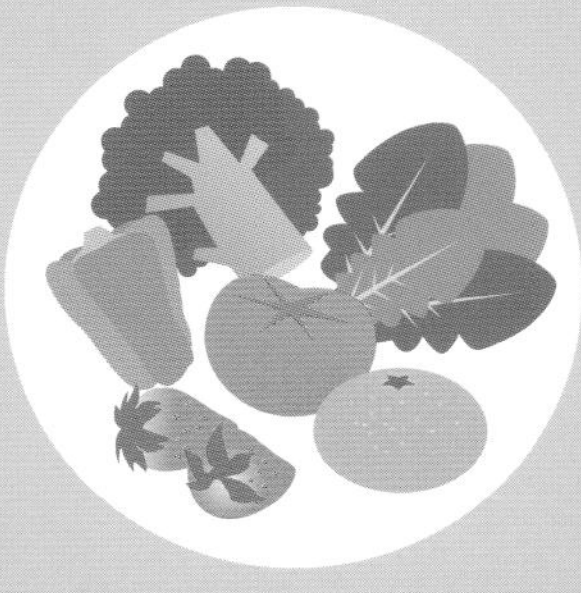

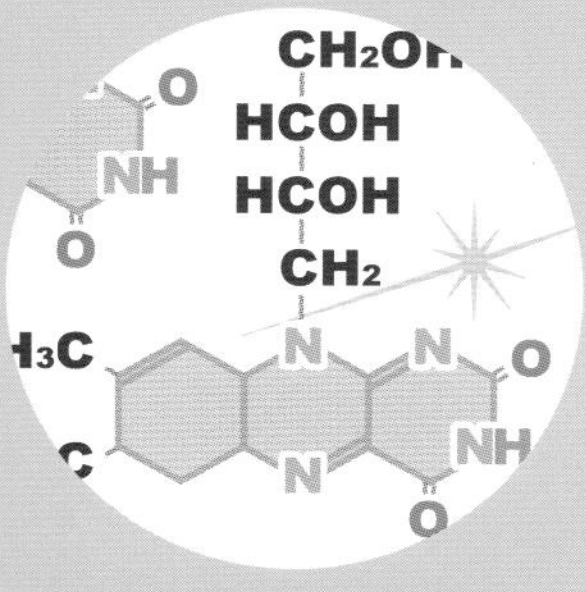

成美堂出版

栄養の基本がわかる図解事典

目次

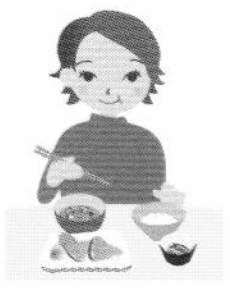

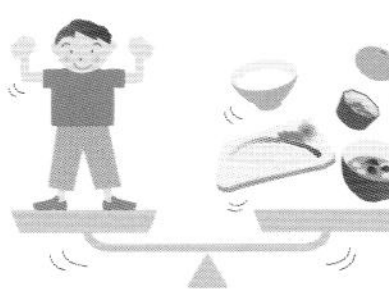

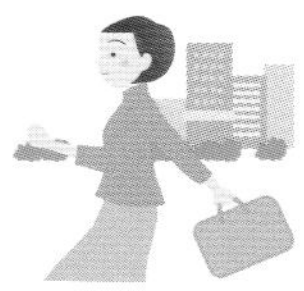

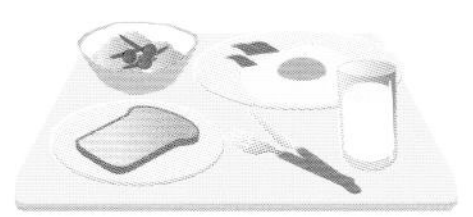

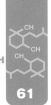

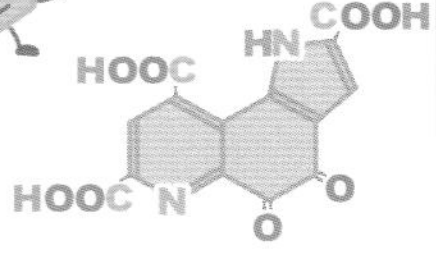

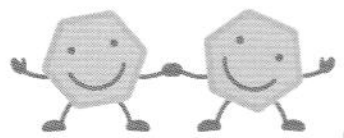

二糖類

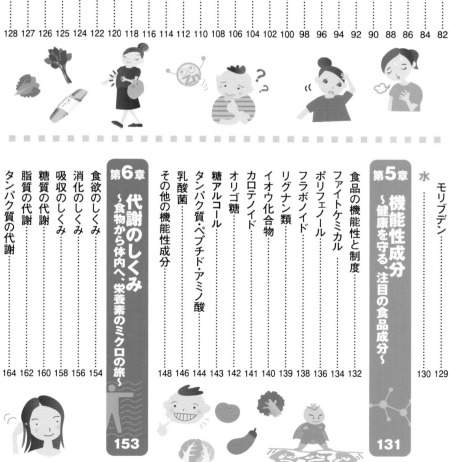

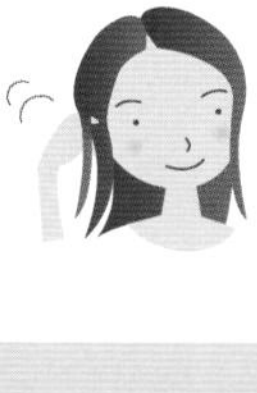
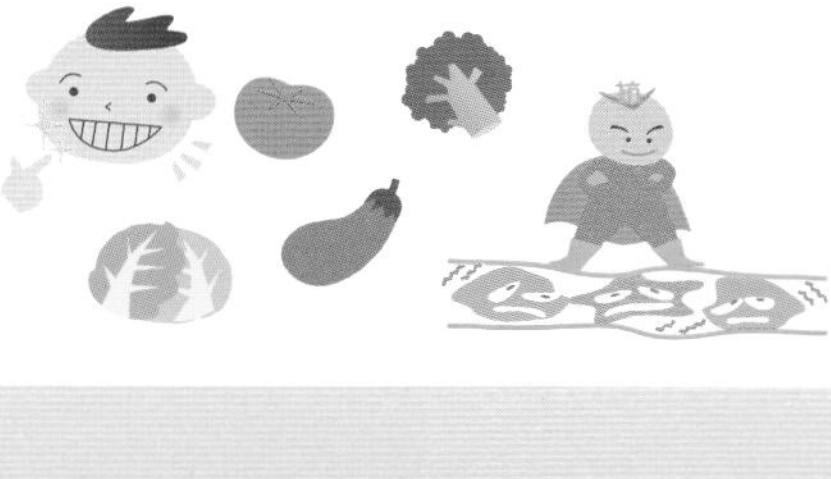

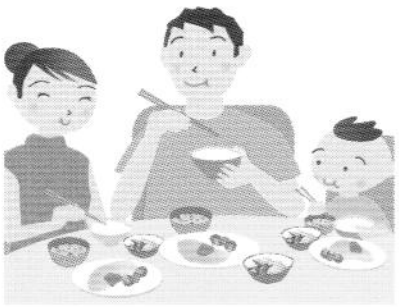
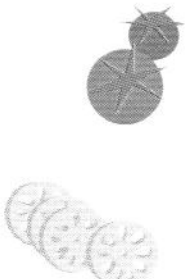
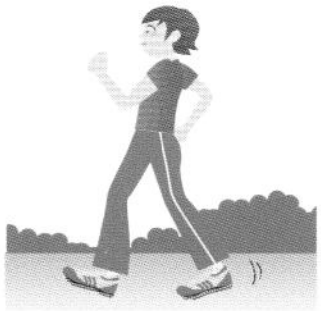
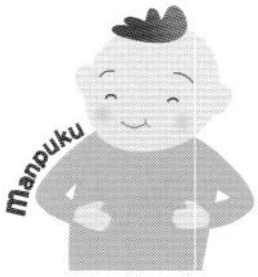
Manpuku

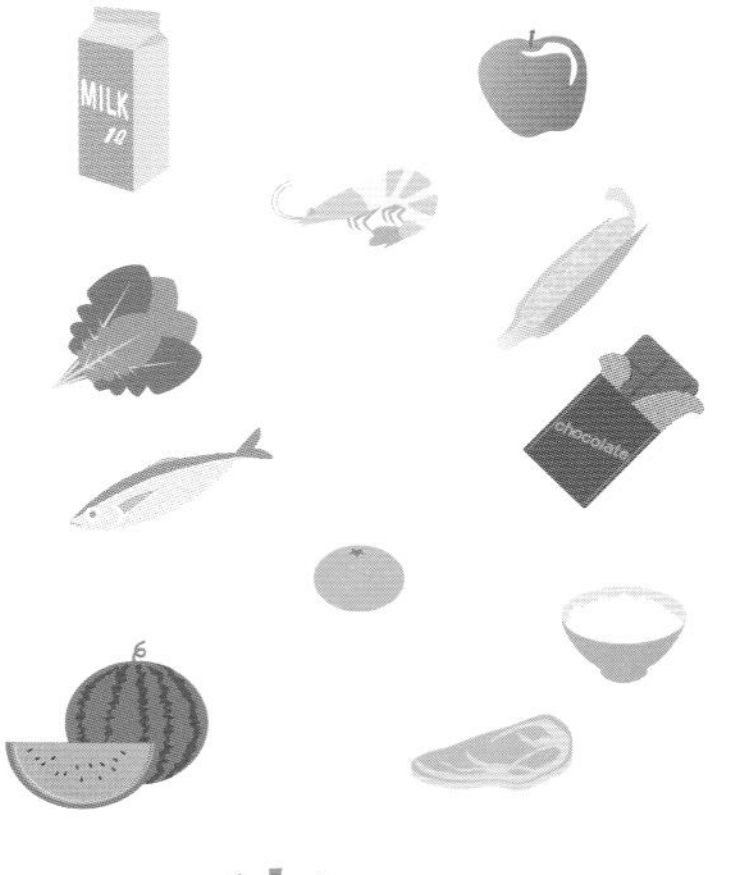
MILK
chocolate
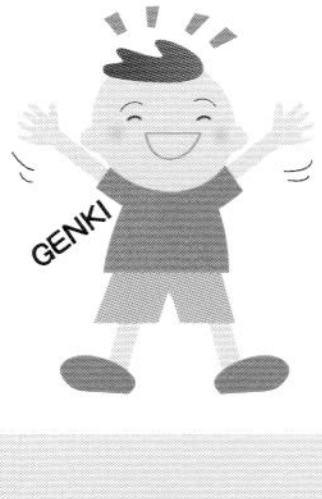
GENKI
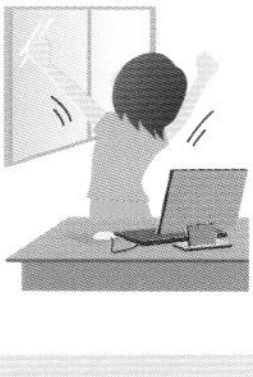
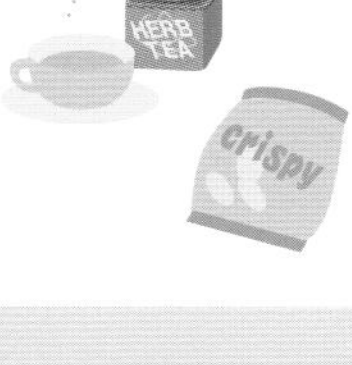
HERB TEA
crispy
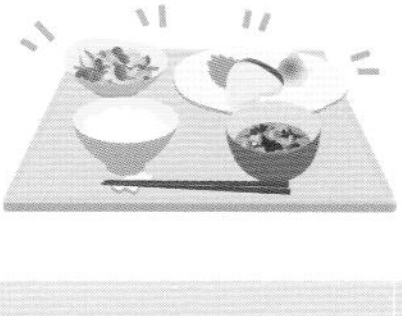

序章

健康・栄養新事情

データで見る健康・栄養の現状

健康寿命世界一の仲間入りか、生活習慣が原因で寝たきり生活か、栄養の善し悪しが決める！

健康長寿はまさしく栄養学の勝利である。食べ物は生命の源だ。

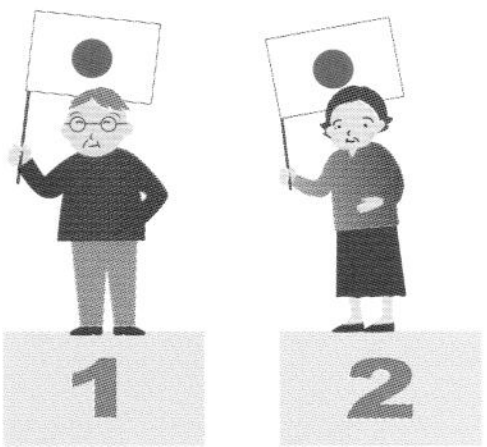

世界の健康寿命ランキング

※男女平均（歳）

1	シンガポール	(76.2)
2	日本	(74.8)
3	スペイン	(73.8)
4	スイス	(73.5)
5	フランス	(73.4)
6	キプロス	(73.3)
7	カナダ	(73.2)
7	イタリア	(73.2)

世界の平均寿命ランキング

※男女平均（歳）

1	日本	(84.2)
2	スイス	(83.3)
3	スペイン	(83.0)
4	オーストラリア	(82.9)
4	フランス	(82.9)
4	シンガポール	(82.9)
7	カナダ	(82.8)
8	イタリア、韓国	(82.7)

資料:WHO「世界保健統計2019」

健康寿命とは
平均寿命から重いけがや病気による障害期間を差し引いた年数。

平均寿命とは
ゼロ歳の人が「肉体的に」何歳まで生きられるかを予測した平均余命。

◆元気パワーの源泉は毎日の食事

２０００年６月から始まったＷＨＯ（世界保健機関）健康寿命および平均寿命の世界ランキングで、日本はトップクラスです（上図参照）。健康寿命とは、寝たきりなどの健康障害で日常的な介護を受けることもなく健康に生きる期間をいいますが、毎日の食事、栄養のとり方も、健康か寝たきりかの決定に大きな影響を及ぼしています。

◆日本型食生活の勝利の方程式

健康長寿を支えている最大の要因が日本型食生活です。適量で栄養バランスのよい食生活が、心臓疾患などの生活習慣病を減らしているのです。

ランキング上位国には、日本型食生活と栄養的に共通点のある地中海式食生活やその影響を受けた国が多く見られます。

国境を越えて、毎日の食事が健康寿命のカギを握っています。

2025年には要介護高齢者が800万人超え。今からでも遅くない！ 食事対策。

介護が必要となったおもな原因

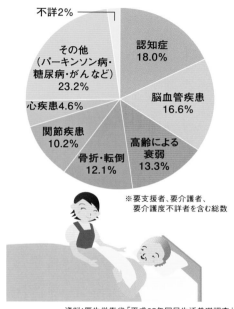

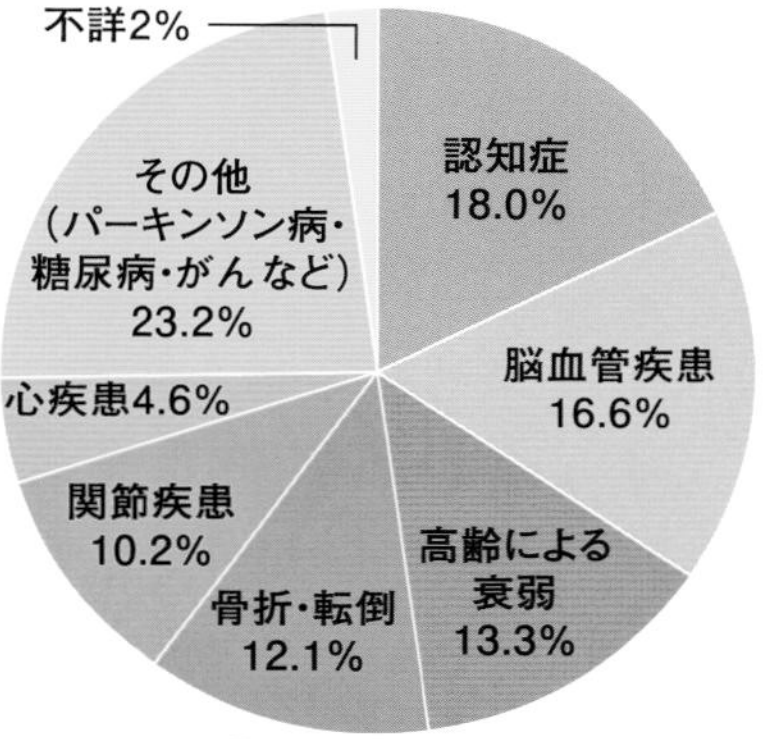

※要支援者、要介護者、
要介護度不詳者を含む総数

資料：厚生労働省「平成28年国民生活基礎調査」

要支援・要介護の原因には生活習慣病が大きく関与している。

要介護者等の年齢階級別構成割合

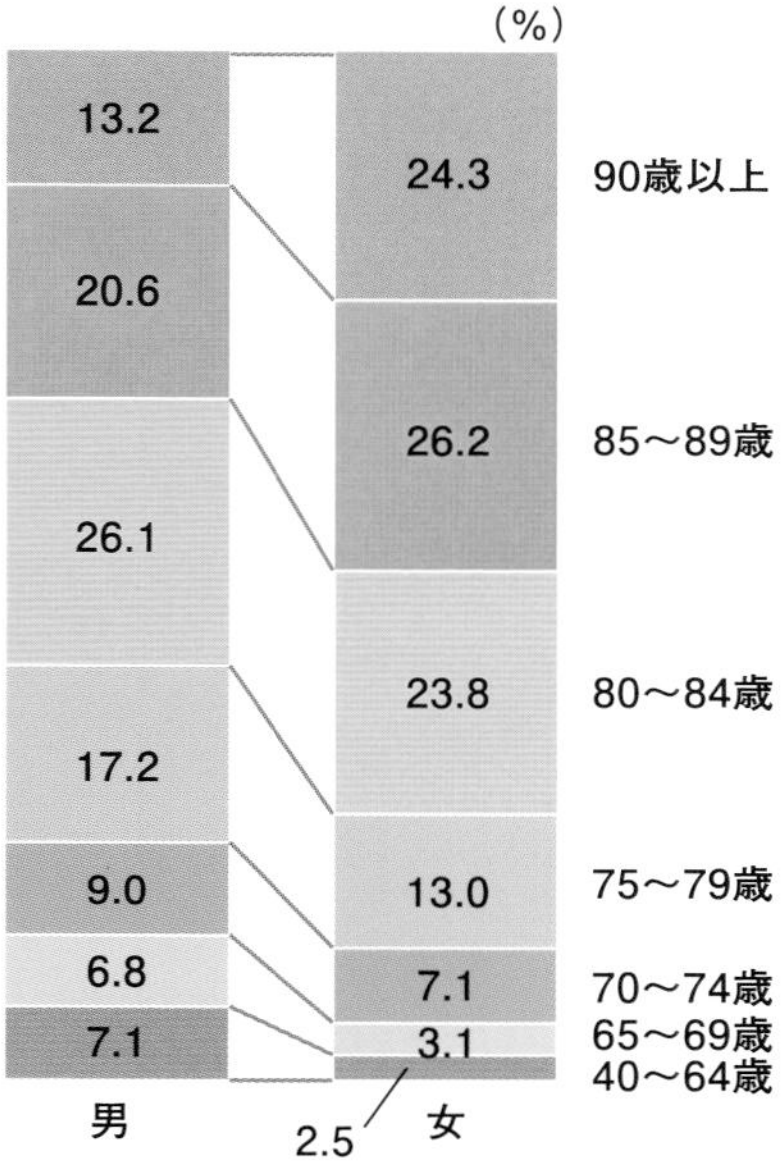

資料：厚生労働省「平成28年国民生活基礎調査」

要介護者等は80歳以上の割合が高いが、男性の場合は80歳未満が全体の4割を占めている。

◆要介護の原因は、脳血管疾患

わが国は平均寿命でも健康寿命でも世界でトップクラスですが、一方では日常生活で支援や介護を余儀なくされている高齢者も少なくありません。今後も増え続け、2025年には支援や介護が必要な高齢者は800万人を超えると推計されています。

上図にあるように、介護が必要となったおもな原因のトップは認知症（多くは脳血管性といわれる）で、次いで脳血管疾患です。このほか、骨折の原因である骨粗しょう症、糖尿病、がんなど、いわゆる生活習慣病が原因の多くを占めていることがわかります。

◆動脈硬化、肥満を防ぐ水ぎわ作戦を

要介護にならないためには、生活習慣病を予防することです。そのためにはまず、毎日の食事で動脈硬化や高血圧、高血糖、肥満などを防ぐことが効果的です。

さらに、ストレスや疲労を軽減し、お酒の飲み過ぎ、喫煙、運動不足を防ぐなど、生活習慣を改善すれば、要介護のリスクを減らすことができます。

健康・栄養新事情
2

食べ過ぎや脂肪のとり過ぎを改めない限り 減ることのない肥満者や生活習慣病予備軍

食生活の洋風化で脂質摂取比率がアップ。若者の朝食抜き、肥満は赤信号!

エネルギー産生栄養素バランスの推移（単位%）

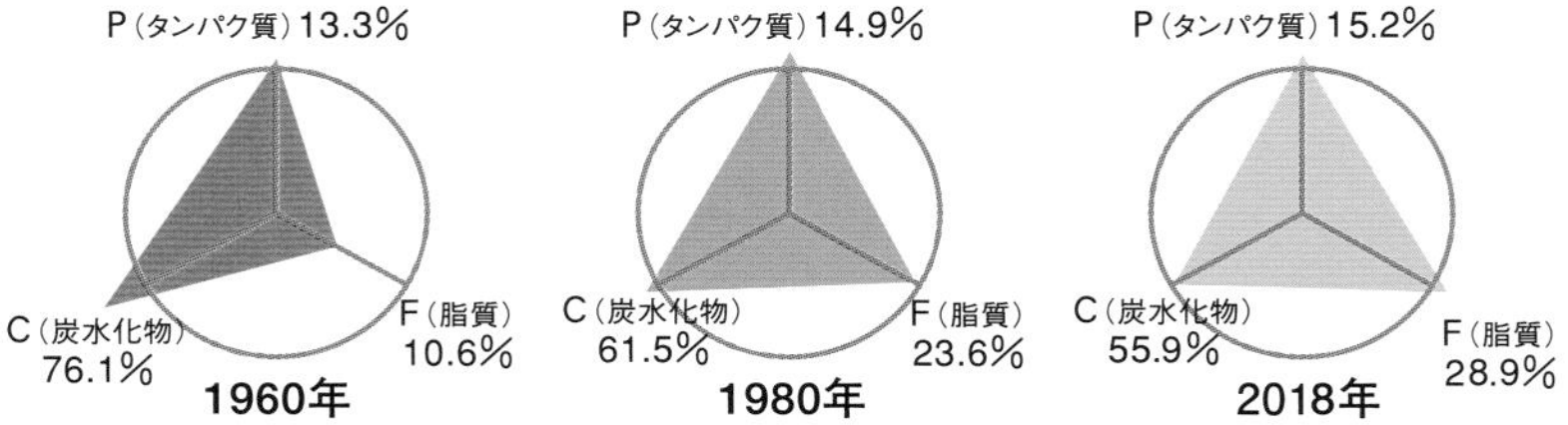

エネルギー産生栄養素バランスは、総摂取エネルギーに占める、タンパク質（P）、脂質（F）、炭水化物（C）のエネルギー構成比。
●これらの望ましいバランスは36ページ参照

資料：厚生労働省「国民健康・栄養調査」

若者に目立つ朝食の欠食率

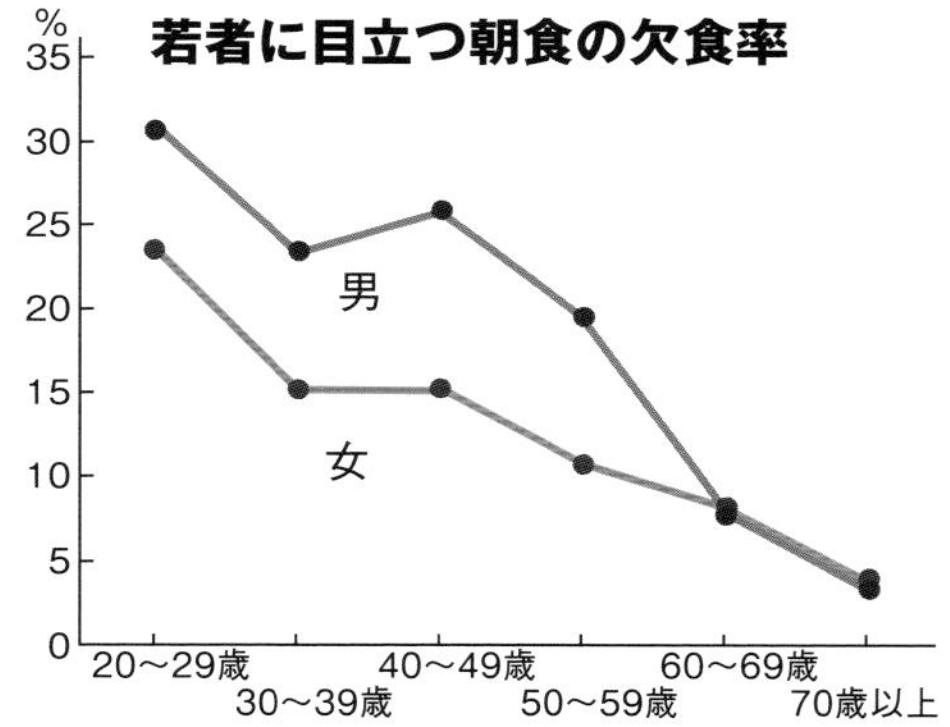

資料：厚生労働省「平成29年国民健康・栄養調査」

成人男性の3割、成人女性の2割が肥満

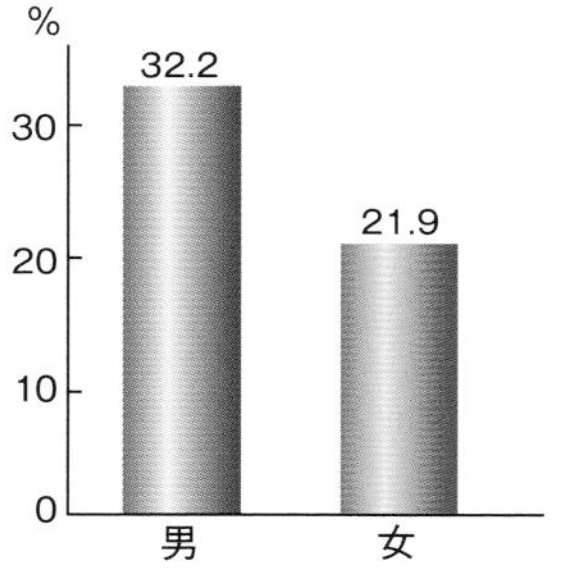

資料：厚生労働省「平成30年国民健康・栄養調査」

◆脂質過多にならない食生活を

エネルギー産生栄養素バランスの推移を見ると、脂質の摂取比率が少しずつ増えています。日本が健康寿命ランキング上位国になった背景には、栄養バランスのよい食生活があります。これを維持するには、これ以上脂質の摂取比率を上げないことや、朝食抜きによる栄養バランスの乱れの改善が大切です。

◆洋風化の行き過ぎはダメ!

高塩分や、タンパク質や脂質、さらにカルシウム不足などの欠点のあった伝統的な日本食は、洋風化によって欠点が改善され、栄養バランスがよくなり、「新日本型食生活」として世界から高く評価されるようになりました。「ほどよい洋風化」という通過点を越えて、さらに洋風化が進むと、脂質の過剰摂取につながるので、和食と洋食のバランスが重要です。

◆肥満は生活習慣病の温床

日本人の死因の半数以上は生活習慣病がらみ。その多くは肥満が原因。

肥満者の割合（20歳以上、総数）**男性32.2%、女性21.9%**

男性では50歳代（37.2%）が最も多く、次いで40歳代（36.4%）。

年齢階級別肥満者の割合

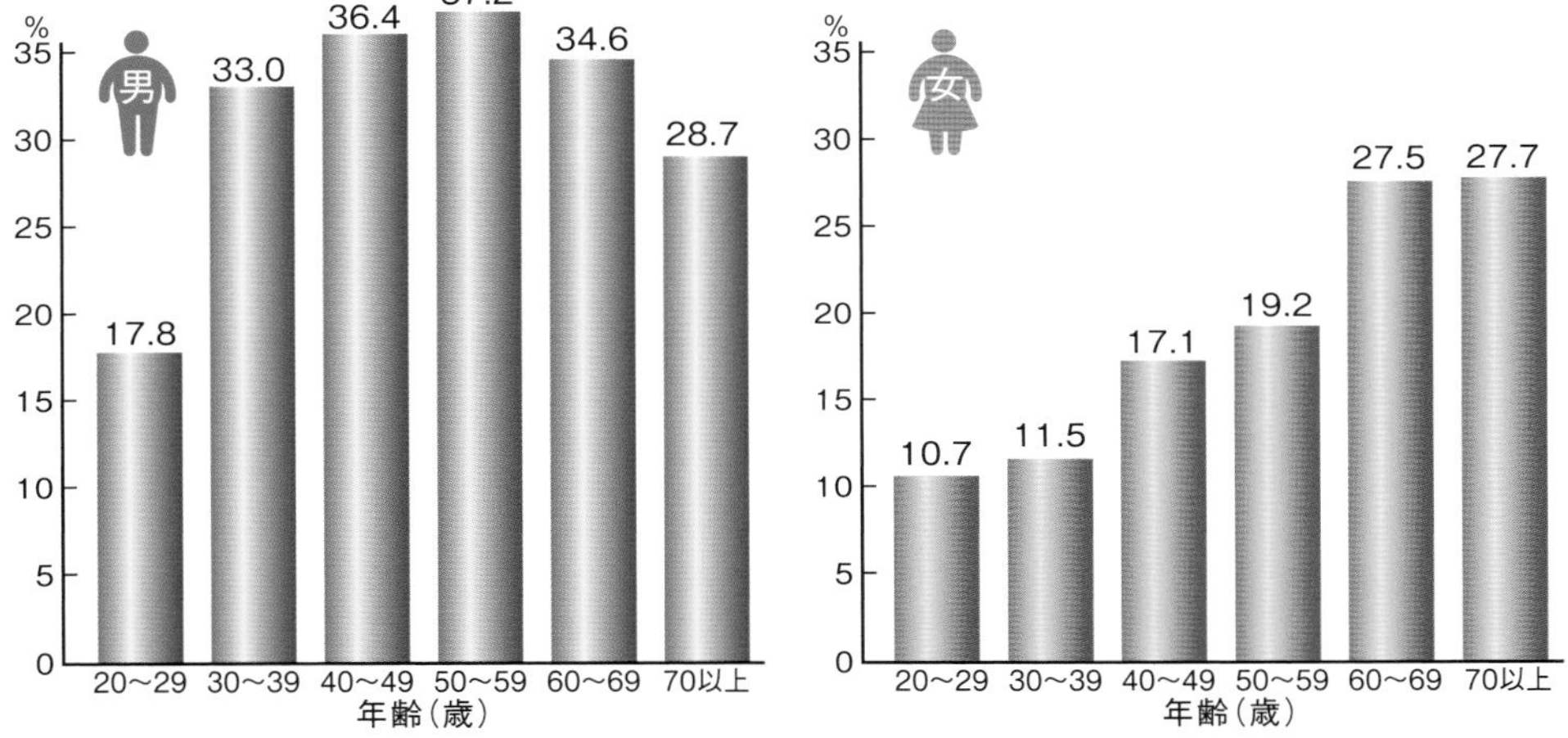

資料：厚生労働省「平成30年国民健康・栄養調査」

収縮期（最高）血圧が140mmHg以上の者の割合は20歳以上で、男性36.2%、女性26.0%

資料:厚生労働省「平成30年国民健康・栄養調査」

「糖尿病が強く疑われる者」の割合は20歳以上で、男性18.7%、女性9.3%

資料:厚生労働省「平成30年国民健康・栄養調査」

エネルギー産生栄養素バランスにおける脂質摂取比率の増加は、肥満の増加につながります。

日本人（20歳以上）の肥満者の割合は、男性32・2％、女性21・9％と推定されています（厚生労働省「平成30年国民健康・栄養調査」）。特に30〜60代の男性に多く見られます。

この肥満が「万病のもと」ともいわれるように生活習慣病につながっています。

◆生活を改めないと肥満は解消できない

肥満の原因は、食べ過ぎや脂肪のとり過ぎなどエネルギー摂取量が多いことに加え、運動不足によるエネルギー消費量が少ないこともあります。さらに、夜遅い食事や朝食抜きなど、不規則な食生活を続けていることも肥満を招きます。

生活習慣病予防のために肥満を解消し、適正体重を維持していくためには、生活習慣の改善が必須です。食生活においては、主食・主菜・副菜をそろえ、野菜の摂取量を増やし、塩分や脂肪をとり過ぎないように組み合わせて食べることが望まれます。

健康・栄養新事情
3

高齢女性ならびに若い女性は低栄養傾向。マーケットは飽食でも、個々人の食事内容は貧困!?

男性より女性の高齢者は低栄養傾向。虚弱（フレイル）から要介護状態に陥る原因に。

低栄養傾向の者（BMI20以下）の割合（65歳以上）

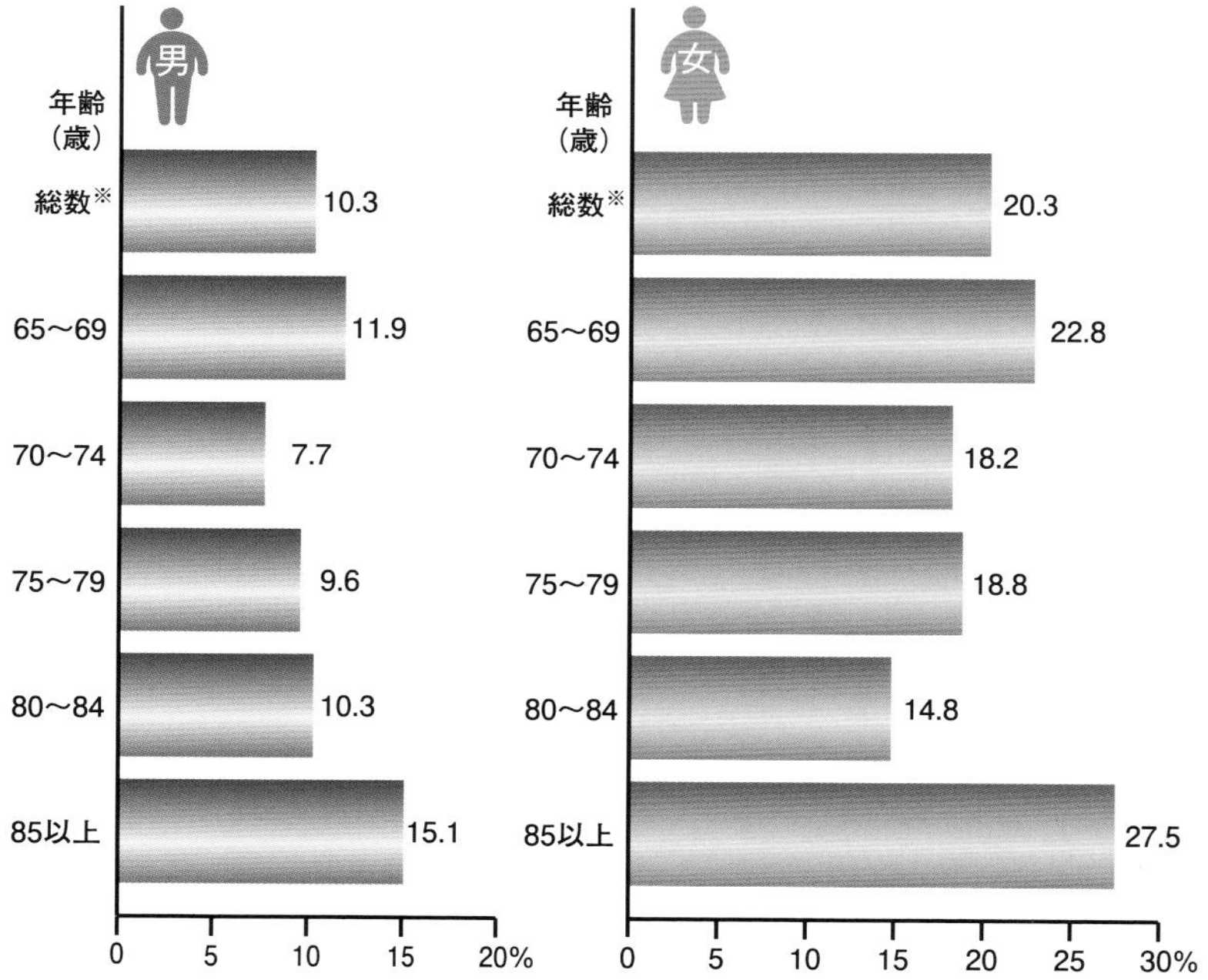

※65歳以上の総数
資料:厚生労働省「平成30年国民健康・栄養調査」

◆高齢者の低栄養は負の循環を招く

日本は今、世界に類を見ないスピードで超高齢社会を迎えています。要介護状態にならず、いかに健康を維持し、自立して元気に過ごしていくかは、一人ひとりの大きな課題といえるでしょう。

そのような中、低栄養（やせ）傾向にある高齢者が増えていることが心配されています。高齢になると、身体機能の衰えとともに食事量が少なくなり、低栄養に陥る傾向が見られます。低栄養の状態は、筋肉量の減少、筋力の低下、身体機能の低下、活動度の減少、食欲の低下、食事量の減少、そしてさらに低栄養状態を悪化させるという負の循環を招きます（フレイル・サイクル、206ページ参照）。

そうならないためにも、しっかりと栄養バランスよく食べる食生活を送ることが求められています。

◆やせる必要がないのにやせたい女性

若い女性のやせが増加。やせは骨量の減少や低出生体重児出産のリスクを高める

20〜30代女性のやせ（BMI18.5未満）の割合の年次推移

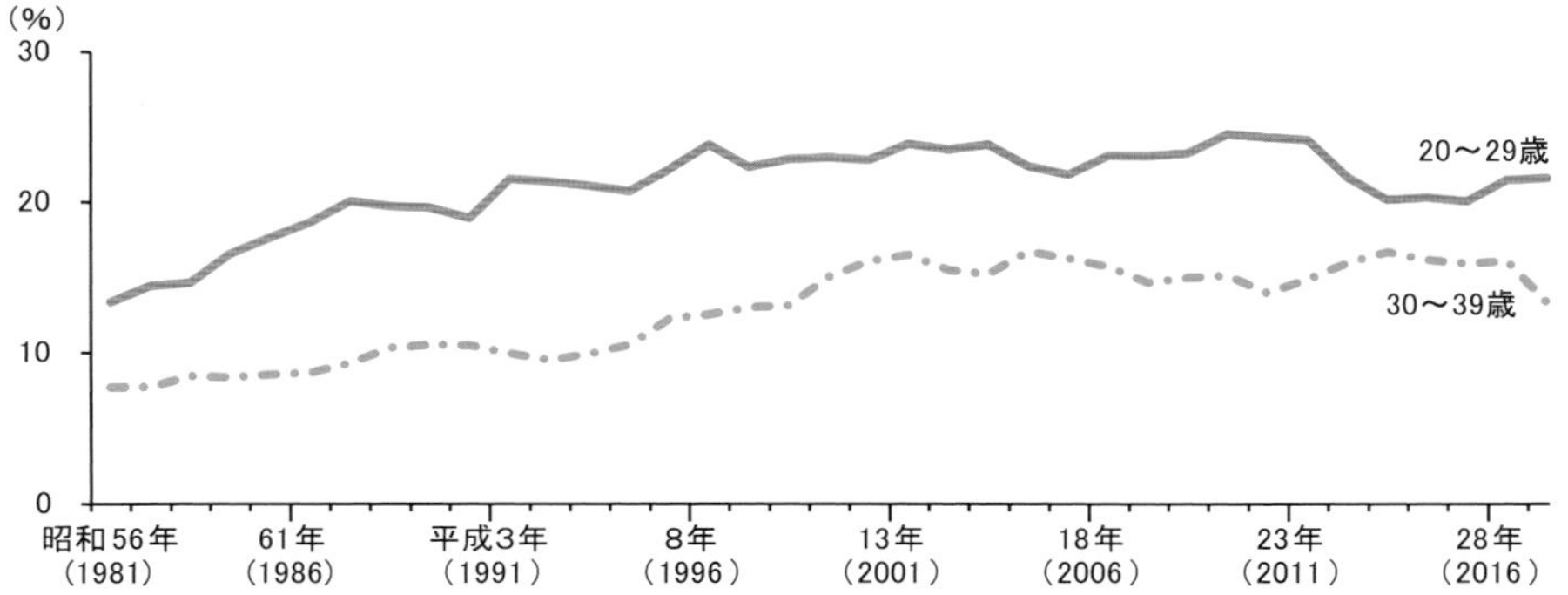

資料:厚生労働省「国民健康・栄養調査」

日本における出生数と低出生体重児（2500g未満）の出生数と割合

年	出生数（人）	2500g 未満の出生数（人）	2500g 未満の出生割合（%）
1980	1,576,889	88,585	5.6
1990	1,221,585	79,312	6.5
2000	1,190,547	102,888	8.6
2010	1,071,304	103,049	9.6
2018	918,400	86,269	9.4

資料：厚生労働省「人口動態調査」

20〜30代女性のやせの割合が、年々増え続けています。本来、健康を維持するために、適正体重の範囲内（BMI18・5〜24・9、33ページ参照）であればやせる必要がないにもかかわらず、「もっとやせたい」と思う〝思い込み肥満〟の女性は少なくありません。やせ願望は摂食障害（210ページ参照）を招くこともあるので大変危険です。

◆やせは次世代の健康も脅かす

やせの状態が続くと、若いうちに蓄えておかなければいけない骨量が少なく、骨粗しょう症を招きやすくなります。また、筋肉量も減ることから、サルコペニア（204ページ参照）の若年化も心配されます。

そして、さらに深刻なのは、次世代の健康です。日本では出生数が減少する一方で、2500g未満の低出生体重児の出生割合が増えています（10人に1人）。胎生期に低栄養状態にあると、成人期を迎えたときに心血管障害発症のリスクが高まるという説もあります。次世代の健康を守る上でも、若い女性のやせは問題です。

日本人の栄養源となる食料の国内自給率はわずか37%。食料危機への不安は83%にも。

日本の食料自給率は40%に届かず低迷。先進諸国間では最低レベル。

各国の食料自給率（2013年、スイス2016年、韓国2017年、日本2018年）

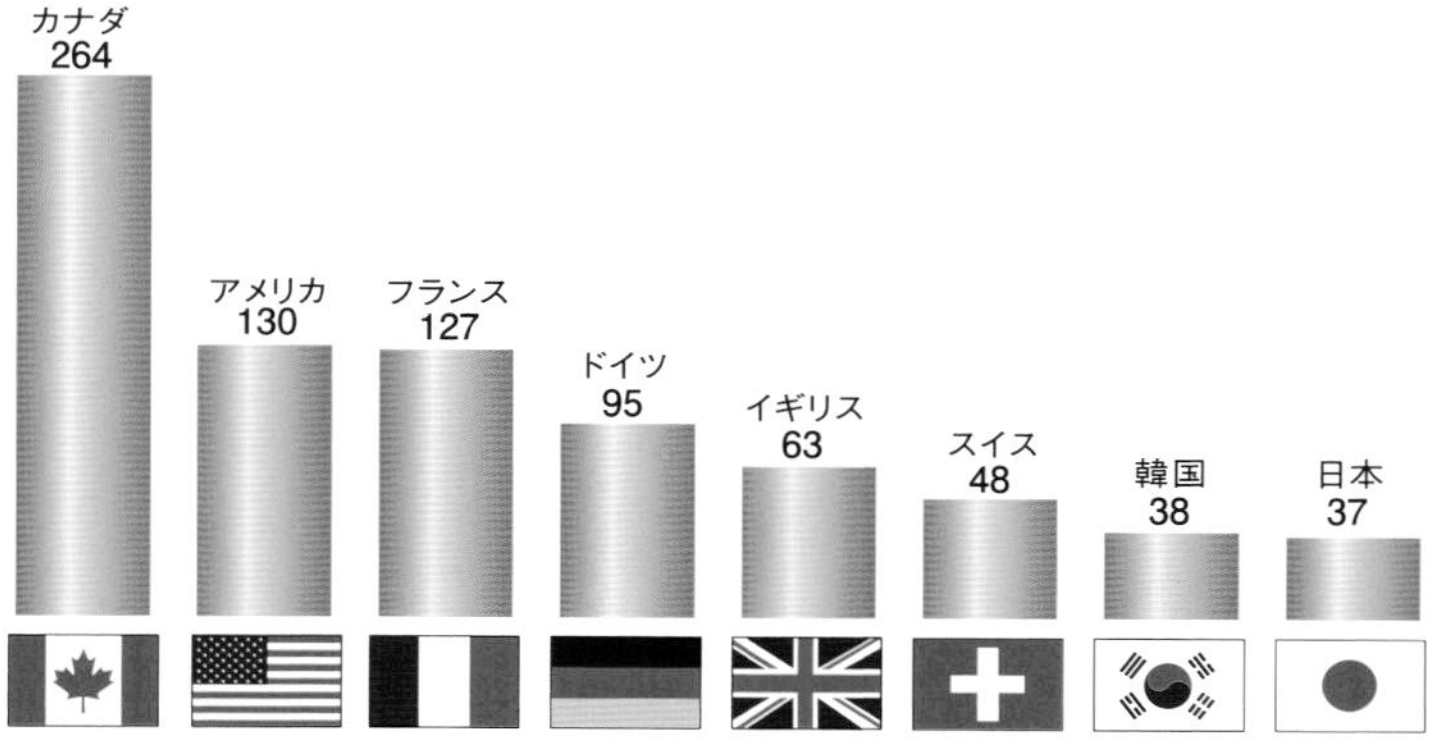

「食料自給率」＝「国内生産」÷「国内消費」×100

国内の食料消費について国産でどの程度まかなえるかの指標。①品目別自給率、②穀物自給率、③供給熱量総合食料自給率（カロリーベースの食料自給率）の3つがあるが、通常自給率は③をいう。カロリーは熱量の単位。

品目別自給率　日米比較

単位:%

	穀類	いも類	豆類	野菜類	果実類	肉類	卵類	牛乳乳製品	魚介類	砂糖類	油脂類
アメリカ	127	96	171	90	74	116	105	104	70	79	94
日本	28	73	7	77	38	51	96	59	55	34	13

資料:農林水産省「食料需給表」　FAO「Food Balance Sheets」　農林水産省試算　アメリカ2013・日本2018

◆食料自給率は37%の低率

わが国の食料自給率は年々下がり、近年は40%に届かず低迷しています。原因は食生活の変化が大きく、自給品目の米の消費が減ったこと、畜産物や油脂類の需要が増えたこと、畜産物や油脂の生産に必要なとうもろこしなどの飼料穀物や、大豆、菜種などの油脂原料を輸入に頼らなければならないこと、国内農地面積が狭いこと、農家の高齢化などがあげられています。

耳よりな話

料理自給率計算ソフト

農林水産省が作成したソフトウェア「クッキング自給率」を使うと、料理の食料自給率（カロリーベース、生産額ベース）を簡単に計算することができます。

詳しくは

クッキング自給率　検索

地域の食材の活用、食べ過ぎ・食べ残し・廃棄をやめるなど、私たちにできることも多い。

食品ロス率（世帯員構成別）

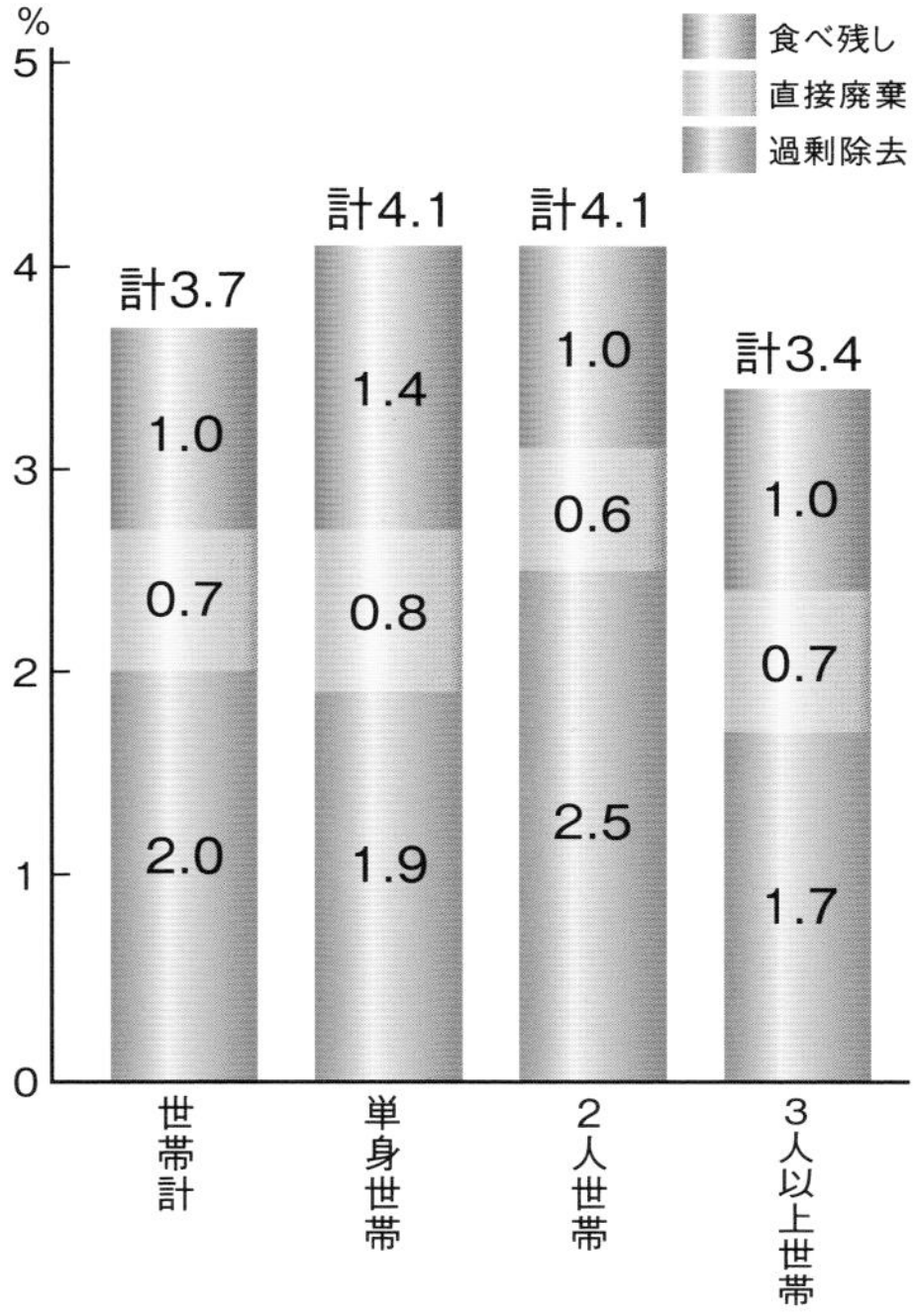

資料：農林水産省「食品ロス統計調査」平成26年度

私たちの食卓における品目別自給率

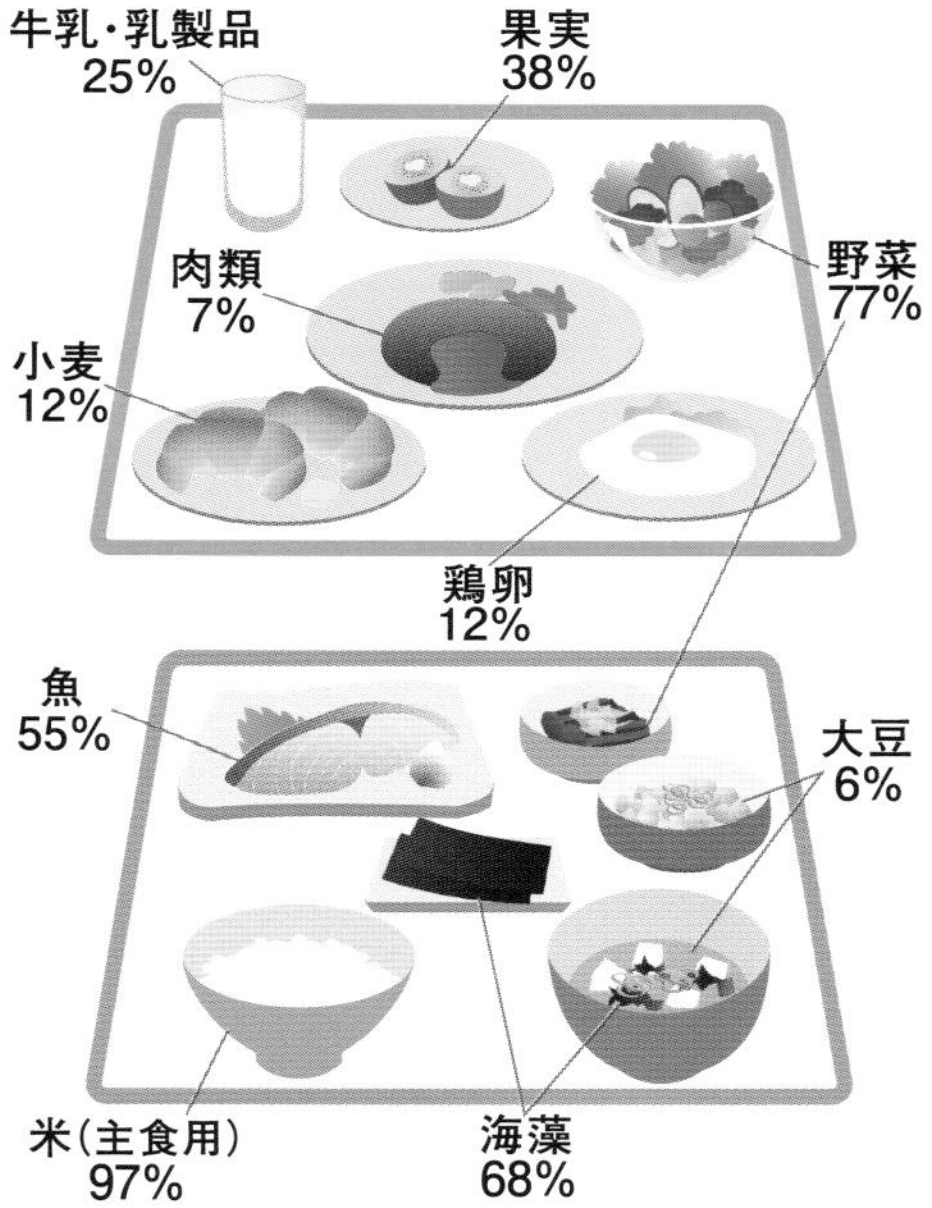

注1）数値は平成30年度（概算値）のもの。
注2）畜産物（牛乳・乳製品、肉類、鶏卵）については飼料自給率を考慮している。

資料：農林水産省「食料需給表」

◆将来の食料供給への不安83%

食料自給率37%で輸入に頼らざるを得ないのがわが国の食料事情ですが、これがさらに悪化し、危機的状況に陥る可能性は決してゼロではありません。

世界の人口増加、異常気象、農業生産や水資源の枯渇、土壌の劣化や砂漠化など、資源・環境問題が影響を与えると食料需給はさらに逼迫《ひっぱく》しかねません。

内閣府調査（2014年）によれば、将来のわが国の食料供給について、「不安がある」と回答した人が83%に及んでいます。

◆食品ロスを少なくする

輸入や備蓄、国内農業生産の増大、国内供給力の強化など政治・経済レベルの対策のほか、私たち一人ひとりが流通・消費の段階でできることも少なくありません。

その一つが、食品ロスを少なくすることです。農林水産省の調査によれば、世帯全体で過剰除去や直接廃棄、食べ残しをする割合が計3・7%に及んでいます。

世界8億以上の飢餓人口を尻目に、食べ過ぎてはダイエットに明け暮れる日本人たち。

栄養不足が原因で、5歳の誕生日を迎えられずに死んでいく子どもが年間310万人。

世界の飢餓人口

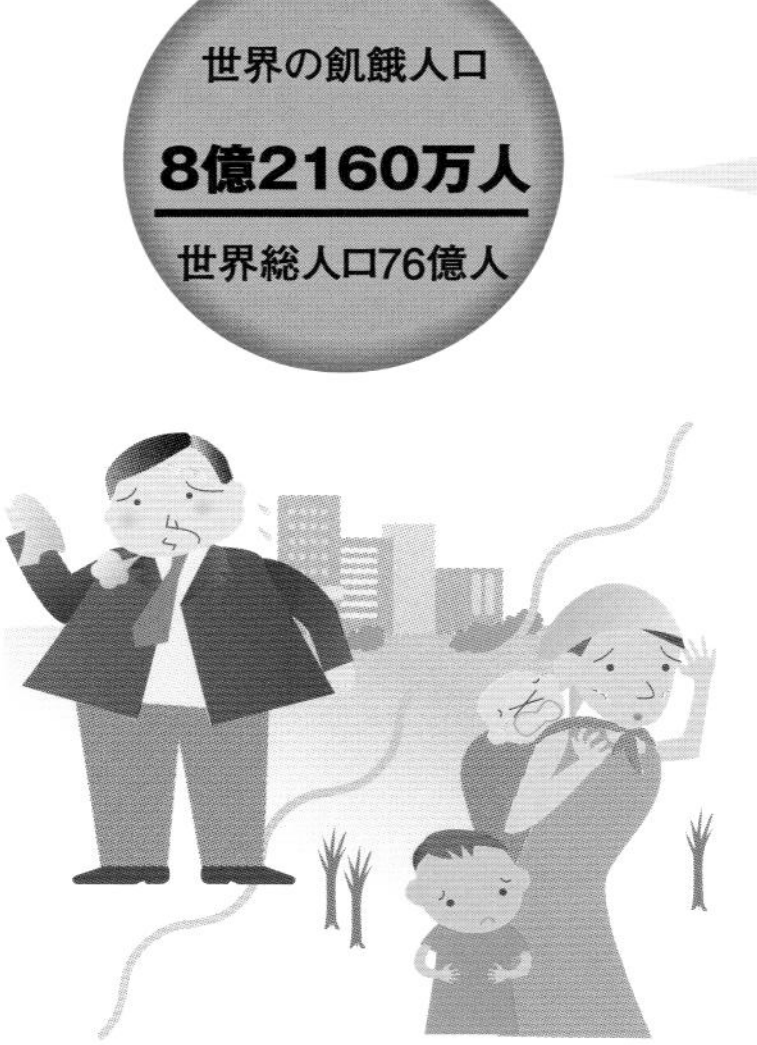
世界の飢餓人口
8億2160万人
世界総人口76億人

世界の飢餓人口は年々増え続け、8億人以上が慢性的な栄養不足に陥っていると報告されています。SDGs（持続可能な開発目標）のゴール2「ゼロハンガー（飢餓をゼロ）」を達成するための課題となっており、増加し続ける世界人口に対して、持続可能な食料生産・提供ができるよう、地球規模でのフードシステムの大変革が求められています。

世界人口76億人のうち約8億2160万人（9人に1人）が飢餓状態に陥っている。

資料：「世界の食料安全保障と栄養の現状2018」、
UN, World Population Prospects, 2018

◆子どもが年間３１０万人死亡

肥満人口は世界中で増え続けており、世界人口（成人）の13%に当たる６億７２００万人が過体重または肥満と報告されています。しかし、開発途上国では栄養不足や飢餓人口が８億２１６０万人に及び、５歳の誕生日までに栄養不足が原因で死んでいく子どもは年間３１０万人と、子どもの死者数の約半分を占めているといわれます。

◆地球全体を想いながら食べよう

食料確保（狩猟）のため原野を走るのが人間本来の姿なのに、食べ過ぎたあげく、やせようとして用もないのに走っている姿は退化だと述べたのは、栄養学者の故・川島四郎博士。適量でバランスのよい食生活は、健康寿命を延ばすだけでなく、食料自給率を高め、環境を守り、飢餓への国際援助につながるなど、地球にとっても望ましいことなのです。

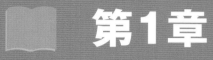

第1章

栄養学入門

暮らしのなかの栄養学

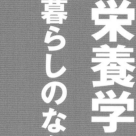

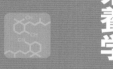

栄養素・栄養って何？

食物に含まれるさまざまな成分と、これを分解・合成により体の成分に変えていく人体の不思議な営み。

「栄養素」と「栄養」は意味が少し違う

◆豚肉が人肉に生まれ変わる営み

食べた豚肉がそのまま人間の筋肉に変わるわけではありません。栄養とは、この食べた豚肉が体内で分解・合成され、エネルギーがつくられたり、筋肉や血液など人間特有の細胞につくり変えられたりする営みのことです。

つまり、外界からいろいろな物質（食物）を消化・吸収によって体内にとり込み、代謝によって分解・合成され、生命活動を営むために活用することを「栄養」といいます。

筋肉も骨も皮膚も、私たちの体は少しずつ常に分解・合成がくり返され、新しくつくり変えられています。そのため、常に外界から物質を摂取し続ける必要があるのです。

◆「栄養」の舞台は人間の体の中

私たちが生命活動を営むために、外界からとり入れる物質が「栄養素」です。「栄養素」のおもな舞台は自然界のいろいろな食品の中、「栄養」の舞台は人の体の中ということもできます。みかんに含まれるビタミンCや鶏肉のタンパク質などはそれぞれの食品に特有の「栄養素」であって、「栄養」ではありません。

◆体内における栄養素の3つの役割

体内にとり込まれた栄養素は、代謝され、次の3つの大きな働きをします。

①エネルギーになる
②体をつくる
③体の調子を整える

このように「栄養素」と「栄養」を少し区別して考えてみると、栄養の話が少しわかりやすくなります。

栄養学のジャンルでは、食品中の栄養素を中心に研究する分野を食品栄養学、人体内の栄養を研究する分野を人間栄養学と呼ぶこともあります。

栄養学を実践するに当たっては、さまざまな人間の栄養や生命活動と向き合うわけなので、医学、生理学、生化学などの知識も必要になります。栄養学を実践する職業である「管理栄養士」は、こういった自然科学はもとより、社会の変化に対応した幅広い知識と実践力が求められます。

耳よりな話

食品成分表の原本

各社で発行されている食品成分表の原本は、文部科学省科学技術・学術審議会資源調査分科会編の「日本食品標準成分表2020年版（八訂）」。2478食品の成分値に各社独自の資料が加えてあります。なお、この原本については、内容をより充実させていく目的で、毎年、追補版が公表されています（文部科学省ウェブサイト参照）。

体内にとり込まれた栄養素はそれぞれの役割を果たす

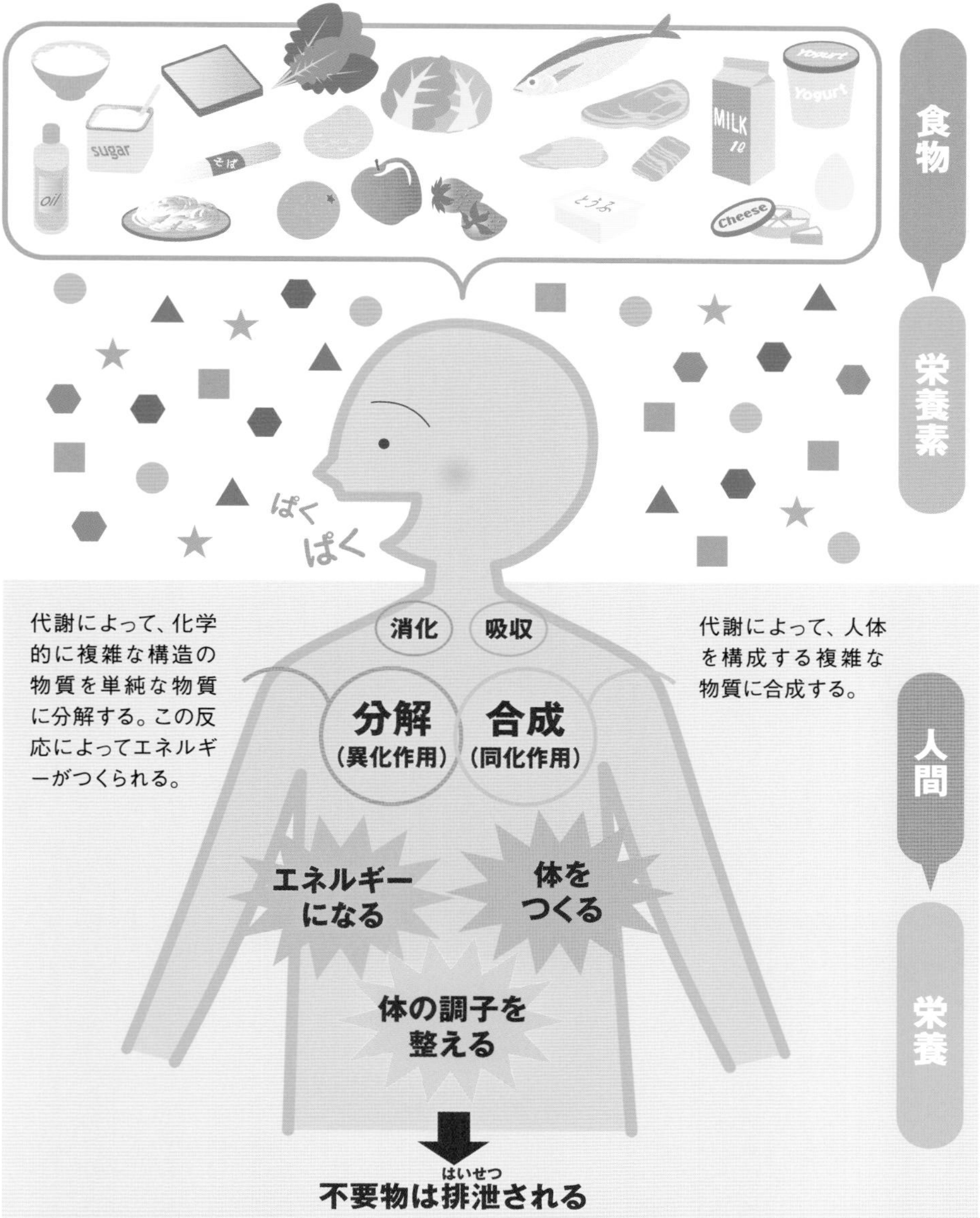
不要物は排泄《はいせつ》される

栄養とは、外界から摂取したいろいろな物質（栄養素）を原料として、分解や合成が行われ、成長や生命活動の維持に必要な人体特有の成分がつくられる営みのこと。栄養素は体内で代謝され、３つの大きな働きをします。

栄養素の種類と働き

栄養素をバランスよく摂取することが健康への最低条件です。
不足でもとり過ぎでも健康障害に。

成長や生命維持に必要な栄養素

◆エネルギー源となる3つの栄養素

私たちが生きていくために摂取しなければいけない栄養素には、炭水化物、脂質、タンパク質、ビタミン、ミネラルの5つがあります。

このうち、炭水化物、脂質、タンパク質は、1日の摂取量が特に多い栄養素です。炭水化物（糖質）とタンパク質は1g当たり4キロカロリー、脂質は9キロカロリーのエネルギーを産生させる力を持っています。ただし、タンパク質は、平常時にはエネルギー源より、細胞、ホルモン、酵素などの構成成分として優先的に利用されます。

◆炭水化物は糖質と食物繊維に大別

炭水化物は、体内で消化・吸収される糖質と、消化・吸収されない食物繊維に分けられます。糖質はブドウ糖に分解され、エネルギーとして利用されます。食物繊維はエネルギーにはほとんどなりませんが、さまざまな生理作用を持っています。

◆脂質は脂肪やコレステロールの総称

脂質は、炭水化物よりも効率のよいエネルギー源となります。食物から摂取する脂質の多くは脂肪（中性脂肪）です。

◆タンパク質はおもに体の構成成分

英語名のprotein（プロテイン）は、ギリシャ語の「最も重要なもの」に由来します。体を構成する成分として重要ですが、エネルギー源としても利用されます。

◆ビタミン・ミネラルは微量栄養素

ビタミンは炭素、水素、酸素、窒素などを含む有機化合物で複雑な化学構造を持った栄養素で13種類あります。ミネラルは、鉄（Fe）、カルシウム（Ca）などのように元素記号で表される物質です。どちらも1日の摂取量は微量ですが、体の健康維持のために重要な働きをします。

◆栄養素以外にも健康に役立つ成分

ポリフェノールやカロテノイドなど、食物中には5つの栄養素以外にも健康に役立つ成分が含まれ、これらは機能性成分と呼ばれています。免疫力向上、抗酸化作用などが期待されています。

Close-up クローズアップ　人体の構成成分

私たちの体を構成する成分のうち、最も多いのは水分、次いで脂質とタンパク質で、これらが大部分を占めます。私たちが食物から最も多く摂取している栄養素は炭水化物（糖質）ですが、体の構成成分としてはわずか。糖質はエネルギー源として使われてしまうこと、また、過剰な糖質は脂肪に変換されて体内に蓄えられるためです。

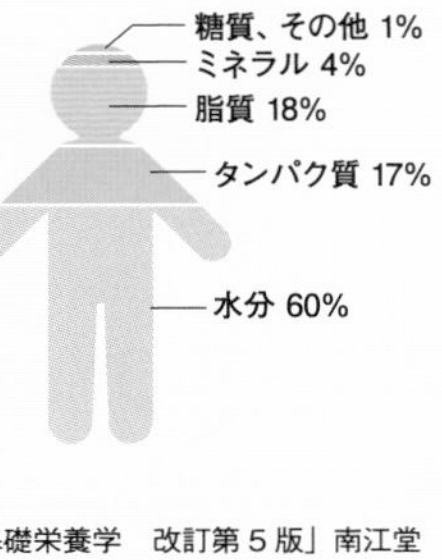

出典：奥恒行・柴田克己編「基礎栄養学　改訂第５版」南江堂

吸収された栄養素は、力や体温、筋肉、血液などに生まれ変わる

栄養素の体内での働きには、大きく分けると、①生命維持や活動のためのエネルギーとなる、②筋肉、血液、骨など体の構成成分となる、③生理作用の調整など体の調子を整える、の3つがあります。

炭水化物
➡ 62ページ

糖質と食物繊維の総称。単糖類、二糖類、少糖類、多糖類（デンプン、食物繊維など）に分類されます。穀類やいも類に多く含まれます。

脂質
➡ 68ページ

脂肪やコレステロールの総称。脂肪はグリセロールという物質に飽和脂肪酸や不飽和脂肪酸が結合したものです。

タンパク質
➡ 76ページ

魚介、肉、卵、大豆の主成分。食品の種類によりアミノ酸の組成が違い、必須アミノ酸をバランスよく含んでいるものは「良質タンパク質」といわれます。

ビタミン
➡ 80ページ

ビタミンは、油脂に溶けやすい脂溶性ビタミンと、水に溶けやすい水溶性ビタミンに大別され、13種類が確認されています。

ミネラル
➡ 108ページ

有機化合物である他の栄養素と異なり、カルシウム（Ca）、鉄（Fe）など、元素記号で表される栄養素です。

⬆いわゆる栄養素

⬇栄養素ではないが健康に役立つ成分

機能性成分
➡ 第5章

ポリフェノールやカロテノイドなど、体の生理機能の活性化を促す成分のこと。抗酸化作用や免疫力アップなどが期待されています。

体内でのおもな働き

エネルギー源

糖質とタンパク質は、それぞれ1g当たり4kcal、脂質は9kcalのエネルギーを生み出します。

体の組織をつくる

タンパク質は、体中の細胞やホルモン、酵素、遺伝子、免疫物質、カルシウムやリンは骨や歯の材料に。

生理作用の調整

代謝・免疫・抗酸化作用の活性化や、生体システムを円滑にする働き。

食事摂取基準

日本人の健康の保持・増進、生活習慣病の予防のために エネルギーや栄養素の摂取量の基準が示されています。

社会状況の変化や研究成果に基づいて5年ごとに改定

◆「日本人の食事摂取基準」とは

日本人の健康の保持・増進、生活習慣病の発症予防のために望ましいエネルギーや各種栄養素の摂取量の基準を示したものが「日本人の食事摂取基準」です。健康増進法に基づき、5年ごとに厚生労働大臣によって定められています。

１９６９年に「日本人の栄養所要量」（当時、厚生省）が定められて以来、社会状況の変化および研究成果に基づいて改定されてきました。２００５年より「栄養所要量」という名称から「食事摂取基準」へと変わりました。最新のものは２０２０年版で、２０２０年４月から５年間使用されます。

◆高齢者の低栄養・フレイル予防も課題

高齢化のさらなる進展や糖尿病などの有病者数の増加をふまえ、２０２０年版の食事摂取基準では、健康の保持・増進、生活習慣病の発症予防・重症化予防に加え、栄養に関連した身体・代謝機能の低下を避けるために、高齢者の低栄養予防やフレイル予防も視野に入れて策定されました。関連する各種疾患ガイドラインとも調和が図られています。また、高齢者の年齢区分が65～74歳と75歳以上の2つに分けられました。

◆エネルギーの指標はＢＭＩ

２０１５年版以降は、エネルギーの基準値の指標として体格（ＢＭＩ）が採用されています（32ページ参照）。

栄養素については、摂取不足の回避、過剰摂取による健康障害の回避、生活習慣病の予防という3つの目的のために、「推定平均必要量」「推奨量」「目安量」「目標量」「耐容上限量」の５つの指標が設けられています（下記コラム参照）。

耳よりな話

食事摂取基準の栄養素の指標

●推定平均必要量

特定の集団を対象として測定された必要量から推定された、性・年齢階級別の日本人の必要量の平均値。それぞれ50%の人は必要量を満たすと推定される。

●推奨量

性・年齢階級ごとにほとんど（97～98%）の人が1日の必要量を満たすと推定される1日の摂取量。

●目安量

推定平均必要量・推奨量を算定するのに充分な科学的根拠が得られない場合に、性・年齢階級ごとの、良好な栄養状態を維持するのに充分な量。

●目標量

生活習慣病の予防のために、現在の日本人が当面の目標とすべき摂取量。特定の集団において、生活習慣病の疾患のリスクやその代理指標となる生体指標の値が低くなると考えられる栄養状態が達成できる量として算定されている。

●耐容上限量

健康障害をもたらすリスクがないとみなされる習慣的な摂取量の上限量。これを超えると、過剰摂取によって生じる潜在的な健康障害のリスクが高まるとされる。

「栄養バランス」がとれた過不足のない「適量」の食事が目標

主食・主菜・副菜を基本に食事のバランスを

副菜

野菜、いも、海藻、きのこなどが主材料のおかずで、おもにビタミン、ミネラル、食物繊維の供給源になります。野菜は1日350g以上、1食120g以上を目安にとります。

主菜

魚介、肉、卵、豆腐、納豆などが主材料で、献立の中心となるおかずです。おもにタンパク質や脂質の供給源です。タンパク質が少ない場合は、主菜としては不合格です。

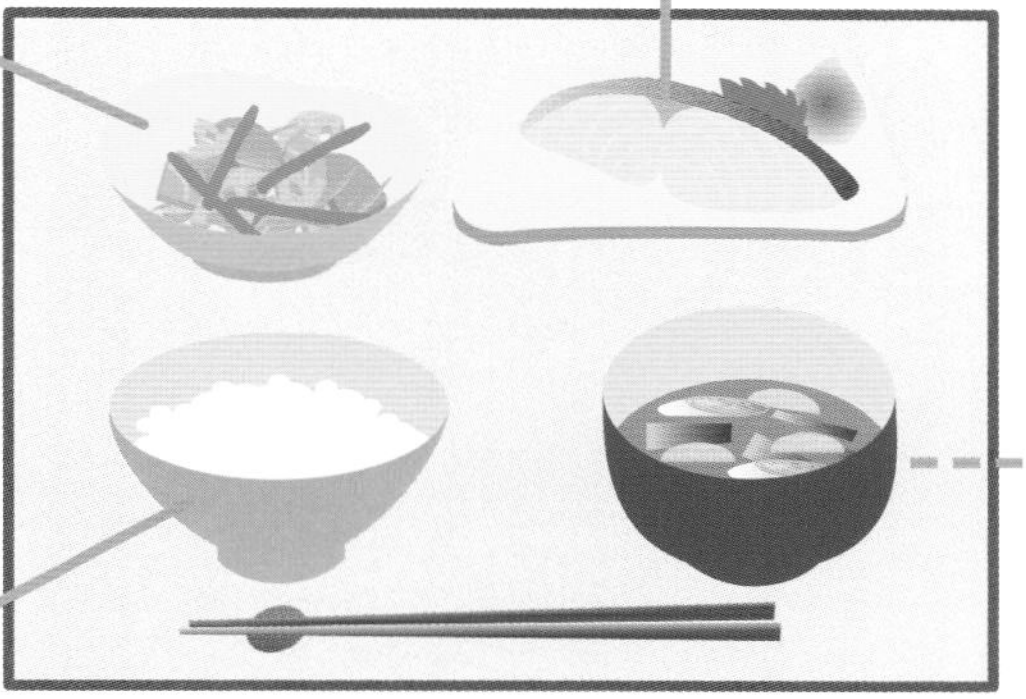

主食

ごはん・パン・めんなど。炭水化物が主成分でエネルギー源となります。白いごはんや食パンだけでなくラーメンや寿司、どんぶり、チャーハン、スパゲッティなども主食に属します。

その他、汁物、飲み物、果物、牛乳・乳製品などをプラス。不足しがちな栄養素や水分を補ったり、献立に彩りや楽しさを添えたりします。

主食・主菜・副菜の組み合わせ方のルール

1 主食と主菜は1品だけ

大盛りにしたり、おかわりをしたりするのはNG。適量を守ったバランス献立に。

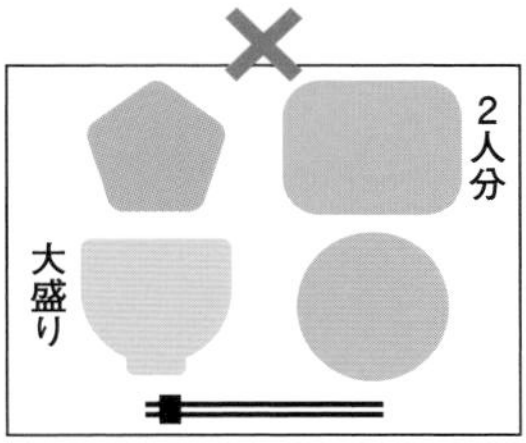

2 同じ調理法を重ねない

主菜が油を使った炒め物や揚げ物なら、副菜はさっぱりしたおひたしや和え物に。

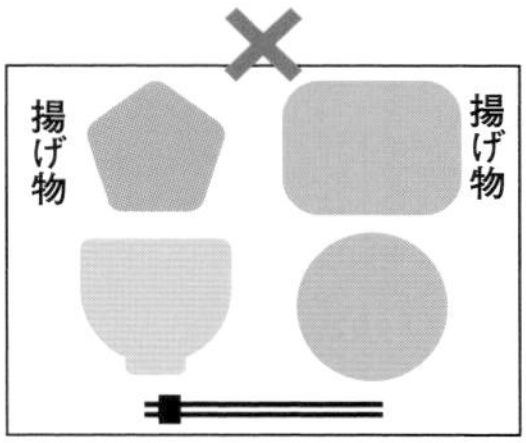

3 主材料を重ねない

特に主菜では卵、肉、魚、大豆類の登場するローテーションをくふうして。

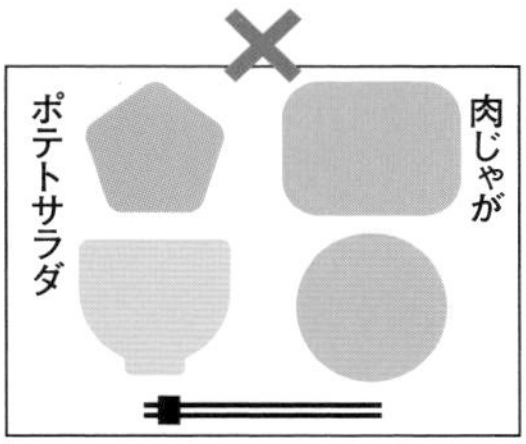

栄養学入門

こんな食習慣なら安心

望ましい食生活を送ることができない原因は、必ず生活習慣の中にあります。これを改めることが先決です。

食生活・食習慣を見直しできることから改善を

◆「食生活指針」を改善目標に

健康維持のためには、バランスのよい食事内容だけではなく、生活リズム、適正体重の維持などもかかわってきます。さらには自分自身を取り巻く食環境や食文化なども大きく影響します。

望ましい食生活かどうかを見直すためのツールとして役立つのが「食生活指針」(27ページ参照)です。10項目からなり、それぞれ実践目標が示されています。

◆生活行動を修正する

健康的な食生活が大切であることがわかっていても、食習慣を改善することは簡単ではありません。なぜなら、食習慣は、ライフスタイルや人間関係、ストレスなどと密接につながっているからです。食習慣が乱れる原因に次のような要因がないかチェックしてみましょう。

ストレス　ストレス食いやドカ食いにつながりやすいので、食事以外のストレス解消法を見つけましょう。

外食依存　適量で栄養バランスのとれた外食を続けるのは大変。昼食を手作り弁当に変えるだけでも充実します。

飲酒　アルコールは脳神経を麻痺させ、食事の乱れの原因になります。週に2日は休肝日を。

仕事　接待などで暴飲暴食を続けていると、やがて高価なツケを払うことに。3回の食事は仕事と切り離しましょう。

夜型生活　夜食や夜遅い食事、高脂肪の夕食、食後すぐ眠る、テレビを見ながら飲み続けるといった夜型生活は、肥満の温床。翌朝は食欲もなく、悪循環に。

あれば食べる　買い置きしてある食品、酒やつまみ、スナック菓子などは、すぐ手の届く所に置かないことです。

耳よりな話

ブレスローの7つの健康習慣

米国・カリフォルニア大学のブレスロー教授が報告した、寿命をのばすのに役立つ「7つの健康習慣」。大規模調査の研究に基づいて提唱されています。

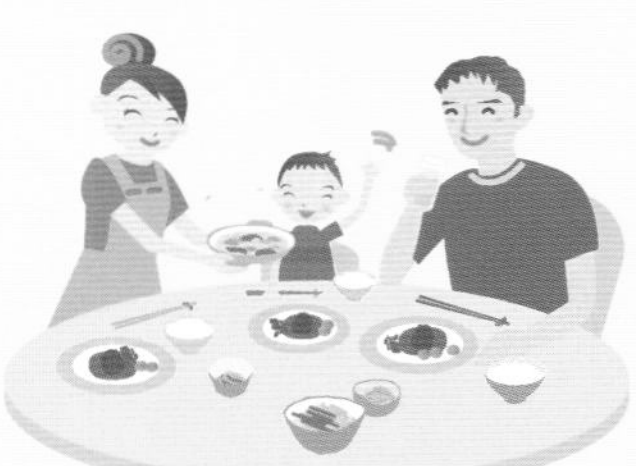

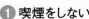

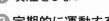

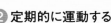

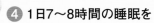

1. 喫煙をしない
2. 定期的に運動する
3. 飲酒は適量を守るか、しない
4. 1日7～8時間の睡眠を
5. 適正体重を維持する
6. 朝食を食べる
7. 間食をしない

資料:e-ヘルスネット(厚生労働省)

「食生活指針」は心身の健康だけでなく 食文化や環境も視野に入れたガイドライン

食生活指針

❶食事を楽しみましょう。

・毎日の食事で、健康寿命をのばしましょう。
・おいしい食事を、味わいながらゆっくりよく噛んで食べましょう。
・家族の団らんや人との交流を大切に、また、食事づくりに参加しましょう。

❷1日の食事のリズムから、健やかな生活リズムを。

・朝食で、いきいきした1日を始めましょう。
・夜食や間食はとりすぎないようにしましょう。
・飲酒はほどほどにしましょう。

❸適度な運動とバランスのよい食事で、適正体重の維持を。

・普段から体重を量り、食事量に気をつけましょう。
・普段から意識して身体を動かすようにしましょう。
・無理な減量はやめましょう。
・特に若年女性のやせ、高齢者の低栄養にも気をつけましょう。

❹主食、主菜、副菜を基本に、食事のバランスを。

・多様な食品を組み合わせましょう。
・調理方法が偏らないようにしましょう。
・手作りと外食や加工食品・調理食品を上手に組み合わせましょう。

❺ごはんなどの穀類をしっかりと。

・穀類を毎食とって、糖質からのエネルギー摂取を適正に保ちましょう。
・日本の気候・風土に適している米などの穀類を利用しましょう。

❻野菜・果物、牛乳・乳製品、豆類、魚なども組み合わせて。

・たっぷり野菜と毎日の果物で、ビタミン、ミネラル、食物繊維をとりましょう。
・牛乳・乳製品、緑黄色野菜、豆類、小魚などで、カルシウムを十分にとりましょう。

❼食塩は控えめに、脂肪は質と量を考えて。

・食塩の多い食品や料理を控えめにしましょう。食塩摂取量の目標値は、男性で1日8g未満、女性で7g未満とされています。
・動物、植物、魚由来の脂肪をバランスよくとりましょう。
・栄養成分表示を見て、食品や外食を選ぶ習慣を身につけましょう。

❽日本の食文化や地域の産物を活かし、郷土の味の継承を。

・「和食」をはじめとした日本の食文化を大切にして、日々の食生活に活かしましょう。
・地域の産物や旬の素材を使うとともに、行事食を取り入れながら、自然の恵みや四季の変化を楽しみましょう。
・食材に関する知識や調理技術を身につけましょう。
・地域や家庭で受け継がれてきた料理や作法を伝えていきましょう。

❾食料資源を大切に、無駄や廃棄の少ない食生活を。

・まだ食べられるのに廃棄されている食品ロスを減らしましょう。
・調理や保存を上手にして、食べ残しのない適量を心がけましょう。
・賞味期限や消費期限を考えて利用しましょう。

❿「食」に関する理解を深め、食生活を見直してみましょう。

・子どものころから、食生活を大切にしましょう。
・家庭や学校、地域で、食品の安全性を含めた「食」に関する知識や理解を深め、望ましい習慣を身につけましょう。
・家族や仲間と、食生活を考えたり、話し合ったりしてみましょう。
・自分たちの健康目標をつくり、よりよい食生活を目指しましょう。

2000年に文部省（当時）・厚生省（当時）・農林水産省の3省合同で策定された「食生活指針」は、食をめぐる動向をふまえて2016年に改定されました。生活の質（QOL）の向上、適度な運動と食事、バランスのとれた食事内容、食料の安定供給や食文化への理解、食料資源や環境への配慮などを視野に入れた指針となっています。

なお、食塩摂取の目標量については「日本人の食事摂取基準（2020年版）」において、1日当たり男性7.5g未満、女性6.5g未満（どちらも15歳以上の場合）と改定されています。

時間栄養学

健康のためには「何をどれだけ食べるか」だけではなく、「いつどのように食べるか」も重要です。

1日3回の規則的な食事が体によい理由

1日3食の習慣が庶民に普及し始めたのは江戸時代で、明治時代に定着したとされています。照明が普及し、夜の活動時間が長くなったことが影響しています。

現代人にとって1日3食が望ましい第一の理由は、人間の体に備わっている生体リズムに合わせて朝・昼・夕と3回に分けて規則的に食べることが健康によいからです。二つ目には、1日に必要な栄養素は3食でないと充足しにくいからです。特に微量栄養素が確保できなくなる恐れがあります。

生体リズムの発信元は体内にある2つの時計

◆生まれつき備わっている「体内時計」

生体リズムに「時間の情報」を発信しているのが、体内時計の機能を担っている時計遺伝子。脳だけではなく肝臓や骨格筋などにも存在し、睡眠・食事・活動などの生体リズムをコントロールしています。これにより、日中は活動しやすいように体温や血圧が上がり、夜は休息しやすいように体温や血圧が下がるというリズムが刻まれています。生体リズムは1日24～25時間の周期ですが、体内時計により1日24時間周期に調整されています。その調整に大きな影響を与えている因子が「光」と「食事（朝食）」です。

生体リズムは、地球の自転に始まる自然環境のリズム（春夏秋冬、昼夜、潮の満ち干《ひ》など）と連動しています。地球上の生物は、この自然環境のリズムに合わせないと適応できず、人間も同様です。体内時計と現実の時間の調整が狂った典型的な例が、時差ボケです。

◆朝食のウォーミングアップ効果

朝・昼・夕の3回の規則的な食事には、1日のリズムを守る効果もあります。朝食により午前中の活動のエネルギー源が補給されますが、特に朝に飢餓状態となっている脳にとってはエネルギー源のブドウ糖の補給が重要です。朝食をとることで体温が上がり、1日の活動へのウォーミングアップ効果を得ることができます。

◆肥満は夜つくられる

夕食には、その日に消費された栄養素や、睡眠中に進められる骨や筋肉づくりに必要なタンパク質やミネラルを補給する役割があります。

しかし食べ過ぎは好ましくありません。夜は食べたものが脂肪に変わりやすく、体脂肪として蓄積されやすくなります。体脂肪が多いと最悪です。胃もたれ、不眠、翌朝の食欲低下にもつながります。残業などで早めの夕食がとれない人は夜7時前後に、バナナ、おにぎり、サンドイッチ、牛乳、ヨーグルトなど軽食をとり、帰宅してから消化のよい軽めの食事を補うとよいでしょう。

体内には中枢時計と末梢時計の2つの時計が存在している

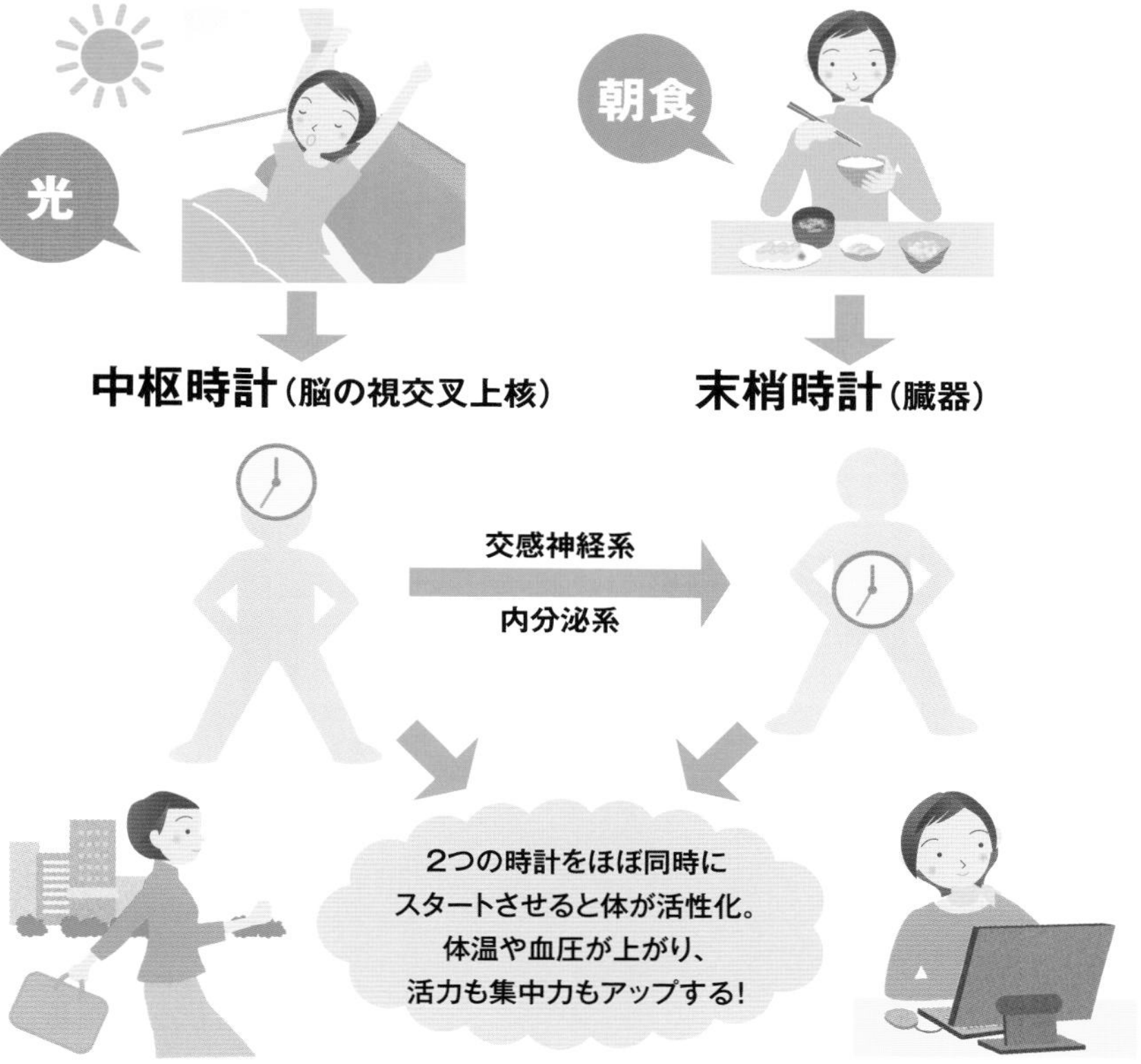

耳よりな話　明るい照明が体内時計を狂わせる

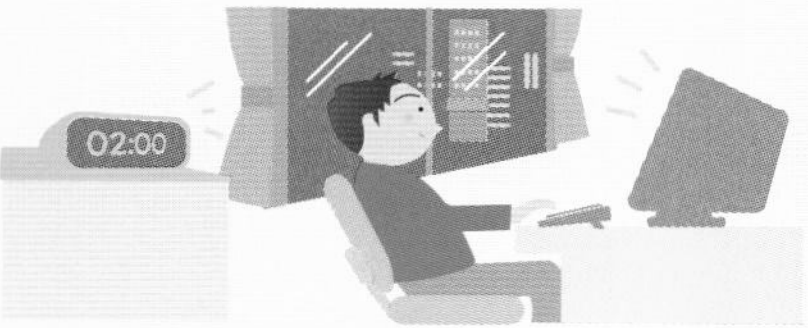

体内時計は、活動や睡眠などの生体リズムを調整していますが、日没後でもコンビニの照明、パソコンのディスプレイ、スマートフォンやテレビ画面などの強い光を浴びると、体内時計が狂ってきます。すなわち体内時計は昼のままで活動期の生体リズムが続くので、睡眠不足、疲れ、精神的不安定などの弊害が生じてきます。夜は明るい照明を控え、朝目覚めたら強い光を浴び、きちんと朝食をとって体内時計をリセットしましょう。

栄養と病気のかかわり

栄養素の過不足が習慣的に長く続くと、それぞれ特有の健康上の問題が起こります。

食べ過ぎ、欠食、偏食の食習慣は病気を招く

習慣的に食べ過ぎていたり、偏食したりしていると、栄養素の過不足が生じ、さまざまな健康上の問題を引き起こします。生活がより多様化・複雑化している現代の日本人は、食生活が乱れやすく、栄養素の過剰と欠乏の両方の問題を抱えています。食べ過ぎに運動不足やストレスが重なり、生活習慣病の人も増えています。一方、過度のダイエット、偏食、小食による低栄養の問題も起きています。さらには「いわゆる健康食品」の過剰摂取による健康被害も見逃すことができません。

栄養素には体内に蓄積されるものとされないものがあります。健康を維持するためには、必要な栄養素を過不足なく摂取する習慣が大切です。

栄養素の過不足によって起こる健康上のおもなリスク

栄養素			過剰	欠乏
炭水化物		炭水化物	肥満	ケトン血症
		食物繊維	下痢、ミネラルの吸収阻害	便秘、腸内環境の悪化
脂質			肥満、脂質異常症	必須脂肪酸不足による健康障害
タンパク質			腎機能障害	成長障害、体力・免疫力低下
ビタミン	脂溶性	ビタミンA	脳圧亢進症、妊婦では胎児に奇形	夜盲症、角膜乾燥症
		ビタミンD	高カルシウム血症、腎障害	骨軟化症、クル病
		ビタミンE	出血しやすくなる	溶血性貧血
		ビタミンK	認められていない	新生児の頭蓋内出血
	水溶性	ビタミンB_1	認められていない	脚気、ウェルニッケ脳症
		ビタミンB_2	認められていない	口角炎、口内炎、皮膚炎
		ナイアシン	皮膚が赤くなる、下痢、便秘	ペラグラ
		ビタミンB_6	感覚性ニューロパシー	脂漏性皮膚炎、舌炎、口角炎
		ビタミンB_{12}	認められていない	悪性貧血、神経障害
		葉酸	発熱、じんましん、亜鉛の吸収阻害	巨赤芽球性貧血、動脈硬化
		パントテン酸	認められていない	頭痛、疲労、手足の知覚異常
		ビオチン	認められていない	皮膚炎、食欲不振、脱毛
		ビタミンC	認められていない	壊血病、歯茎や皮下の出血
ミネラル	多量	ナトリウム	高血圧、胃がん、慢性腎臓病	倦怠感、食欲不振
		カリウム	高カリウム血症	脱力感、食欲不振
		カルシウム	高カルシウム血症、泌尿器系結石	骨の発育障害、骨粗しょう症
		マグネシウム	軟便、下痢	動悸、不整脈、神経過敏
		リン	副甲状腺機能の亢進、腎機能低下	骨軟化症
	微量	鉄	鉄沈着症、幼児は急性中毒	鉄欠乏性貧血
		亜鉛	銅や鉄の吸収阻害、胃の不快感	成長障害、貧血、味覚異常
		銅	生活習慣病の重症化	貧血、白血球の減少、成長障害
		マンガン	中毒、パーキンソン病様の症状	成長阻害、骨形成の異常
		ヨウ素	甲状腺肥大、甲状腺腫	甲状腺肥大、甲状腺腫
		セレン	脱毛、爪の変形、嘔吐、下痢	心筋障害
		クロム	インスリン感受性の低下	耐糖能異常
		モリブデン	血中尿酸値の上昇	尿や血液中の尿酸の減少、神経症状

第2章

活動と栄養

身体活動とエネルギー

エネルギー出納

私たちはエネルギー源を摂取し、体内で消費しながら生命活動を営んでいますが、過不足が生じると健康を損ないます。

体内でエネルギーを産み出す3つの重要な栄養素

植物は光エネルギーと水、二酸化炭素を利用して生命活動を営んでいますが、私たち人間をはじめ動物はエネルギー源になるものを食物からとらなければなりません。体内でエネルギーを産生できる栄養素には、炭水化物、脂質、タンパク質の3つがあります。これらの生体利用エネルギー量はそれぞれ1g当たり4キロカロリー、9キロカロリー、4キロカロリーです。

太る・やせるを決定づけるエネルギー出納バランス

◆望ましいエネルギー量はBMIで判断

エネルギーは生命活動に不可欠ですが、過不足によって肥満・やせの状態になると、健康に悪影響を及ぼします。

現在、望ましいエネルギー摂取量の指標としてBMI（Body Mass Index）が用いられています。このBMIとは、肥満度を表す指標として国際的に用いられている体格指数です（33ページ参照）。

従来は、エネルギーの摂取量・消費量のバランスがとれている状態が望ましいとされ、「推定エネルギー必要量」が示されてきました。しかし、エネルギー出納がつり合っても肥満・やせの改善にはならないことから、BMIが採用されるようになったのです。

エネルギーの過不足は、短期的には体重の変化（増減）で、長期的にはBMIを用いて判断します。

◆健康のために望ましいBMIをキープ

目標とするBMI（33ページ参照）の範囲は、研究報告により総死亡率が最も低かったBMIをもとに、疾病別の発症率とBMIの関連、死因とBMIの関連、日本人のBMIの実態などに配慮しながら総合的に判断し、設定されています。

うそ？ほんと？

糖質制限（低糖質食）ダイエットは成功しやすい？

糖質を減らすと、エネルギー不足を補うためにタンパク質や脂質を多くとることになります。タンパク質はとり過ぎると腎臓に負担がかかり、脂質はとり過ぎると動脈硬化のリスクが高まります。糖質を制限することで、短期的にはやせても（成功しても）、長期的には病気を招くことになりかねません。
健康維持のためには、極端に糖質を減らすのではなく、炭水化物・脂質・タンパク質を望ましいエネルギー比率でとることが大切です（36ページ参照）。

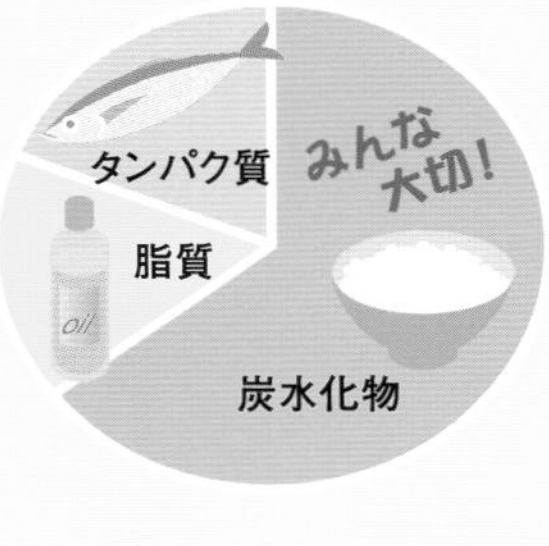

「健康づくりのための身体活動基準2013」とは

生活習慣病だけではなく社会生活機能低下（転倒、骨折、認知症など）の予防も視野に入れ、高齢者や生活習慣病患者も対象にした望ましい身体活動の基準が示されています。
日常生活の中で無理なく身体活動がアップできるように、「今よりも10分多く体を動かす」「運動習慣をもつ、30分以上の運動を週2回以上」といった目標を掲げています。

<table>
<tr><th colspan="2">血糖・血圧・脂質に関する状況</th><th colspan="2">身体活動
（生活活動・運動）※1</th><th colspan="2">運動</th><th>体力
（うち全身持久力）</th></tr>
<tr><td rowspan="3">健診結果が基準範囲内</td><td>65歳以上</td><td>強度を問わず、身体活動を毎日40分
（=10メッツ・時/週）</td><td rowspan="3">プラス・テン
+10
今より少しでも増やす
（例えば10分多く歩く）※4</td><td>—</td><td rowspan="3">運動習慣をもつようにする
（30分以上・週2日以上）※4</td><td>—</td></tr>
<tr><td>18～64歳</td><td>3メッツ以上の強度の身体活動※2を毎日60分
（=23メッツ・時/週）</td><td>3メッツ以上の強度の運動※3を毎週60分
（=4メッツ・時/週）</td><td>性・年代別に示した強度での運動を約3分間継続可能</td></tr>
<tr><td>18歳未満</td><td>—</td><td>—</td><td>—</td></tr>
<tr><td colspan="2">血糖・血圧・脂質のいずれかが保健指導レベルの者</td><td colspan="5">医療機関にかかっておらず、「身体活動のリスクに関するスクリーニングシート」でリスクがないことを確認できれば、対象者が運動開始前・実施中に自ら体調確認ができるよう支援した上で、保健指導の一環としての運動指導を積極的に行う。</td></tr>
<tr><td colspan="2">リスク重複者またはすぐ受診を要する者</td><td colspan="5">生活習慣病患者が積極的に運動をする際には、安全面での配慮がより重要になるので、まずかかりつけの医師に相談する。</td></tr>
</table>

※1 「身体活動」は「生活活動」と「運動」に分けられる。このうち、生活活動とは、日常生活における労働、家事、通勤・通学などの身体活動を指す。また、運動とは、スポーツ等の、特に体力の維持・向上を目的として計画的・意図的に実施し、継続性のある身体活動を指す。
※2 「3メッツ以上の強度の身体活動」とは、歩行またはそれと同等以上の身体活動。
※3 「3メッツ以上の強度の運動」とは、息が弾み汗をかく程度の運動。
※4 年齢別の基準とは別に、世代共通の方向性として示したもの。

●3メッツ以上の強度の身体活動の例

歩行（買い物、通勤など）、掃除、自転車に乗る、階段昇降、荷物運搬、農作業など

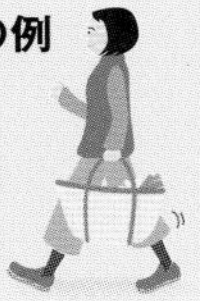

●3メッツ以上の強度の運動の例

ジムでのトレーニング、エアロビクス、水泳、速歩、ジョギング、テニスなど

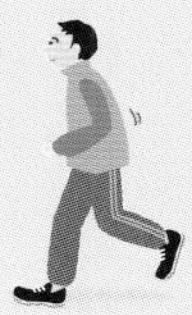

資料：厚生労働省

活動と栄養

スポーツと栄養

運動の強度や環境条件により体内で消費されるエネルギー量や水分量は異なります。不足しないよう栄養補給を。

適度な運動は、心身の健康にプラス効果をもたらす

適度な運動を行うことは、糖質の代謝が高まる、脂肪の分解が促進する、HDLコレステロールが増加するなど、生活習慣病の予防・改善につながります。骨や筋肉に加重がかかるので骨粗しょう症の予防にも。また、気分転換やストレス解消、認知症やうつの予防など、さまざまな健康効果をもたらします。日常生活の中で活動量を増やすほか、特に成人の場合は運動習慣を持つとよいでしょう。

運動（スポーツ）をするときは水分・栄養補給をしっかりと

◆水分と電解質の両方が大切

暑熱環境下や強度の運動を行うときほど汗で多くの水分が失われ、脱水状態を招きやすくなり、熱中症の危険も高まります。運動前に適度な水分を摂取し、運動中も15～20分ごとに補給することで体温上昇を抑えられます。水分だけではなく、ナトリウムなどの電解質や糖分も補給できるスポーツ飲料がよいでしょう。

◆持久力運動には高糖質食を

マラソンなどの持久力運動には、低糖質食（40％以下）よりも高糖質食（60％以上）のほうが筋肉のグリコーゲン量の回復が早いという研究結果があります。ごはんやパンなどの主食、バナナなどから糖質をしっかり摂取しましょう。

◆タンパク質のとり過ぎはマイナス

体タンパク質は強度の運動により分解が亢進するので、食事からタンパク質を摂取しましょう。ただしタンパク質を習慣的にとり過ぎていると（1日体重1kg当たり2g以上）腎臓や肝臓に障害を起こすことも。一般成人のタンパク質摂取量の目安は、1日体重1kg当たり約1gです。

うそ？ほんと？ 運動直後に糖質・タンパク質をとると効果的？

運動（トレーニング）後の筋肉はエネルギー源が使い果たされ、体タンパク質の分解が通常より高まった状態です。運動直後、できるだけ早めに高糖質・高タンパク質の食事をとることで、筋肉タンパク質の合成や筋肉グリコーゲンの貯蔵が促されます。つまり疲労回復や体力アップにつながります。

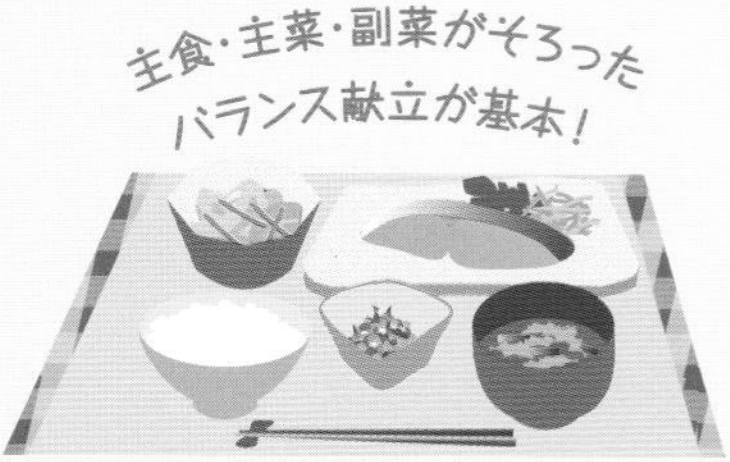
主食・主菜・副菜がそろった
バランス献立が基本！

主食・主菜・副菜がそろった食事で
糖質やタンパク質をしっかり摂取

規則正しい食習慣を身につけて成長に必要な適正食事量を覚える

■グングン伸びる体の発達や運動量に見合う栄養量を

身長が伸びる時期と伸びがゆるやかな時期があり、伸びない時期に肥満になる傾向があります。成長曲線（54ページ参照）を利用して、身長に対して体重の増減が激しいときは、食事内容を見直します。「肥満」は小児生活習慣病を、「やせ」は貧血や栄養不足などの原因となります。

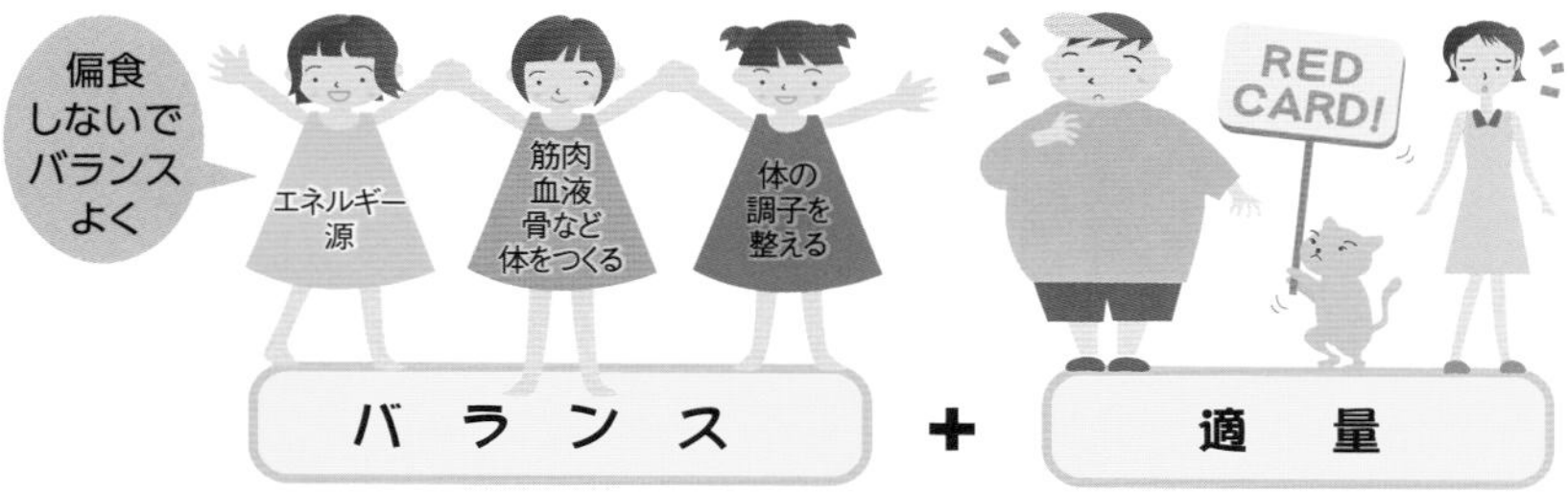

■1日3食＋間食をリズミカルに

1日3食を規則正しく食べることが基本です。間食をとる場合は、1日の総摂取エネルギー量の約10%以内に。

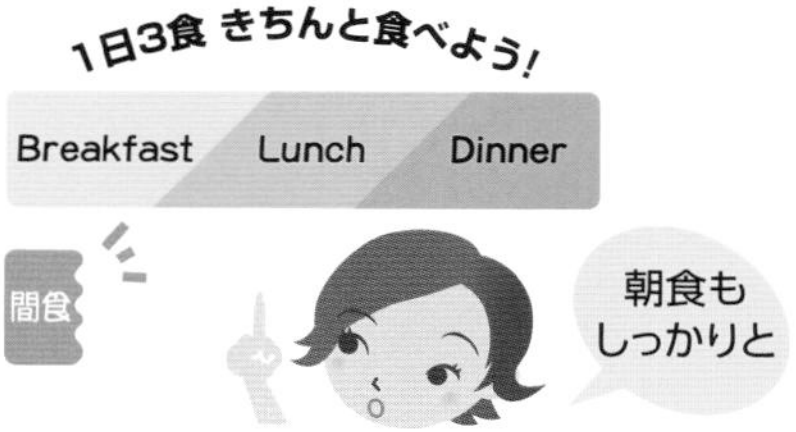

おやつの量は約150kcalに留めます。下記写真はそれぞれ80kcalの量です。

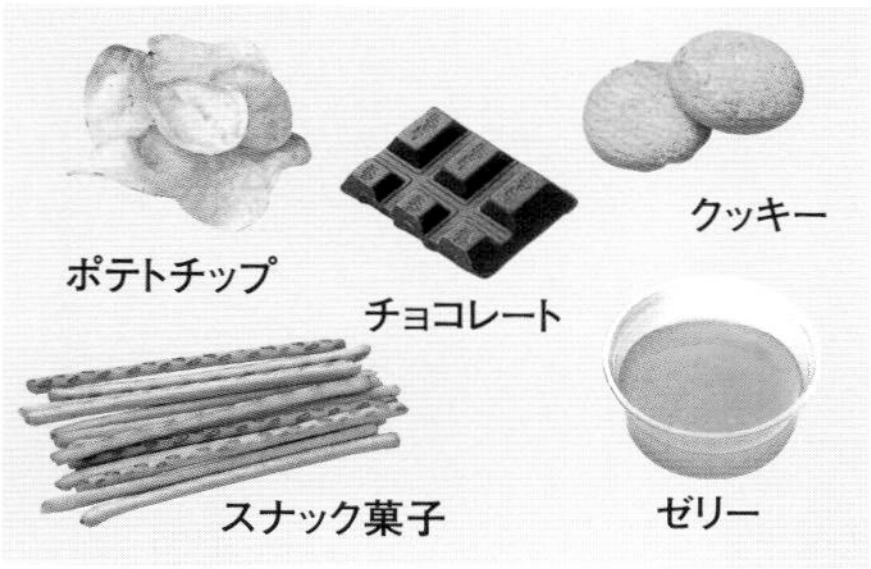
ポテトチップ
チョコレート
クッキー
スナック菓子
ゼリー

■成長期にしっかりカルシウムを

じょうぶな骨づくりと骨量アップのために、カルシウムの多い食品を充分にとるようにします。

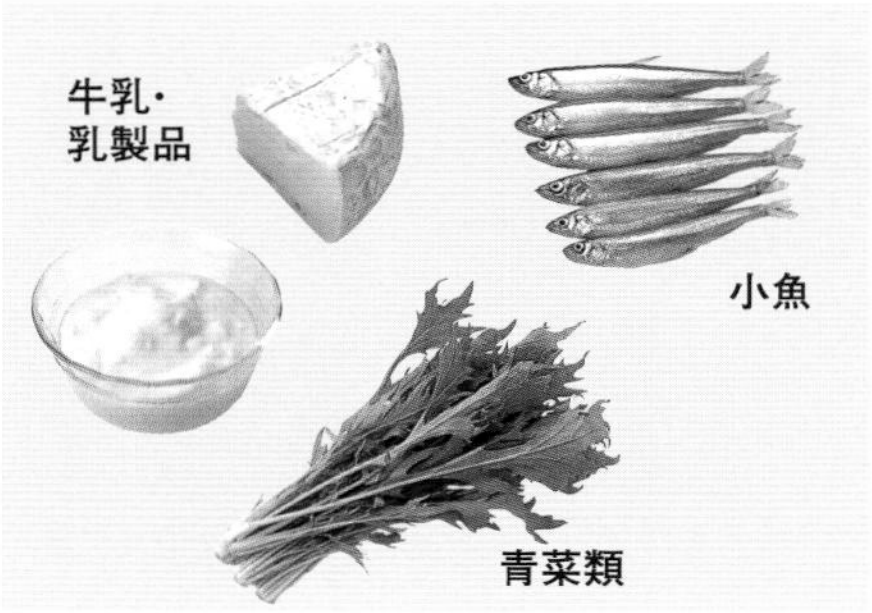
牛乳・乳製品
小魚
青菜類

■豊かな食体験を

栽培・買い物・調理などの幅広い食体験で、食べ物や栄養への関心・理解を深めることが大切です。

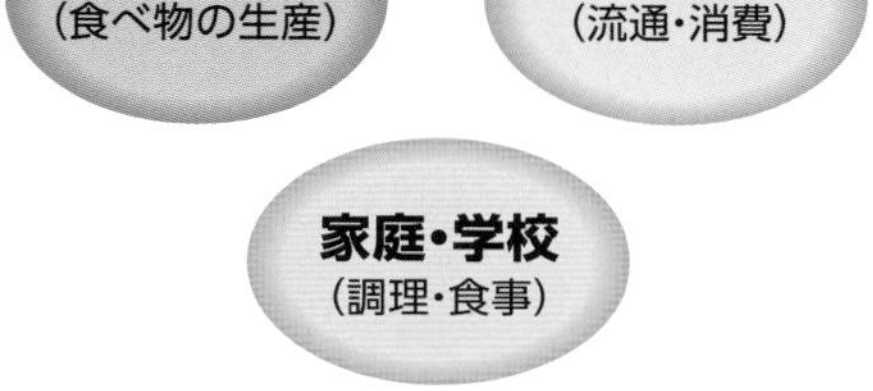
自然（食べ物の生産）
地域（流通・消費）
家庭・学校（調理・食事）

思春期の栄養と食事

成長期のまっただ中、部活動などでの運動量も多い反面、ダイエット志向や食事リズムの乱れなどの問題が増えます。

生涯最大の栄養量を必要とする時期

◆成長に見合った栄養量を確保

肉体的に充実し、病気にかかる率が最も低い時期です。第二次性徴を迎え、男女差が大きくなることも特徴です。

各栄養素の必要量は、男女ともに生涯で最大となります。エネルギーの必要量は、男子は15～17歳、女子は12～14歳でピークを迎え、以後減っていきます。運動の有無など、個人差が大きい時期でもあるので、一人ひとりに合った食事量が必要となります。

◆カルシウムを充分にとる

骨量が最も増加する時期です。この年代に骨量を高めておくことが、将来の骨粗しょう症を防ぐことにつながります。じょうぶな骨をつくるには、バランスのよい食事を規則正しくとり、特にカルシウムやタンパク質の摂取と、運動量を確保することが大切です。

生活リズムの乱れややせ願望に要注意

◆食事の間食化、間食の食事化

家族と違う生活リズムを送ることが多くなり、食生活リズムの乱れ、栄養の偏りによる健康上の問題が多くなります。自分ひとりでインスタント食品で簡単に食事をすませたり、食事リズムが乱れ、食事時間以外に菓子類で空腹を満たすといったケースが起こりがちです。朝食を食べない中・高生も増えています。

このような食事の乱れが習慣化すると、栄養の過不足から発育に支障をきたしたり、健康障害を起こすことがあります。1日の活力源として重要な朝食をきちんととり、何よりも栄養補給は3食の食事でとることが基本であることを、本人に理解させることが大切です。

◆女子は思春期貧血などに注意

女子では皮下脂肪が増えてきますが、「やせ願望」が強まる傾向があり、エネルギー、タンパク質、カルシウム、鉄などの不足が目立ちます。無理なダイエットを続けると、貧血、体力の低下が起きたり、無月経に陥ることもあります。

topics トピックス　本人に病気の意識が乏しい神経性やせ症

強いやせ願望や肥満を恐れるあまり極端に食事量を減らすことで、体重が病的に減少し、心身に症状が現れるのが「神経性やせ症」です（210ページ参照）。
発症の背景には、精神面の発達の歪みや歪んだボディイメージがあるといわれ、思春期から青年期の女性に多い病気です。本人は病気であるという意識に乏しく活動的であるのが特徴です。

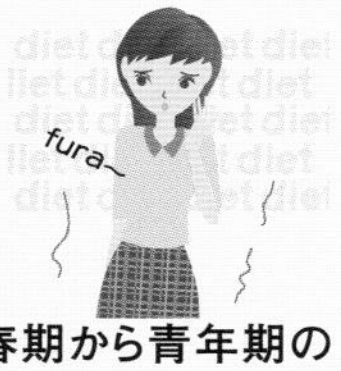

1日3食をきちんと食べて「適量」と「栄養バランス」をキープ!

■栄養バランスのよい3食に間食をプラス

3食ともに、特に良質タンパク質とカルシウム、鉄が不足しないようにします。給食が終了すると牛乳・乳製品が不足しがちなので、朝食や間食でとる習慣を身につけることが望まれます。

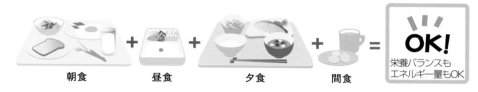

成長が著しい時期の身体発育に見合ったエネルギーや栄養素を過不足なくとります。

■生活と食事のリズムを見直す

3食の時間が不規則だったり、食事内容の偏りや欠食が続くと、栄養の過不足が起こり、発育に支障をきたし、体調をくずすことになります。たとえば、朝に食欲がないのは、睡眠不足や夜食が原因であることが少なくありません。生活と食事のリズムを見直すことが大切です。

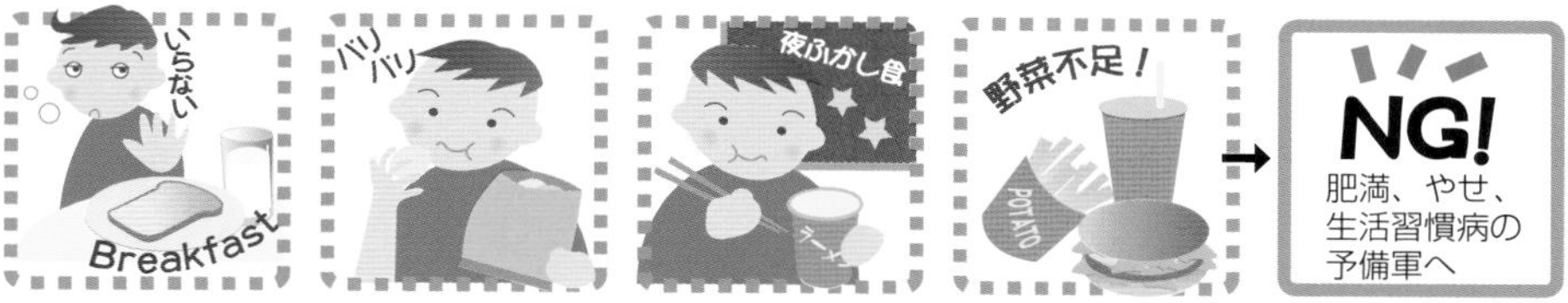

朝食抜き　スナックなど間食のし過ぎ　夜ふかし食　野菜不足・脂肪過多

■主食・主菜・副菜のバランス献立が基本

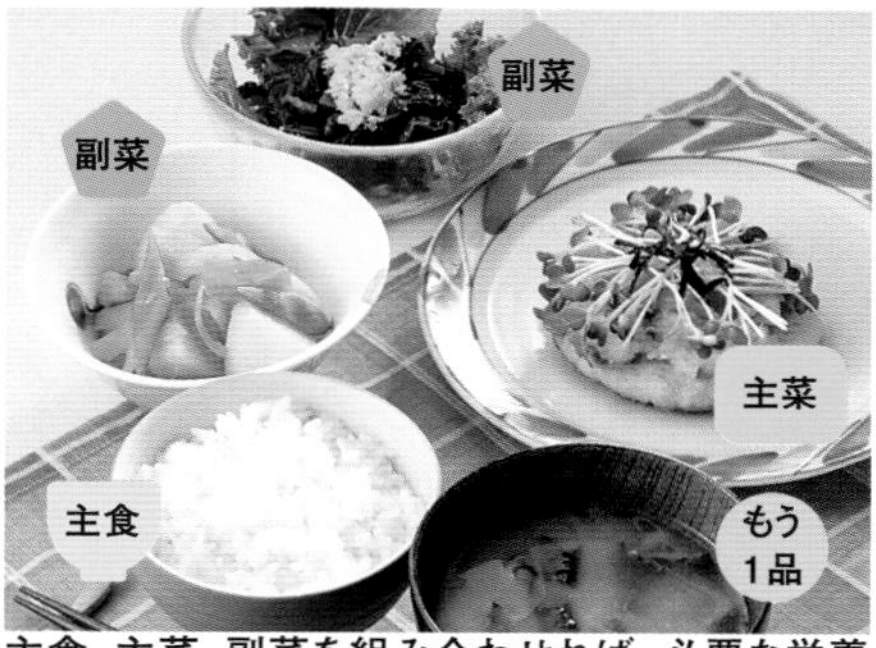

主食、主菜、副菜を組み合わせれば、必要な栄養素がそろいやすくなります。

副菜
野菜、海藻、きのこ、いもなどが主材料。緑黄色野菜も毎食とる。

主菜
肉なら60〜80g、魚介なら60〜70g、豆腐なら1/2丁、卵なら1個が1皿の目安量。

主食
ごはん、パン、めんなど。体格や運動量に合わせて量を調節。

もう1品
牛乳・乳製品は毎日とる。牛乳ならコップ1杯分。

主菜は良質タンパク質、副菜はビタミン・ミネラル・食物繊維、牛乳・乳製品はカルシウムの重要な供給源です。

＝成長曲線を描いてみよう＝

成長期の子どもの身長と体重を書き入れて、その変化を標準曲線と比較してみましょう。個人差があってもかまいません。

身長と体重を書き入れて、その変化を見よう。

- ●身長・体重は、曲線のカーブに沿っていますか?
- ●体重は、異常に上向きになっていませんか?
- ●体重は、低下していませんか?

成長曲線（男）

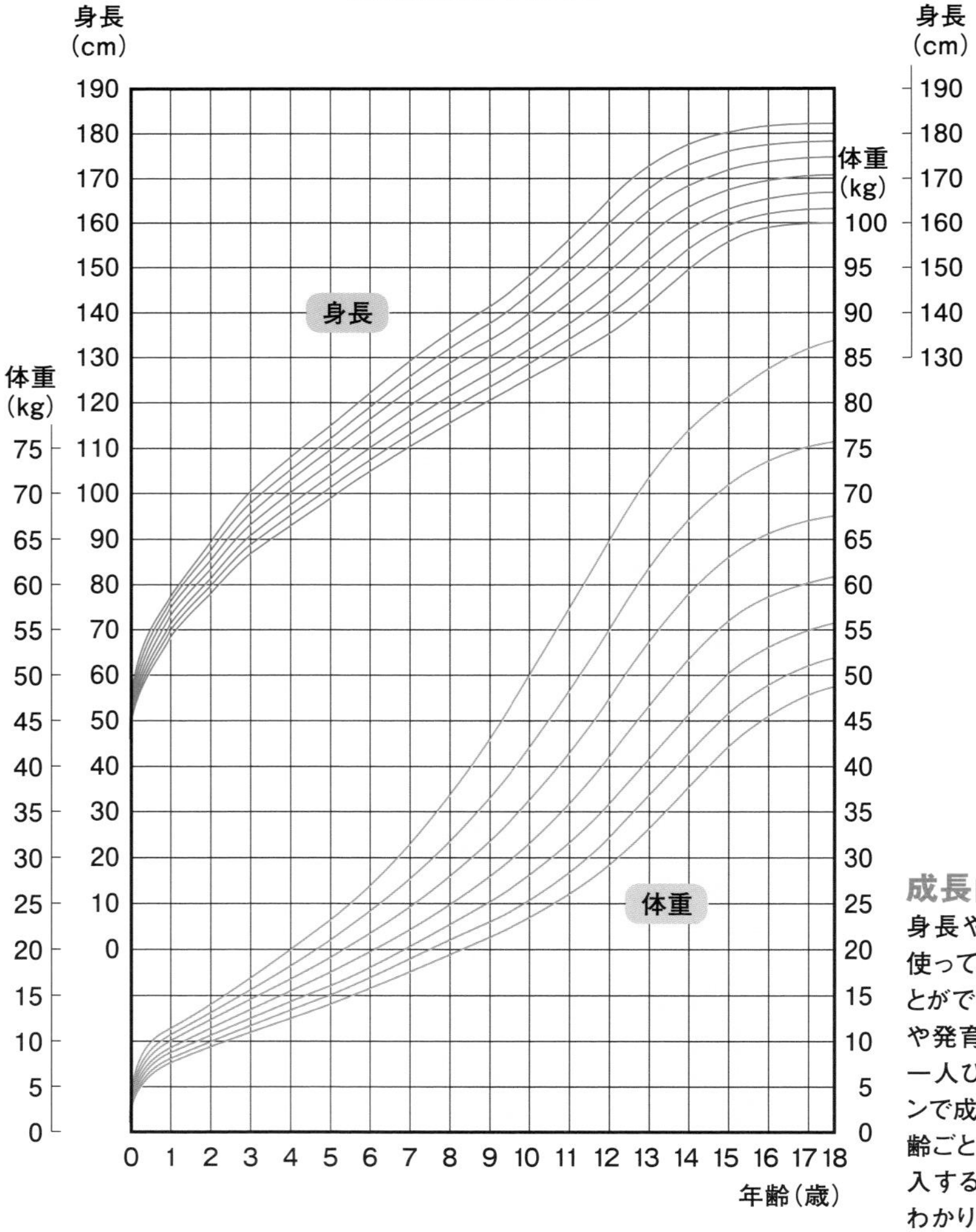

（7本の線はそれぞれ下から3、10、25、50、75、90、97パーセンタイルを示す）

成長曲線とは

身長や体重の測定値を使って成長曲線を描くことができます。体の大きさや発育にも個人差があり、一人ひとり特有のパターンで成長していきます。年齢ごとの身長や体重を記入すると成長パターンがわかり、成長の経過を確認することができます。

適量をバランスよく食べ、塩分を控えることがほとんどの生活習慣病の予防に通じる

■主食・主菜・副菜を基本に食事バランスを

バランスよく食べる簡単な方法は、主食・主菜・副菜のそろった献立にすること。塩分は1食当たり3g未満を目指します。肥満傾向の人は1食当たり500～600kcalを基本にしましょう。

副菜
野菜は1日350gを食べよう

350gのうち120g以上は、青菜、にんじん、かぼちゃなどの緑黄色野菜でとるようにします。

主菜
脂肪のとり過ぎに注意

肉の場合はなるべく脂肪の少ないものを選んで。揚げ物、炒め物は回数が多くならないようにします。

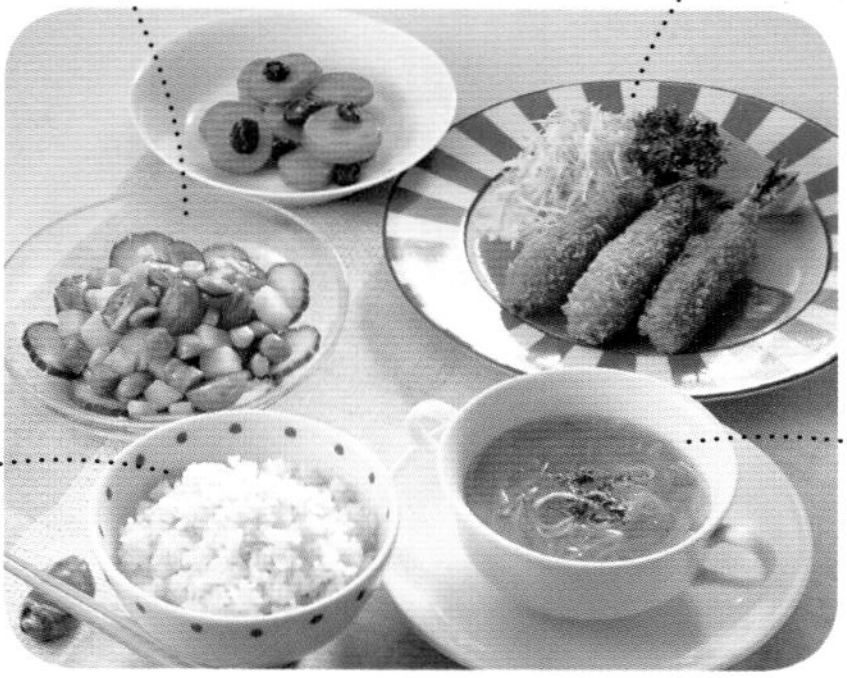

バランスのとれた食事を

主食
おかわり無用

ごはんなら160g(250kcal)、パンなら90g(6枚切り食パン1.5枚)が、1食量の目安。

もう1品
塩分・砂糖・アルコールをとり過ぎない!

漬け物やつくだ煮、菓子、アルコールは、塩分や糖分、エネルギーのとり過ぎに直結します。

■1日3回、リズムを守って食べる

欠食などで食事の間隔が空き過ぎたり、夜食をとったりする習慣は、太りやすくなります。

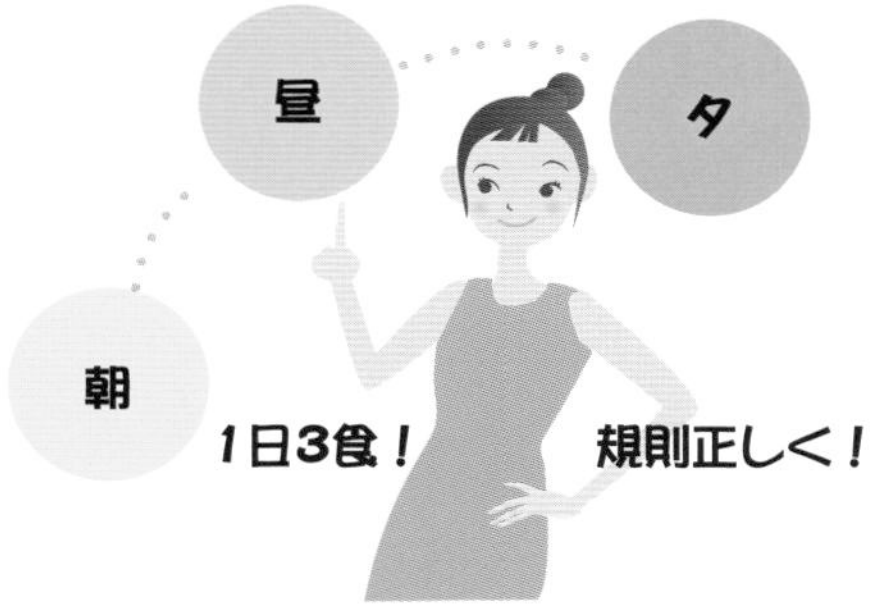
昼
夕
朝
1日3食！
規則正しく！

■食べ過ぎないくふうを

一口の量を少なくして、よくかんでゆっくり食べ、食べ過ぎを防止。菓子類の買いおきはやめます。

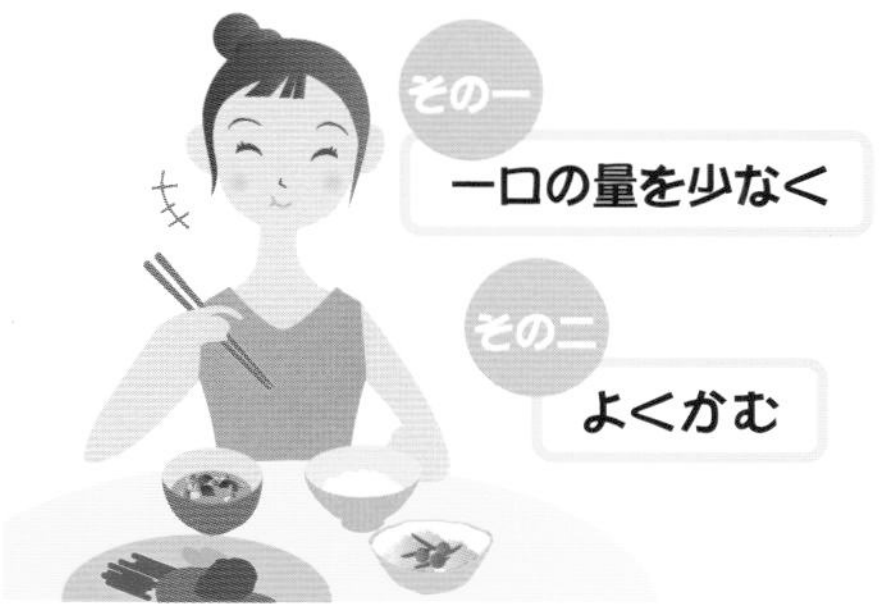
その一
一口の量を少なく
その二
よくかむ

年代別栄養

高齢期の栄養と食事

身体機能が低下する、低栄養状態に陥るなど、個人差が大きくなる年代。消化力やのみ込む力に合わせ、食べやすくくふうします。

基礎代謝や食事機能の低下をふまえて

◆そしゃく、消化など食事機能の低下

高齢期では、骨格筋や骨、細胞内液が減り、基礎代謝量が低下するとともに活動量も減るため、体内でのエネルギー消費量が減少します。

また、歯の欠落、味覚、嗅覚《きゅうかく》、消化力など食事にかかわる機能も低下するため、食欲不振を招きやすくなります。

◆年をとるにつれ個人差が…

高齢期は健康状態や活動量の個人差が大きく、年をとるにつれ、その差はますます開きがちです。活動的な高齢者ほど筋肉の衰えが少なく、基礎代謝も盛んで、食欲旺盛です。一方、低栄養を招いて、筋肉量も活動量も食事量も低下した状態（フレイル、206ページ参照）に陥る場合も少なくありません。

食事内容に変化を持たせ食べる意欲を高める

◆食事意欲の低下に配慮する

消化機能などが低下してくると、食事への関心が衰え、食欲がなくなる場合もあります。食欲不振の人には、食事時間を決める、間食を控える、彩りや季節感を生かす、香辛料を使うなどのくふうをすると、胃液の分泌が促され、食欲が出てきます。ときには外食やお弁当にしたり客を招いたりして雰囲気を変えると、気分転換になって食欲がわいてきます。体調の悪いときは無理せずに食べられるものだけを食べ、水分補給を心がけます。

また、口腔機能の低下は食事内容の低下につながります。かみやすい、飲み込みやすいなど食べやすく工夫することも大事ですが、歯を治療し、口腔ケアを行い、食べる楽しさを維持することも大切です。

◆便秘に注意する

高齢になるほど腸内には悪玉菌が増え、また、腸の蠕動《ぜんどう》運動は年とともに低下するため、便秘になりがちです。食物繊維が豊富ないも類や海藻、豆類、果物、きのこ、野菜を積極的にとり、水分を充分に補うといった対策も必要です。

Close-up クローズアップ **こまめな水分補給を**

高齢になると、のどのかわきを感じにくくなって水分摂取量が減る傾向があり、脱水症（232ページ参照）の危険が高まります。のどがかわいていなくても、水やお茶をとるようにします。夜間は血液の粘度が高まって血栓ができやすいため、寝る前の補給は特に重要です。トイレが気になる人は、ゼリーや、夕食に豆腐（水分90％以上）などを食べるのもおすすめです。

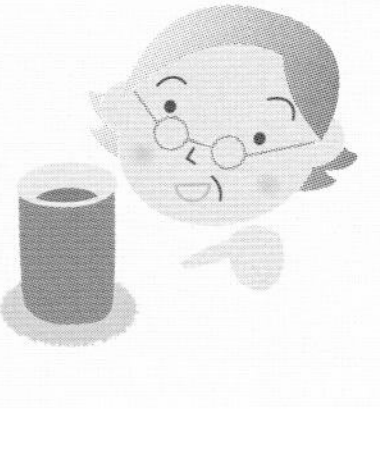

タンパク質不足などの低栄養にならないように少量で高栄養の食事をしっかりとる

高齢者のための食事学

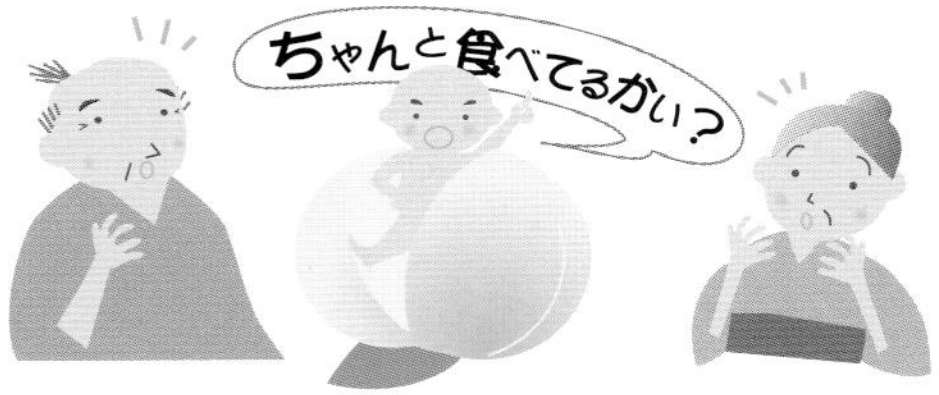
ちゃんと食べてるかい？

年をとるとともに消費エネルギーは低下しますが、タンパク質やビタミン、ミネラルの必要量はそれほど変わりません。お茶漬けやざるそばだけの簡単な食事では、栄養不足になります。食欲がわくような配慮をしつつ、栄養素がバランスよくとれるように心がけます。

1 良質タンパク質をしっかりとる

魚介、肉、大豆製品、卵、牛乳などの良質タンパク質食品が不足しないようにします。

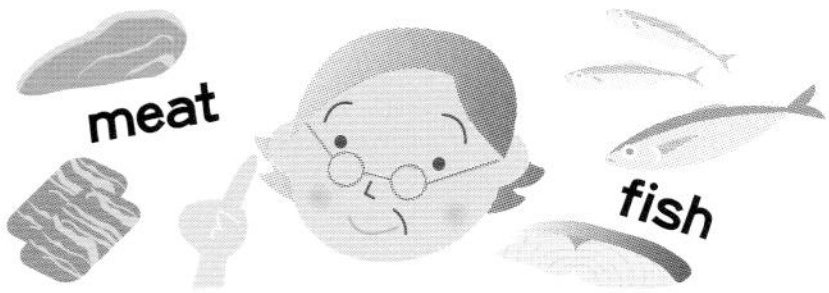
meat
fish

2 調理にひとくふうを

そしゃく力や飲み込む力に合わせて材料を選び、切り目を入れる、ミンチにする、とろみをつけるなどの調理のくふうを。

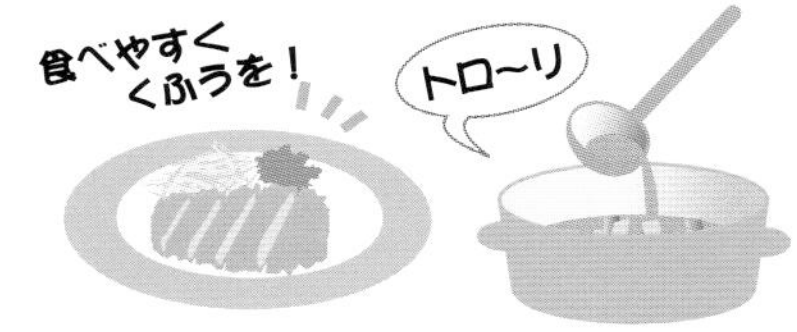
食べやすくくふうを！
トロ～リ

3 おかずから食べる

不足しやすい良質タンパク質、ビタミン、ミネラル、食物繊維の多いものを優先して食べます。

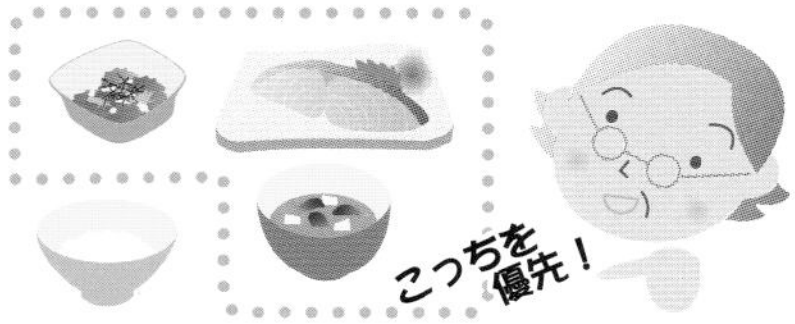

4 ゆっくり、よくかんで食べる

かめばかむほど、だ液がたくさん出て消化を助けます。よくかんでゆっくり味わって食べましょう。

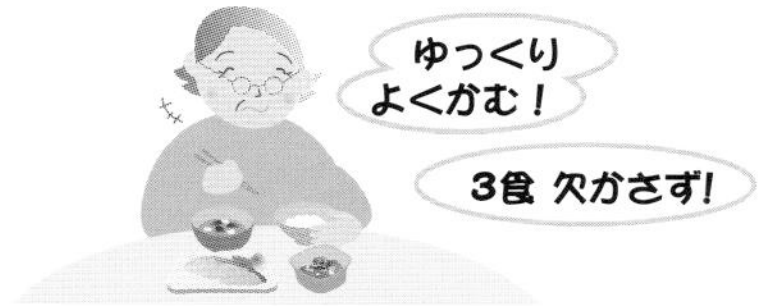
ゆっくりよくかむ！
3食 欠かさず!

5 食欲がわいてくるくふうを

旬や産地にこだわった食材、彩り、香り、食感、器、盛りつけなどにも変化を持たせます。

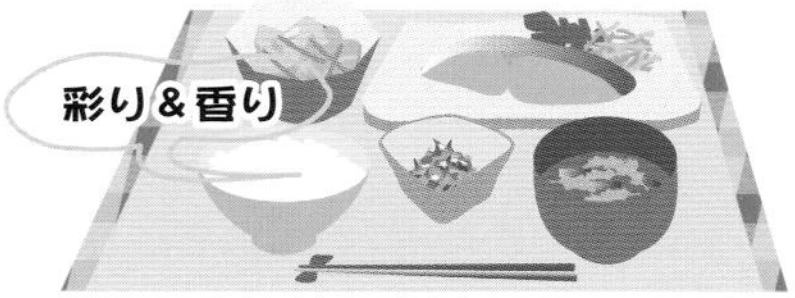
彩り＆香り

6 空腹感が最高の味つけ

だらだらと間食を続けたりしないで、体も適度に動かしていれば、おなかも自然にすいてきます。空腹感は何よりの食欲のもとです。

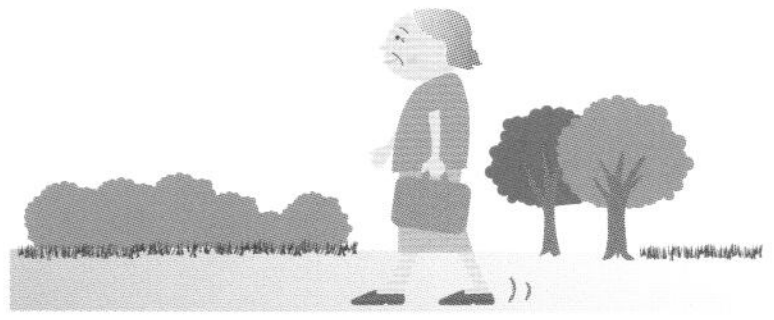

食育で生きる力を育む

「食」に関する知識や「食」を選択する力を育み、望ましい食習慣を身につけることが、生涯の健康を支えます。

正しい食習慣の乱れが問題

子どもたちの食を取り巻く環境の変化によって、エネルギーや脂肪のとり過ぎ、朝の欠食、孤食（子ども一人だけの食事）、加工食品や外食への依存、伝統的な食文化の衰退など、さまざまな問題が生じています。さらに運動不足も加わって、子どもの肥満も増えています。

このような状況への危機感から、以前にも増して「食育」が注目されています。

一度身についた食習慣をおとなになってから変えるのは困難なことです。幼少のころから「食」に関する知識や、「食」を選び、組み合わせて食べる力を育んでいく必要性が求められています。

望ましい食習慣を身につけることは、生活する力、すなわち「生きる力」を育むことにつながります。

「食育」は生きる上での基本で食べる力は生きる力につながる

２００５年に「食育基本法」が成立し、都道府県や市町村で食育計画や推進活動が積極的に進められてきました。これにより、学校や地域全体でさまざまな取り組みが展開されています。

「食育」という言葉は明治時代のころからあり、１９０３年に村井弦斎が小説『食道楽』で〝智育・体育・徳育よりも食育が先〟と書いているように、重要な教えとされていました。

現在における「食育」は、〝生きる上での基本であって、知育・徳育・体育の基礎となるものであり、さまざまな経験を通じて「食」に関する知識と「食」を選択する力を習得し、健全な食生活を実現することができる人間を育てること〟（農林水産省）とされています。

Close-up クローズアップ　食育推進基本計画とは？

食育推進基本計画とは、食育基本法に基づいて食育の推進に関する基本的な方針や目標を定めたもの。5年ごとに策定されており、現在の「第3次食育推進基本計画」は2016年度から2020年度までの5年間。5つの重点課題を柱に食育が推進されています。

- 1 若い世代を中心とした食育の推進
- 2 多様な暮らしに対応した食育の推進
- 3 健康寿命の延伸につながる食育の推進
- 4 食の循環や環境を意識した食育の推進
- 5 食文化の継承に向けた食育の推進

第4章

栄養素早わかり

栄養素の基礎知識

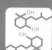

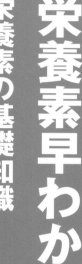

食事摂取基準の見方

- 推奨量、目安量、目標量、耐容上限量などの指標があります（20ページ参照）。
- 「成人」とあるのは20歳～64歳で、65歳以上は性・年齢階級別の表をご覧ください。
- 単位については21ページ参照。

栄養素早わかり

炭水化物

ごはんなどの穀類に多く含まれ、おもにエネルギー源として利用される重要な栄養素です。

特徴

1gで4キロカロリーのエネルギー源となる

炭水化物は、炭素・水素・酸素で構成される有機化合物で、化学構造の特徴から、ブドウ糖やショ糖などの糖類、オリゴ糖などの少糖類、デンプン・グリコーゲンなどの多糖類に分類されます。

おもにエネルギー源として体内で利用される易消化性炭水化物（以下、糖質）は、ヒトをはじめとする動物の体内にはわずかしか含まれていません。緑色植物が光合成でつくったデンプンなどの糖質をエネルギー源として摂取し、利用しています。

生理作用

ブドウ糖に分解され全身のエネルギーに

食べ物からとった糖質の多くは、消化・吸収された後、最終的にブドウ糖に分解され、血液を通して各細胞に運ばれ、エネルギーとして利用されます。同様にエネルギー源となる脂質に比べて分解・吸収が早く、即効性があるのが特徴です。

また、糖質は、糖タンパク質、糖脂質、核酸などの成分としても重要です。

過剰

体脂肪に変わり肥満につながる

過剰なブドウ糖は脂肪に合成されて脂肪組織に運ばれ、体脂肪として蓄えられるため、とり過ぎると肥満を招くことになります。

清涼飲料水のとり過ぎで果糖を過剰に摂取すると、高フルクトース血症を招き、高尿酸血症を起こす可能性があります。

また、砂糖の主成分のショ糖はむし歯の原因となります。ショ糖をとると、口内のミュータンス菌により粘液性物質がつくられ、その中でいろいろな菌が増え、歯を溶かす有機酸が産生されます。

不足

体タンパク質、体脂肪を分解するようになる

糖質が不足すると、人体を構成する体タンパク質や体脂肪が分解され、エネルギー源として充当されます（糖新生）。体タンパク質の大量の分解は筋肉を減少させたり、体脂肪の場合はケトン血症（血中にケトン体が増加する）を招きます。

Close-up クローズアップ

炭水化物は生理学的に2つに分類される

炭水化物は、生理学的特徴から、ヒトの消化酵素で消化される「易消化性炭水化物（糖質）」と、消化されない「難消化性炭水化物」の２つに分類することができます。後者の一部である食物繊維は、エネルギー源として利用されるのはごくわずかにすぎませんが、さまざまな生活習慣病の予防や改善のために役立つことがわかり、注目されています。食事摂取基準では目標量が設けられています（67ページ参照）。

炭水化物のプロフィール

構造	炭素・水素・酸素の3元素からなる、Cm（H_2O）nの形で表される有機化合物
生理作用	エネルギー源
供給源	穀類、いも類、砂糖、果物など
とり過ぎた場合	肥満、むし歯
不足した場合	エネルギー不足による疲労、ケトン血症
食事摂取基準	成人　総エネルギーに占める炭水化物エネルギー比　50〜65%

じょうずなとり方

ごはんなどの炭水化物をとるときはビタミンB_1も充分にとります。

体内で糖質（ブドウ糖）がエネルギーに変わるときには、ビタミンB_1（90ページ参照）が必要です。

胚芽はビタミンB_1の宝庫。玄米や胚芽米、麦やきびなどの雑穀、全粒パンなど胚芽つきの加工食品を積極的に利用するとよいでしょう。また、ビタミンB_1は豚肉にも豊富に含まれます。

●炭水化物を多く含む食品

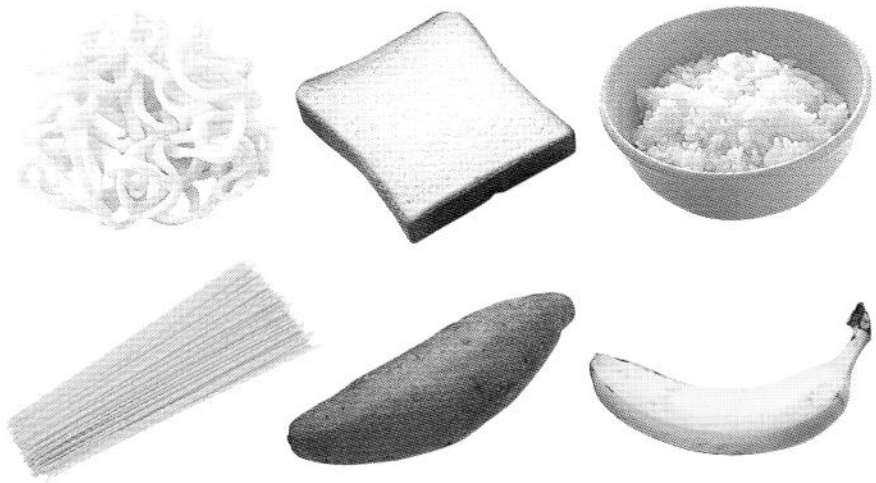

穀類（ごはん、パン、めん）、いも類、果物など。穀類100gには60〜80g、いも類には10〜30gの炭水化物が含まれる。

参考　炭水化物の食事摂取基準（%エネルギー）

年齢等	目標量	
	男	女
0〜5（月）	—	—
6〜11（月）	—	—
1〜2（歳）	50〜65	50〜65
3〜5（〃）	50〜65	50〜65
6〜7（〃）	50〜65	50〜65
8〜9（〃）	50〜65	50〜65
10〜11（〃）	50〜65	50〜65
12〜14（〃）	50〜65	50〜65
15〜17（〃）	50〜65	50〜65
18〜29（〃）	50〜65	50〜65
30〜49（〃）	50〜65	50〜65
50〜64（〃）	50〜65	50〜65
65〜74（〃）	50〜65	50〜65
75以上（〃）	50〜65	50〜65

※アルコールを含む。ただし、アルコールの摂取を勧めるものではない。

耳寄りな話　糖尿病の場合は炭水化物の摂取比率を50〜60%に

日本糖尿病学会の「糖尿病診療ガイドライン2019」によると、糖尿病の食事療法においては、炭水化物のエネルギー摂取比率は50〜60%、タンパク質は20%以下、残りは脂質とし（25%を超える場合は多価不飽和脂肪酸を増やす）、食物繊維は1日20g以上とることが推奨されています。

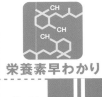

糖質

糖質の最小単位は「単糖」。その結合数により少糖類や多糖類に分類され、体内での働きもそれぞれ異なります。

種類

糖類、少糖類、多糖類の3分類

糖類（単糖類）

1個の糖からなるものを単糖といい、生物にとってはおもに「六炭糖」と呼ばれる炭素を6つ含むものが重要です。

◆ブドウ糖（グルコース）

穀類や果物に多く含まれ、栄養学上、最も重要な糖質です。血液中に血糖として一定濃度（約0.1％）で含まれ、エネルギー源として利用されるほか、多くの生理作用に関与します。ブドウに多く含まれていることが名称の由来です。

◆果糖（フルクトース）

果汁に多く含まれることから、果糖と呼ばれます。花のみつにも多く、はちみつの固形成分の約半分は果糖です。

◆ガラクトース

乳糖の構成成分で、乳汁に多く含まれています。植物中には存在しません。

糖類（二糖類）

◆ショ糖（スクロース）

ブドウ糖と果糖が結合した二糖類です。砂糖の主成分で、さとうきびやてんさいに多く含まれています。

◆麦芽糖（マルトース）

ブドウ糖が2分子結合した二糖類で、麦芽や水あめに含まれているほか、デンプンが分解されたときに生じます。

◆乳糖（ラクトース）

ブドウ糖とガラクトースが結合した二糖類で、動物の乳汁に含まれ、乳幼児の重要なエネルギー源となります。母乳には5～7％、牛乳には約4％含まれます。

少糖類

単糖が3～9個程度結合したものを少糖類といいます。

◆オリゴ糖

オリゴはギリシャ語で「少し」の意味。消化酵素によって分解されず、腸内でビフィズス菌などの有益菌の栄養源になるものがあります。特定保健用食品（132ページ参照）としてフラクトオリゴ糖、イソマルオリゴ糖、大豆オリゴ糖、ガラクトオリゴ糖などがあります。

多糖類

単糖が多数結合した高分子化合物です。

◆デンプン

ブドウ糖が多数結合した植物性の貯蔵多糖類で、穀類やいも類に多く含まれています。直鎖状のアミロースと枝分かれしたアミロペクチンがあり、後者は水を加えて加熱すると、粘りけを生じます。

◆グリコーゲン

ブドウ糖が多数結合した動物性の貯蔵多糖類で、肝臓や筋肉に多く含まれています。アミロペクチンとよく似た、枝分かれした構造をしています。

◆その他の多糖類

植物の細胞壁の主成分であるセルロース、果物や野菜に多いペクチンなどは非デンプン性多糖類で、食物繊維（66ページ参照）と呼ばれます。

おもな糖質の種類

分類		種類	構造		所在	性質
糖類	単糖類	ブドウ糖 G	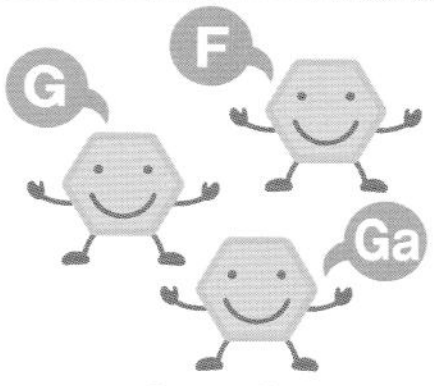		動植物に広く含まれ、自然界に最も多い糖質。穀物や果物や根菜類に多い。	甘みあり 水溶性
		果糖 F			果物やはちみつに多い。糖類の中で最も甘みが強い。	
		ガラクトース Ga	$C_6H_{12}O_6$		ブドウ糖と結合して乳糖に含まれる。	
	二糖類	ショ糖	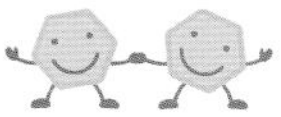	G+F	砂糖のこと。さとうきびの茎やてんさいの根に含まれる。	甘みあり 水溶性
		麦芽糖		G+G	麦芽から作られる水あめに多く含まれる。	
		乳糖	$C_{12}H_{22}O_{11}$	Ga+G	母乳や牛乳に含まれる。乳糖分解酵素が少ない人は乳糖不耐症となる。	
少糖類		オリゴ糖			フラクトオリゴ糖や大豆オリゴ糖などの人工甘味料に含まれる。	難消化性
多糖類		デンプン	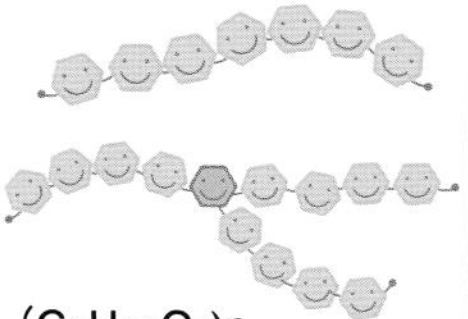		穀類、いも類、豆類などに多く含まれる。	甘みなし 不溶性
		グリコーゲン			動物の肝臓や筋肉に含まれる。	
		デキストリン	$(C_6H_{10}O_5)n$ G+G+G+G… 多糖の結合体		デンプンが加水分解されたときに生じる。	

うそ? ほんと?

果糖をとると太りやすいのはほんと?

果糖は「太る」「糖尿病になりやすい」と思われがちですが、それは人工的につくられた果糖ブドウ糖液を含む清涼飲料水などを過剰にとった場合のこと。果物には天然の果糖が含まれますが、果物の主成分は水分で、健康に役立つビタミン、ミネラル、食物繊維も豊富に含むことから、むしろ1日200gとることが推奨されています。

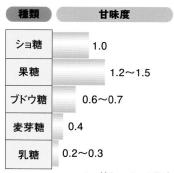

●甘味度の違い

種類	甘味度
ショ糖	1.0
果糖	1.2～1.5
ブドウ糖	0.6～0.7
麦芽糖	0.4
乳糖	0.2～0.3

※ショ糖を1.0とした場合

食物繊維

ヒトの消化酵素では消化できない炭水化物で、腸内環境を改善するなど生活習慣病予防が期待されています。

特徴　腸内細菌に分解され健康機能を発揮

食物繊維は「ヒトの消化酵素で消化されない食品中の難消化性成分の総体」と定義されています。以前は「単なる食べ物のカス」として評価されませんでしたが、現在では、腸内細菌による分解・発酵を経て、ごくわずかながらもエネルギー源になったり、さまざまな生理作用をもたらしたり、次々と健康機能が明らかにされ、注目されています。

水に溶けない不溶性食物繊維と、水に溶ける水溶性食物繊維に分類され、それぞれ生理作用に特徴があります。

生理作用　腸内環境を改善する

不溶性食物繊維は、腸の働きを刺激して、腸内に発生した有害物質の排出を促す作用があります。便秘を予防したり、腸に関する病気を抑制したりします。

水溶性食物繊維は、腸内でのコレステロールの吸収を妨げ、排泄を促し、また、糖質の吸収速度を穏やかにする作用があり、脂質異常症や糖尿病の予防効果が期待されています。また、腸内細菌の発酵を受けやすく、乳酸菌などの有益菌を増やして腸内環境を改善します。

過不足　過剰で下痢 不足で便秘

◆とり過ぎは下痢や吸収障害

食物繊維は、食品からとる限り、過剰症の心配はありません。しかし、サプリメントなどで単一の食物繊維を多量にとると、下痢を起こすことがあります。

また、食物繊維のとり過ぎは、鉄やカルシウム、亜鉛などの吸収を妨げ、ミネラル不足を招く心配があります。

◆不足すると便秘になる

食物繊維が不足すると、便秘になります。さらに、腸内でつくられた有害物質が長く留まることで腸内環境が悪化し、発がんのリスクが高まります。

●食物繊維の分類

	おもな働き	種類（食品）
不溶性食物繊維	便秘の予防・解消 有害物質の排泄作用 あごの強化、むし歯の予防	セルロース（穀類、豆類、野菜） ヘミセルロース（穀類、豆類、野菜、海藻類） ペクチン（野菜、未熟果物） リグニン（豆類、穀類のふすま、野菜、ココア） キチン（カニ、エビの殻）
水溶性食物繊維	腸内細菌叢の改善 脂質異常症を予防 便秘の予防 糖尿病発症リスクの低減	ペクチン（果物、特にりんごやかんきつ類の皮、野菜） グアガム（ある種のマメ科の植物） アルギン酸（こんぶ、わかめ） グルコマンナン（こんにゃく） イヌリン（ゆり根、ごぼう、きくいも）

脂質のプロフィール

構造	脂肪酸と各種アルコールが結合した高分子化合物
生理作用	エネルギー源、細胞膜の構成成分、体温の保持、衝撃への保護など
供給源	油脂、肉、魚、種実など
とり過ぎた場合	肥満、脂質異常症
不足した場合	必須脂肪酸不足による健康障害
食事摂取基準	成人　総エネルギーに占める脂質エネルギー比　20～30%

●おもな脂質の種類

分類	種類	構造	性質と存在
単純脂質	中性脂肪	脂肪酸＋グリセロール	エネルギー源として生体の脂肪組織中に存在。食品中の脂肪の大部分を占める。
複合脂質	リン脂質 糖脂質	単純脂質の一部にリン酸、糖質、塩基などを含む	細胞膜を構成し、物質の透過を調節。脳・神経組織に広く分布している。
誘導脂質	ステロール	コレステロール、胆汁酸、性ホルモンなど	細胞膜の構成成分などとして、体内に広く分布している。

●中性脂肪の模式図

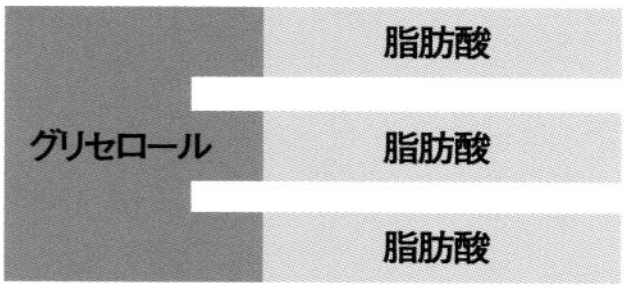

脂肪酸3分子とアルコールの一種であるグリセロール1分子が結合した構造をしている。

参考 脂質の食事摂取基準 総エネルギーに占める割合

年齢等	目標量（%エネルギー）	
	男	女
0～5（月）	※50	※50
6～11（月）	※40	※40
1～17（歳）	20～30	20～30
18～74（〃）	20～30	20～30
75以上（〃）	20～30	20～30
妊婦		20～30
授乳婦		20～30

※は目安量

●生体の脂質

生体内での機能や形態から以下の3つに分類される。

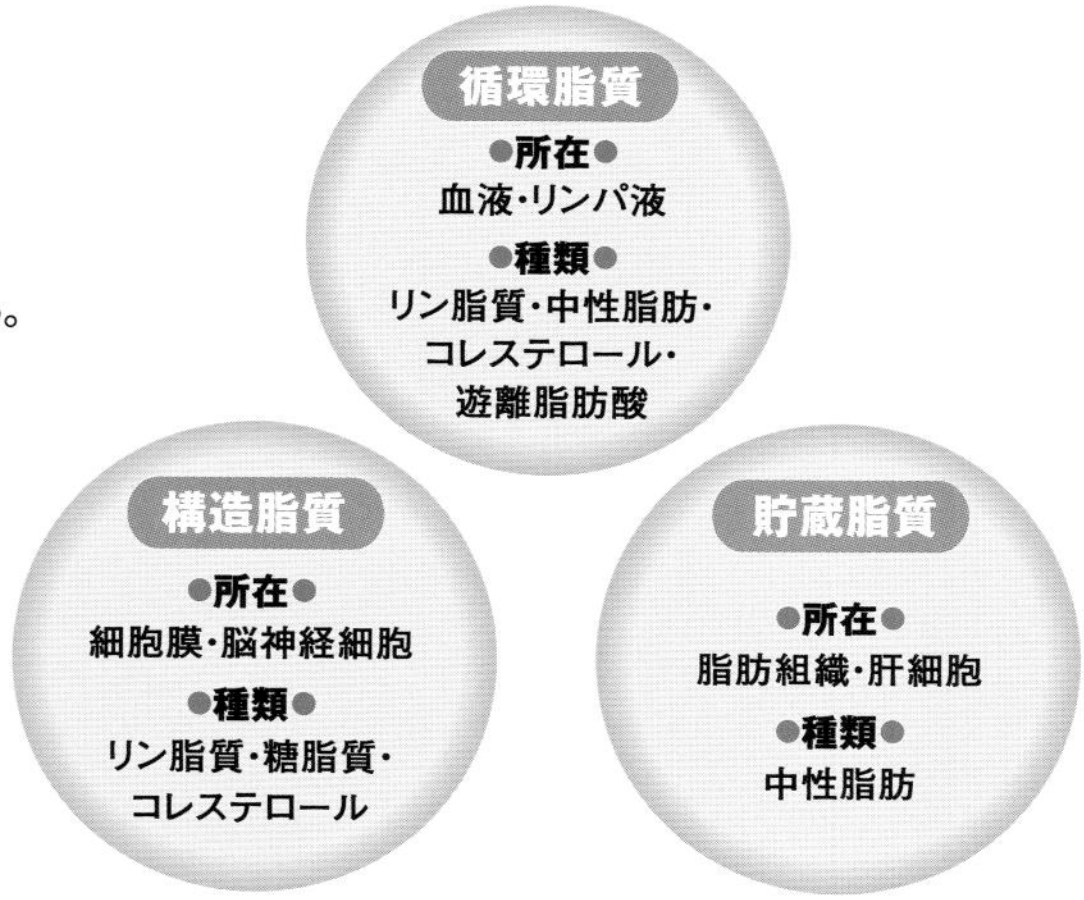
循環脂質
●所在●
血液・リンパ液
●種類●
リン脂質・中性脂肪・コレステロール・遊離脂肪酸
構造脂質
●所在●
細胞膜・脳神経細胞
●種類●
リン脂質・糖脂質・コレステロール
貯蔵脂質
●所在●
脂肪組織・肝細胞
●種類●
中性脂肪

脂肪酸の種類

中性脂肪の構成成分である脂肪酸。炭素数や結合のしかたもいくつかのタイプがあり、体内での働きも異なります。

特徴　1本の炭素の鎖がメインの簡単構造

脂肪（中性脂肪）の構成成分である脂肪酸には、いろいろな種類があります。脂肪の性質はどのような脂肪酸で構成されているかによってまったく異なります。

脂肪酸は、炭素と水素が手を組んで1本の鎖状に連なった片端にカルボキシル基が結合した構造をしています（下図参照）。炭素数は偶数で、天然の油脂では炭素数14以上のものが多く、なかでも16と18のものが多いのが特徴です。

種類　二重結合の有無で2タイプに分類

脂肪酸は、構造的な特徴から、飽和脂肪酸と不飽和脂肪酸に分けられます。

鎖状につながった炭素にすべて水素が結合しているのが飽和脂肪酸です。一方、不飽和脂肪酸とは、炭素と水素が結びつかずに炭素同士が二重結合している部分を持っています。さらに二重結合が1個のものを一価不飽和脂肪酸、2個以上のものを多価不飽和脂肪酸と呼びます。多価不飽和脂肪酸のうち、炭素鎖の何番目が二重結合しているかによって、n-3系、n-6系などに分類されます。この系列によって性質や栄養的価値が大きく異なります。

必須脂肪酸　体内合成できないので食べ物から摂取

◆必須脂肪酸は2つ

成長や健康維持のために不可欠な脂肪酸のうち、体内で合成することができない脂肪酸を必須脂肪酸といいます。多価不飽和脂肪酸のリノール酸とα-リノレン酸がこれに当たり、食べ物からとらなければなりません。

◆不足すると皮膚や神経系に影響

リノール酸は細胞膜を構成するリン脂質の成分として、細胞内外の物質透過などの機能維持にかかわっています。不足すると皮膚に異常が現れます。

α-リノレン酸は視力や脳神経系の機能にかかわっています。不足すると視力低下や学習記憶能低下などが見られると報告されています。

しかし、通常の食事において、必須脂肪酸が欠乏することはまれです。

●脂肪酸の基本構造

炭素と水素が手を組んで連なった1本の鎖の片端にカルボキシル基（-COOH）が結合した単純な構造をしている。

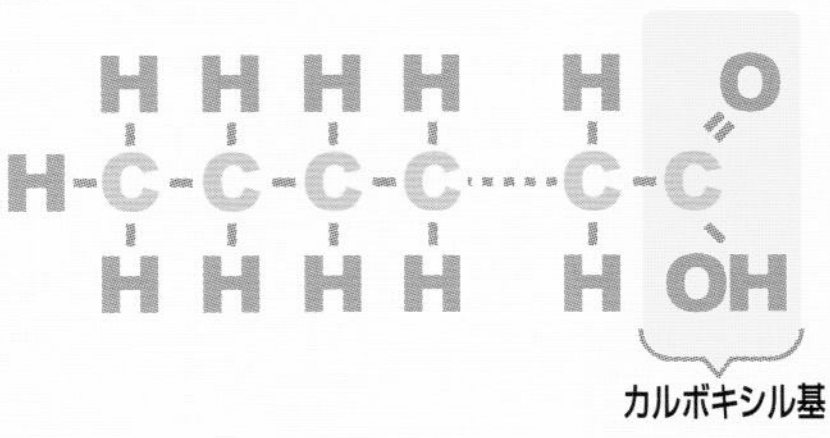

脂肪酸の種類と働き

二重結合の有無など、種類によって体内での働きが大きく異なります。

分類			おもな脂肪酸	多く含む食品	働き
飽和脂肪酸			パルミチン酸 ステアリン酸 ミリスチン酸 ラウリン酸	パーム油、やし油、豚脂（ラード）、牛脂（ヘット）、バターなど	・中性脂肪やコレステロールの原料になる
不飽和脂肪酸	一価不飽和脂肪酸		オレイン酸	オリーブ油、菜種油(キャノーラ油)、種実	・血中コレステロール低下作用 （飽和脂肪酸と比較して）
	多価不飽和脂肪酸	n-6系脂肪酸	リノール酸	紅花油（サフラワー油）、ひまわり油、綿実油、大豆油、コーン油、ごま油、くるみ	・必須脂肪酸の一つ ・皮膚の健康維持 ・血中コレステロール低下作用 （飽和脂肪酸と比較して）
			γ-リノレン酸	月見草油、母乳	・体内でリノール酸から合成される
			アラキドン酸	レバー、卵黄、サザエ、伊勢エビ、アワビ	・体内でリノール酸から合成される
		n-3系脂肪酸	α-リノレン酸	しそ油、えごま油、亜麻仁《あまに》油、菜種油（キャノーラ油）	・必須脂肪酸の一つ ・脳神経系の機能維持 ・皮膚の健康維持 ・血中中性脂肪の低下
			DHA (ドコサヘキサエン酸)	ホンマグロ脂身、養殖マダイ、ブリ、サバ、養殖ハマチ、ウナギ、サンマ、サワラ	・体内でα-リノレン酸から合成される ・脳神経系の機能維持 ・皮膚の健康維持 ・血中中性脂肪の低下 ・抗血栓作用、抗アレルギー作用
			EPA（またはIPA） (エイコサペンタエン酸)	養殖ハマチ、マイワシ、ホンマグロ脂身、サバ、養殖マダイ、ブリ、ウナギ、サンマ	・体内でα-リノレン酸から合成される ・脳神経系の機能維持 ・皮膚の健康維持 ・血中中性脂肪の低下 ・抗血栓作用、抗アレルギー作用

●脂肪酸の種類による構造の違い

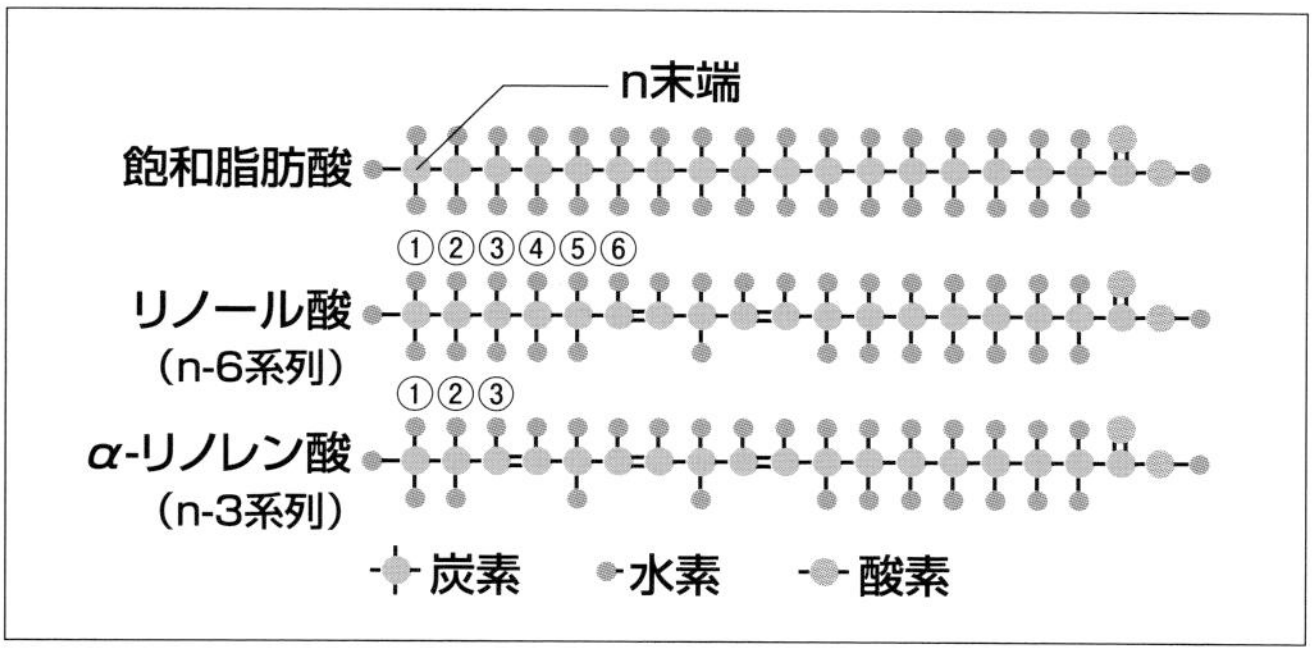

炭素原子のｎ末端から何番目に最初の二重結合があるかで系列が決まります。リノール酸は6番目にあるのでn-6系列、α-リノレン酸は3番目なのでn-3系列となります。

栄養素早わかり

飽和脂肪酸と不飽和脂肪酸

魚油や植物油に多く含まれる不飽和脂肪酸は、動脈硬化などを予防することから特に注目されています。

飽和脂肪酸　牛、豚などの肉類の脂肪に多い

◆とり過ぎると動脈硬化に

飽和脂肪酸は、肉類や乳・乳製品の脂肪に多く含まれます。飽和脂肪酸を多く含む脂肪は融点（固体が融解する温度）が高く、常温でも固体であることが多いのが特徴です。肉の脂肪に多いステアリン酸・パルミチン酸・ミリスチン酸、バターに多い酪酸、やし油に多いラウリン酸などがあります。

飽和脂肪酸は、中性脂肪やコレステロールなどの血液中の脂質濃度の上昇に関与し、脂質異常症や動脈硬化との関連が高い脂肪酸と考えられています。

◆マーガリンは飽和脂肪酸が多い

マーガリンは植物油が原料ですが、不飽和脂肪酸に水素を添加して飽和脂肪酸に変え、バターの形状に似せています。

原料となるパーム油ややし油は植物性油脂ですが、飽和脂肪酸のパルミチン酸やラウリン酸が多く含まれています。

不飽和脂肪酸　結合のしかたで性質が異なる

◆オレイン酸は動脈硬化を予防

一価不飽和脂肪酸のオレイン酸には、飽和脂肪酸と比較して血中のＬＤＬコレステロールを下げる働きがあり、動脈硬化を予防するとして注目されています。体内で酸化しにくい性質もあるので、有害な過酸化脂質をつくりにくいのが特徴です。

地中海周辺の国々での心疾患による死亡率が低いのは、オレイン酸の多いオリーブ油を使用しているためといわれています。

◆多価不飽和は必須の脂肪酸

多価不飽和脂肪酸にはｎ-６系やｎ-３系があり、健康維持に必要な必須脂肪酸が含まれています。これらはそれぞれ体内での働きが異なるので、バランスよくとることが大切です（71ページ参照）。

うそ？ほんと？　魚を食べると頭がよくなる？

魚に多く含まれる脂肪酸のＤＨＡ（ドコサヘキサエン酸）は、脳や神経の情報伝達に深くかかわっています。記憶・学習能力が上昇したという動物実験結果があり、ヒトではアルツハイマー病の改善や乳児期の栄養にＤＨＡが充分にあると知能指数が高かったという報告があります。

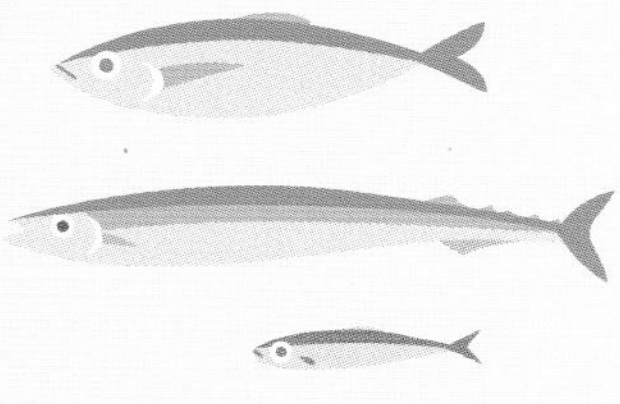

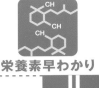

じょうずなとり方

調理には植物油を、1日1食は魚料理を。

健康を維持するためには、脂質を過不足なくとるだけでなく、脂肪酸のバランスも重要です。とり過ぎると健康上の問題を招く飽和脂肪酸を多く含む食品をできるだけ控え、代わりに一価不飽和脂肪酸や多価不飽和脂肪酸を多く含む食品を積極的にとることが望ましいとされています。調理の際は、植物油を用い、1日1食は主菜を魚料理にすると、望ましい摂取比率に近づきます。

●油脂の脂肪酸組成

多価不飽和脂肪酸
一価不飽和脂肪酸
飽和脂肪酸

資料:「日本食品標準成分表2020年版(八訂)脂肪酸成分表編」

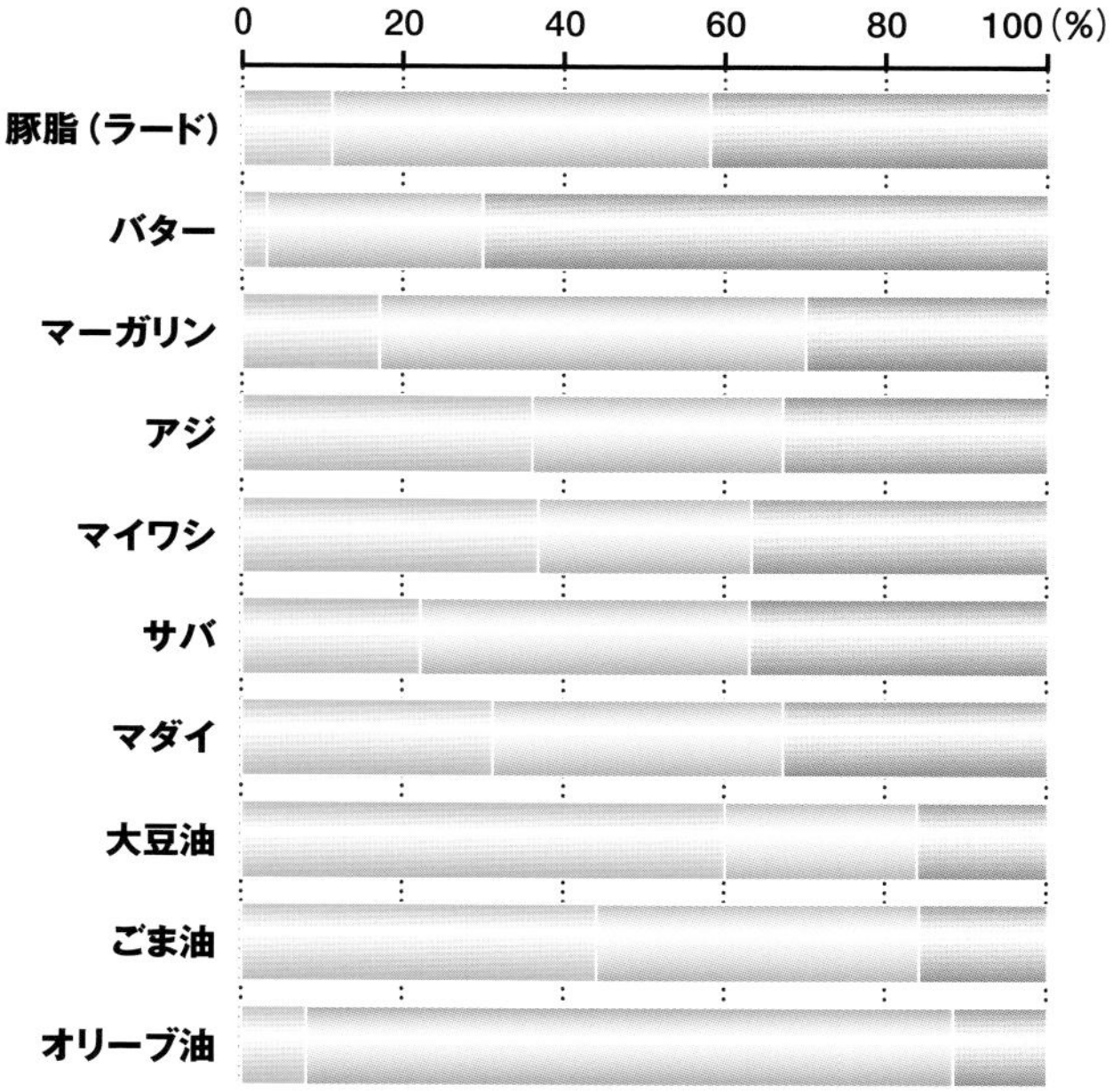

参考 飽和脂肪酸の食事摂取基準
(%エネルギー)

年齢等	目標量	
	男	女
0 ～2(歳)	—	—
3～14(〃)	10以下	10以下
15～17(〃)	8 以下	8 以下
18以上(〃)	7 以下	7 以下

参考 n-6系脂肪酸の食事摂取基準(g/日)

年齢等	目安量	
	男	女
0～5(月)	4	4
6～11(月)	4	4
1～2(歳)	4	4
3～5(〃)	6	6
6～7(〃)	8	7
8～9(〃)	8	7
10～11(〃)	10	8
12～14(〃)	11	9
15～17(〃)	13	9
18～29(〃)	11	8
30～49(〃)	10	8
50～64(〃)	10	8
65～74(〃)	9	8
75以上(〃)	8	7

●妊婦は9、授乳婦は10。

参考 n-3系脂肪酸の食事摂取基準(g/日)

年齢等	目安量	
	男	女
0～5(月)	0.9	0.9
6～11(月)	0.8	0.8
1～2(歳)	0.7	0.8
3～5(〃)	1.1	1.0
6～7(〃)	1.5	1.3
8～9(〃)	1.5	1.3
10～11(〃)	1.6	1.6
12～14(〃)	1.9	1.6
15～17(〃)	2.1	1.6
18～29(〃)	2.0	1.6
30～49(〃)	2.0	1.6
50～64(〃)	2.2	1.9
65～74(〃)	2.2	2.0
75以上(〃)	2.1	1.8

●妊婦は1.6、授乳婦は1.8。

コレステロール

脂質の一種で細胞膜の構成成分として重要ですが、血液中に増え過ぎると、動脈硬化や脂質異常症の原因になります。

生理作用　細胞膜を構成する重要な脂質

脂質の一種であるコレステロールは、脳や神経組織、肝臓などに広く存在しています。細胞膜の構成成分として、また、性ホルモンや副腎《じん》皮質ホルモン、胆汁酸、ビタミンＤ前駆体（84ページ参照）の原料として重要な物質です。

コレステロールは、リン脂質やタンパク質とともに親水性の「リポタンパク質」を構成し、血液中にも存在しています。これは大きく4つに分類され（下記コラム参照）、ＬＤＬはコレステロールを肝臓から体の各組織に運び、ＨＤＬは組織中のコレステロールを肝臓に戻す働きをしています。

体に必要なコレステロールは体内でも合成されています。食事からの摂取量が多いと、体内での合成量が減るようにうまく調節されています。

過剰　酸化型ＬＤＬが動脈硬化を促す

血液中のＬＤＬコレステロールが過剰になると、高ＬＤＬコレステロール血症を招きます。ＬＤＬコレステロールが増え過ぎると、血管壁に入り込んで酸化され、酸化型のＬＤＬに変わります。酸化ＬＤＬが血管壁にどんどんたまると動脈硬化が進行します。さらに、動脈が狭まるため、心筋梗塞や狭心症などの心疾患、脳血管疾患の可能性も高まります。

不足　免疫力が低下し血管が弱くなる

血液中のＨＤＬコレステロール値が低過ぎると、細胞膜や血管が弱くなったり、免疫力が低下するなどの弊害が現れます。脳出血を起こしやすくなることも知られています。

Close-up クローズアップ　血液中のLDL値やHDL値を測定することで血管の健康状態がわかる

血液中のコレステロールの運び役であるLDL（低密度リポタンパク質）が多いと、動脈硬化が進行し、反対にコレステロールの掃除役であるHDL（高密度リポタンパク質）が多いと、そのリスクは下がります。そのため、LDLとHDLは血管の健康状態を知るうえで、健診の重要なチェック項目となっています。

リポタンパク質の種類

種類	大きさ	比重	おもな機能
キロミクロン	大きい	小さい	おもに中性脂肪を脂肪組織に運ぶ
VLDL			肝臓で合成された脂質を組織や筋肉に運ぶ
LDL			コレステロールを肝臓から末梢組織へ運ぶ
HDL	小さい	大きい	コレステロールを肝臓へ運ぶ

コレステロールのプロフィール

構造	ステリン核に水酸基(-OH)を持つステロールの一種
生理作用	細胞膜の構成成分、性ホルモンやビタミンD前駆体の成分となる
供給源	レバー、卵、魚卵、ウナギ、イカなど
とり過ぎた場合	脂質異常症、動脈硬化、心筋梗塞《こうそく》
不足した場合	免疫力の低下、脳出血のリスクが高まる
食事摂取基準	目標量の設定なし(脂質異常症の重症化予防のためには200mg/日未満)

じょうずなとり方

LDLコレステロール値が高い人はとり過ぎに注意。高齢者は動物性タンパク質食品を減らしすぎない。

食事からコレステロールをとり過ぎないことが望ましいとされていますが、具体的に目標量を設定するための充分な科学的根拠が得られていないため、2020年版の食事摂取基準では、コレステロールの目標量は示されていません。

ただし、血液中のLDLコレステロール値が高く、高LDLコレステロール血症（184ページ参照）の人は、食事からのコレステロール摂取量を1日200mg未満にすることが勧められています。卵は1個でこの量に達してしまうので、とり過ぎないようにします。コレステロールゼロの卵白を利用する、全卵の場合は量を減らすあるいは毎日食べないなどの工夫をするとよいでしょう。

なお、コレステロールは、右図にあるように、卵や肉、魚介など動物性タンパク質が多く含まれる食品に含まれているため、コレステロールの摂取量を制限すると、タンパク質不足が生じる可能性もあることから、特に高齢者においては不必要な制限をしないことも大切です。

●コレステロールを多く含む食品

	1食当たりの目安量	含有量(mg)
肉	鶏肝臓(レバー) 50g	185
肉	豚肝臓(レバー) 50g	125
卵	鶏卵(全卵) 1個(60g)★	189
魚介	アンコウ・きも 50g	280
魚介	スルメイカ 1/2ぱい(150g)★	275
魚介	ウナギのかば焼き 100g	230
魚介	ワカサギ 80g	168
魚介	子持ちガレイ 1切れ(120g)	144
魚介	マダコ 75g	113
菓子	カスタードプディング 1個(120g)	144

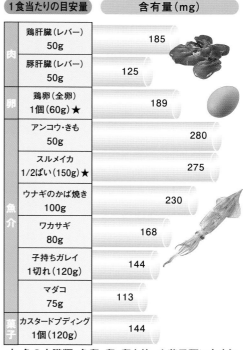

肉・魚の内臓類、魚卵、卵、卵を使った菓子類に多く含まれている。

目安量の★印は廃棄込み重量

タンパク質

筋肉や臓器など体を構成する主成分として重要です。「プロテイン」はギリシャ語の「第一のもの」が語源です。

特徴　20種のアミノ酸で10万種類を構成

タンパク質とは、アミノ酸（78ページ参照）が多数結合した高分子化合物のことで、炭素・水素・酸素のほか、窒素やイオウを含むのが特徴です。アミノ酸の種類や量、配列順序などによって、タンパク質の形状や性質、働きは異なります。ヒトの体は約10万種類ものタンパク質で構成されていますが、これらはわずか20種のアミノ酸によってつくられています。アミノ酸だけで構成される単純タンパク質と、アミノ酸以外の成分も含む複合タンパク質に分類されます。

生理作用　体をつくる主成分で酵素・ホルモンにも関与

タンパク質は、筋肉や臓器など体を構成する最も重要な成分で、酵素・ホルモン・免疫抗体などの原料にもなります。リポタンパク質（74ページ参照）として栄養素の運搬にも関与しています。

過剰　とり過ぎは腎臓に負担

タンパク質には糖質や脂質のように体に貯蔵するしくみがなく、過剰分は尿へ排泄《はいせつ》されます。そのため、腎臓に負担をかけ、腎機能障害を招く恐れがあります。尿中カルシウム排泄量も増え、骨粗しょう症につながる可能性もあります。

不足　免疫力の低下や成長障害を起こす

タンパク質が不足すると、人体を構成するタンパク質が分解されて不足分を補うため、体力や免疫力が低下します。子どもの成長障害や、高齢者におけるサルコペニアやフレイルにつながります。

Close-up クローズアップ　強固な結合力でタンパク質はつくられている

アミノ酸1分子のアミノ基と、もう一方のアミノ酸1分子のカルボキシル基が脱水反応することを「ペプチド結合」といいます。タンパク質はアミノ酸がペプチド結合で多数つながったものです。ペプチド結合はこわれにくく、タンパク質を完全にアミノ酸に分解するには塩酸に溶かして加圧釜で1～2日煮る必要がありますが、胃腸内の消化酵素なら容易に切断できます。

タンパク質の構造

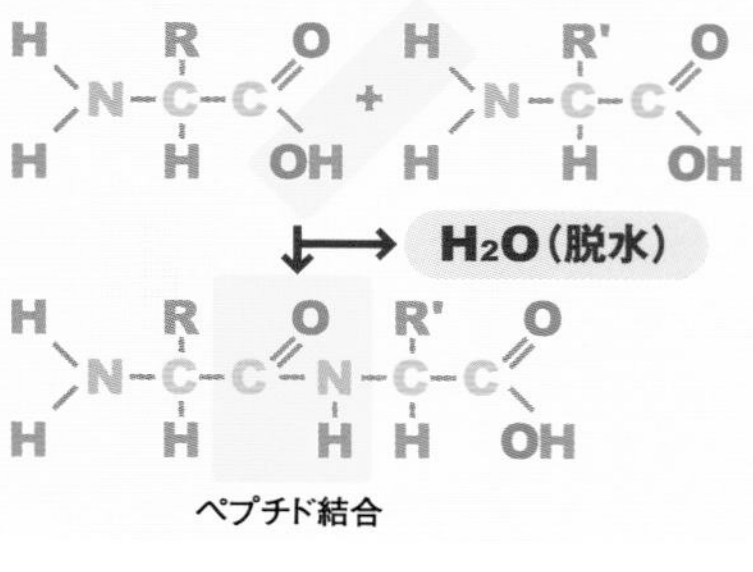

タンパク質のプロフィール

構造	アミノ酸がペプチド結合により多数つながった高分子化合物とその関連物質
生理作用	筋肉、臓器などの構成成分。酵素、抗体、ホルモンの原料となる
供給源	肉、魚介、大豆、卵、牛乳など
とり過ぎた場合	腎機能障害、カルシウム排泄量の増大
不足した場合	体力・免疫力低下、成長障害、サルコペニア、フレイル
食事摂取基準	成人男性 65g/日　成人女性 50g/日

参考 タンパク質の食事摂取基準(g/日)

年齢等	推奨量 ※は目安量 男	女
0〜5(月)	※10	※10
6〜8(月)	※15	※15
9〜11(月)	※25	※25
1〜2(歳)	20	20
3〜5(〃)	25	25
6〜7(〃)	30	30
8〜9(〃)	40	40
10〜11(〃)	45	50
12〜14(〃)	60	55
15〜17(〃)	65	55
18〜29(〃)	65	50
30〜49(〃)	65	50
50〜64(〃)	65	50
65〜74(〃)	60	50
75以上(〃)	60	50

●妊娠初期は+0・中期は+5・後期は+25、授乳婦は+20を付加する。

●タンパク質の目標量

食事摂取基準ではタンパク質の目標量も示され、総エネルギー摂取量に占める割合は1〜49歳は13〜20%、50〜64歳は14〜20%、65歳以上は15〜20%です(男女共通)。

●タンパク質の種類

分類	種類	名称と所在	性質
単純タンパク質	アルブミン	オボアルブミン(卵白) ラクトアルブミン(乳) 血清アルブミン(血液)	水溶性、熱で凝固する
	グロブリン	ミオシン(筋肉) グロブリン(卵白、血清) グリシニン(大豆)	不溶性、熱で凝固する。うすい塩類溶液に溶ける
	グルテリン	グルテニン(小麦) オリゼニン(米)	不溶性、うすい酸・アルカリに溶ける
	プロラミン	グリアジン(小麦) ツェイン(とうもろこし)	不溶性、アルコールに溶ける 小麦の麩(グルテン)はグルテニンとグリアジンからなる
	硬タンパク質	コラーゲン(皮、骨) エラスチン(腱) ケラチン(爪、毛髪)	コラーゲンは水煮すると、水溶性のゼラチンに変わる
複合タンパク質	糖タンパク質	オボムコイド(卵白) ムチン(だ液)	タンパク質に糖が結合したもの
	リンタンパク質	カゼイン(乳) ビテリン(卵黄)	タンパク質にリン酸が結合したもの
	色素タンパク質	ヘモグロビン(血液) ミオグロビン(筋肉)	タンパク質に色素が結合したもの
	リポタンパク質	リポビテリン(卵黄) リポプロテイン(血清)	タンパク質に脂質が結合したもの
	金属タンパク質	フェリチン(肝臓) ヘモシアニン (無脊椎動物の血液)	タンパク質に金属が結合したもの。酵素作用を持つものが多い(金属酵素)
その他	誘導タンパク質	ゼラチン	タンパク質を物理的・化学的に処理したもの

アミノ酸

アミノ酸はそれ自身が体内で重要な働きをすると同時に、食品タンパク質の栄養価を決定づけてもいます。

特徴 タンパク質をつくる20種類のアミノ酸

自然界には数百のアミノ酸が存在していますが、タンパク質の構成成分となるのはわずか20種類だけです（グリシン、アラニン、バリン、ロイシン、イソロイシン、セリン、トレオニン、アスパラギン酸、アスパラギン、グルタミン酸、グルタミン、リシン、アルギニン、システイン、メチオニン、フェニルアラニン、チロシン、ヒスチジン、トリプトファン、プロリン）。

アミノ酸は体内においてそれぞれ特徴的な重要な働きをするほか、アミノ酸自身が必要に応じてエネルギー源になる場合もあります。

しかし、特定のアミノ酸をとり過ぎると、免疫力の低下や体重減少、肝機能障害などを招くといわれています。

必須アミノ酸 体内で合成できない9種類のアミノ酸

アミノ酸のうち、体内で必要量を合成することができない9種類は必須アミノ酸と呼ばれ、食事からとる必要があります。食品中に必須アミノ酸が1つでも不足していると、タンパク質としての栄養的価値が下がります。

制限アミノ酸 アミノ酸バランスでタンパク質の質が決まる

タンパク質の質を評価する指標が「アミノ酸スコア」で、理想のアミノ酸組成に対し、それぞれの食品の必須アミノ酸充足度を表したものです。１００以下のものを制限アミノ酸といい、最も低いものを第一制限アミノ酸と呼びます。アミノ酸全体の働きは、最も低いアミノ酸のレベルに制限されます。

Close-up クローズアップ 必須アミノ酸の理想的な組み合わせ

ヒトにとって理想的と考えられる必須アミノ酸の組み合わせを表す「アミノ酸評点パターン」は、タンパク質の栄養的価値を化学的に評価する基準となるものです。ある食品のアミノ酸含有量がすべて評点パターン以上なら、その食品のタンパク質の栄養価は理想的であるといえます。

●アミノ酸評点パターン（2007年　FAO/WHO/UNU作成）
ヒトがタンパク質栄養を満たす理想的な必須アミノ酸の組成

15	30	59	45	22	38	23	6.0	39
ヒスチジン	イソロイシン	ロイシン	リシン	含硫アミノ酸（メチオニン・システイン）	芳香族アミノ酸（フェニルアラニン・チロシン）	トレオニン	トリプトファン	バリン

18歳以上　単位:mg／gタンパク質

タンパク質を構成するアミノ酸の種類

20種類のアミノ酸のうち、必須アミノ酸は9種類。

脂肪族アミノ酸	グリシン	アラニン	
分岐鎖アミノ酸	バリン	ロイシン	イソロイシン
ヒドロキシアミノ酸	セリン	トレオニン	
酸性アミノ酸	アスパラギン酸	グルタミン酸	
アミド	アスパラギン	グルタミン	
塩基性アミノ酸	リシン	アルギニン	
含硫アミノ酸	システイン	メチオニン	
芳香族アミノ酸	フェニルアラニン	チロシン	
複素環式アミノ酸	トリプトファン	ヒスチジン	
イミノ酸	プロリン		

※ の9種類は必須アミノ酸

じょうずなとり方

主食・主菜・副菜をそろえて タンパク質の栄養価を高めます。

一般に、タンパク質源となる肉・魚・卵・大豆・乳類はアミノ酸スコアが良好です。穀類はリシンが不足していますが、リシンが豊富な動物性食品などといっしょにとることで、必須アミノ酸バランスが改善され、栄養価が高まります。多様な食品を同時に食べることが大切で、そういった意味からも、主食・主菜・副菜のそろったバランス献立を基本食にしたいものです。

●おもな食品のアミノ酸スコア

食品	アミノ酸スコア	第一制限アミノ酸	食品	アミノ酸スコア	第一制限アミノ酸
精白米	93	リシン	鶏肉(胸肉)	100	
小麦粉	53	リシン	アジ	100	
大豆	100		サケ	100	
鶏卵	100		アサリ	100	
牛乳	100		タコ	100	
牛肉(サーロイン)	100		トマト	85	ロイシン
豚肉(ロース)	100		じゃがいも	100	

栄養素早わかり

ビタミン

生命活動に不可欠な微量栄養素で、13種類あります。「生命」を意味するラテン語「VITA」が語源です。

特徴 不足すると欠乏症を起こす

ビタミンは、炭水化物・脂質・タンパク質のようにエネルギー源や体の構成成分にはなりませんが、体の機能を正常に維持するために不可欠な栄養素です。

現在、ヒトに不可欠なビタミンとして13種類があります。いずれも必要量はごくわずかですが、食べ物から摂取しないと、それぞれのビタミンに特有の欠乏症状を引き起こします。

生理作用 栄養素の代謝の「潤滑油」

多くのビタミンは、糖質・脂質・タンパク質の代謝を円滑に行わせる潤滑油のような働きをしています。また、血管や粘膜、皮膚、骨などの健康を保ち、新陳代謝を促す働きにも関与しています。

種類 溶解性の違いで2つに分類

◆脂溶性ビタミン

水に溶けにくく、アルコールや油脂に溶ける性質を持つビタミンです。ビタミンA・D・E・Kがこれに当たります。

脂溶性ビタミンは、排泄《はいせつ》されにくいため、とり過ぎると頭痛や吐きけなどの過剰症を起こすものがあります。通常の食生活ではとり過ぎる心配はありませんが、サプリメントなどで大量にとる場合は注意が必要です。

◆水溶性ビタミン

水に溶けやすく、油脂には溶けにくい性質を持つビタミンで、ビタミンB群とビタミンCがあります。水溶性ビタミンは、たくさんとっても体内に蓄積されずに排泄されてしまうので、毎食、食べ物から一定量をとる必要があります。

耳よりな話 抗酸化ビタミン

体内で活性酸素やフリーラジカルが過剰に産生され、抗酸化防御機構のバランスが崩れると、老化が進行したり、細胞や遺伝子が傷ついて動脈硬化やがん化が促進します。これを防ぐためには抗酸化物質が役立ちますが、ビタミンの中にも強い抗酸化力を持つものがあります。ビタミンC、ビタミンE、β-カロテン（体内でビタミンAに変わる）の3つがこれに当たり、「抗酸化ビタミン」と呼ばれています。

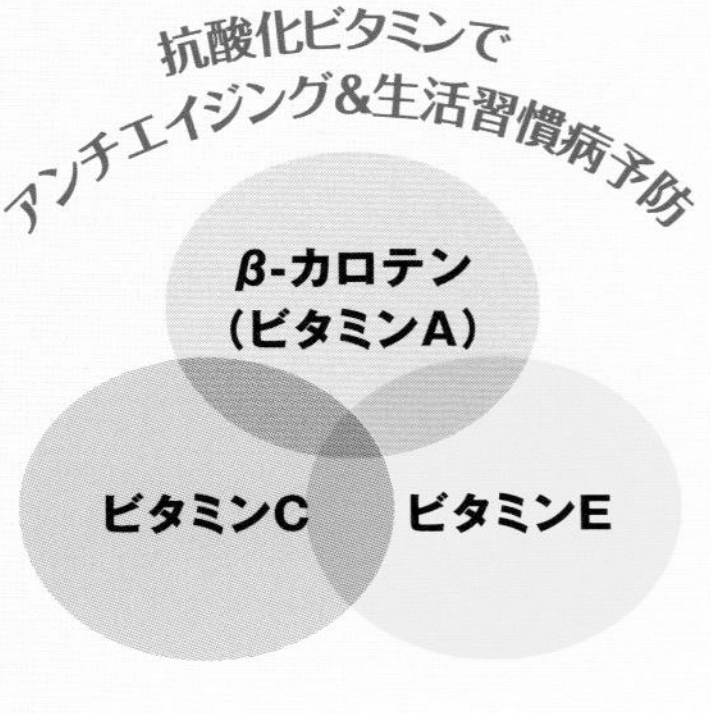

ビタミンの種類と働き

ビタミンは全部で13種類あり、
脂溶性と水溶性に分けられます。

種類			化学名・別名	発見年	働き
脂溶性ビタミン		ビタミンA	レチノール、β-カロテン	1915	目の網膜色素の成分、皮膚・粘膜を健康に保つ
脂溶性ビタミン		ビタミンD	カルシフェロール	1919	カルシウムの吸収促進、骨の成長促進、血中カルシウム濃度の調節
脂溶性ビタミン		ビタミンE	トコフェロール	1922	細胞膜の酸化を防ぐ、過酸化脂質の生成防止、老化予防
脂溶性ビタミン		ビタミンK	フィロキノン	1935	血液凝固因子の生成、カルシウム結合タンパク質の生成
水溶性ビタミン	ビタミンB群	ビタミンB_1	チアミン	1911	補酵素として糖質の代謝に関与、神経機能を正常に保つ
水溶性ビタミン	ビタミンB群	ビタミンB_2	リボフラビン	1935	補酵素として糖質・脂質・タンパク質の代謝に関与、成長促進、過酸化脂質の分解
水溶性ビタミン	ビタミンB群	ナイアシン	ニコチン酸 ニコチン酸アミド	1937	補酵素として糖質・脂質・タンパク質の代謝に関与
水溶性ビタミン	ビタミンB群	ビタミンB_6	ピリドキシン	1934	補酵素としてアミノ酸の代謝に関与、神経伝達物質の合成、免疫系の維持
水溶性ビタミン	ビタミンB群	ビタミンB_{12}	コバラミン	1948	補酵素としてさまざまな反応に関与、正常な赤血球の産生、神経機能の維持
水溶性ビタミン	ビタミンB群	葉　酸	プテロイルグルタミン酸	1941	赤血球の産生、補酵素としてDNA合成に関与、胎児の先天異常の予防
水溶性ビタミン	ビタミンB群	パントテン酸	ビタミンB_5	1933	補酵素として糖質・脂質・タンパク質の代謝に関与
水溶性ビタミン	ビタミンB群	ビオチン	ビタミンH	1936	補酵素として糖質・タンパク質・脂質の代謝に関与
水溶性ビタミン		ビタミンC	アスコルビン酸	1928	コラーゲン合成、筋肉・血管・皮膚・骨の強化、活性酸素の消去

栄養素早わかり

ビタミン

ビタミンA

皮膚や粘膜、目の健康を維持するために不可欠なビタミンで、抗酸化力を持つことでも注目されています。

生理作用　皮膚や粘膜、目の健康を保つ

◆感染症の予防や強い抗酸化力

ビタミンAは、皮膚やのど、鼻、肺、消化管などの粘膜を正常に保つ働きをするため、感染症を予防し、免疫力を高めることにも役立っています。

ビタミンA前駆体のβ-カロテンは、抗酸化力を持ち、有害な活性酸素を消去する働きがあります。

◆うす暗がりで光を感じる力に関与

ビタミンAは目が光を感じるのに必要な網膜の色素ロドプシンの主成分で、視覚機能に必須の栄養素です。

ロドプシンは、暗い所でもわずかな光に反応してこわれ、脳に刺激を伝えた後、元の形に再生されます。この過程を「暗順応」といい、映画館などでよく経験します。

過剰　頭痛や嘔吐、先天異常に

ビタミンAは脂溶性のため、とり過ぎると体内に蓄積し、脳圧亢進症（嘔吐《おうと》や頭痛などの症状）、脱毛、筋肉痛などの過剰症が起こります。

妊娠初期にとり過ぎると、胎児の奇形が増えることも確認されています。

β-カロテンは、体内で必要に応じてビタミンAに変換されるので、過剰症は起こりません。

不足　感染症にかかりやすい

ビタミンAが欠乏すると皮膚や呼吸器の粘膜が弱くなり、感染症にかかりやすくなります。また、暗がりで目が見えにくくなる夜盲症になります。子どもでは角膜乾燥症から失明に至ることもあります。

Close-up クローズアップ　「β-カロテン」は小腸壁でビタミンAに変わる

緑黄色野菜の色素成分のβ-カロテンは、吸収されるときに小腸壁で酵素によってビタミンAに変換されるため、ビタミンA前駆体とも呼ばれます。β-カロテンはビタミンAが２個結合した形をしており、β-カロテン1分子からビタミンA2分子がつくられます。体内におけるビタミンAの必要量に応じて、部分的にビタミンAに変換されます。

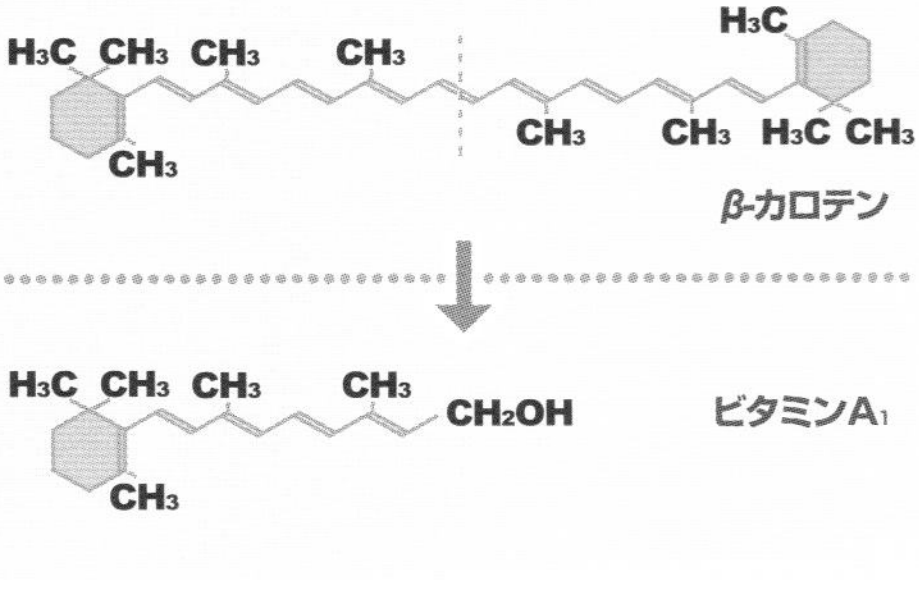

ビタミンAのプロフィール

化学名・別名	レチノール、β-カロテン
性質	淡黄色、脂溶性、光・熱・酸素に弱い
生理作用	網膜色素の成分、皮膚・粘膜を健康に保つ
とり過ぎた場合	脳圧亢進症、妊婦では胎児に奇形
不足した場合	夜盲症、角膜乾燥症
食事摂取基準	成人男性 850〜900μgRAE/日 成人女性 650〜700μgRAE/日 上限あり 2,700μgRAE/日

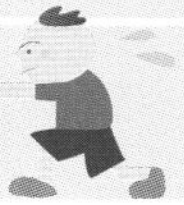

じょうずなとり方

β-カロテンは油脂といっしょにとると吸収率がアップします。

動物性食品に多く含まれるビタミンAは、どのような食べ方でもよく吸収されます。

緑黄色野菜に多いβ-カロテンは、脂溶性のため、野菜は、生よりは油脂といっしょに調理してとると、小腸での吸収率が高まります。

参考 ビタミンAの食事摂取基準(μgRAE/日)

年齢等	推奨量※は目安量 男	推奨量※は目安量 女	耐容上限量
0〜5(月)	※300	※300	600
6〜11(月)	※400	※400	600
1〜2(歳)	400	350	600
3〜5(〃)	450	500	700/850
6〜7(〃)	400	400	950/1,200
8〜9(〃)	500	500	1,200/1,500
10〜11(〃)	600	600	1,500/1,900
12〜14(〃)	800	700	2,100/2,500
15〜17(〃)	900	650	2,500/2,800
18〜29(〃)	850	650	2,700
30〜49(〃)	900	700	2,700
50〜64(〃)	900	700	2,700
65〜74(〃)	850	700	2,700
75以上(〃)	800	650	2,700

●妊娠後期は+80、授乳婦は+450を付加する。
・推奨量はプロビタミンAカロテノイドを含む。目安量および耐容上限量はプロビタミンAカロテノイドを含まない。
・耐容上限量は左が男、右が女。

●ビタミンAを多く含む食品

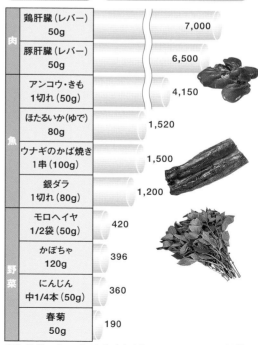

	1食当たりの目安量	含有量(μgRE・レチノール当量)
肉	鶏肝臓(レバー) 50g	7,000
肉	豚肝臓(レバー) 50g	6,500
魚	アンコウ・きも 1切れ(50g)	4,150
魚	ほたるいか(ゆで) 80g	1,520
魚	ウナギのかば焼き 1串(100g)	1,500
魚	銀ダラ 1切れ(80g)	1,200
野菜	モロヘイヤ 1/2袋(50g)	420
野菜	かぼちゃ 120g	396
野菜	にんじん 中1/4本(50g)	360
野菜	春菊 50g	190

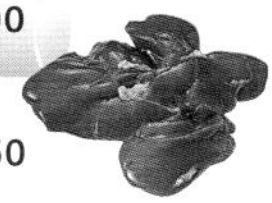

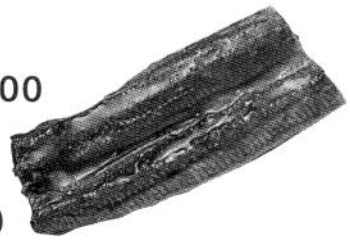

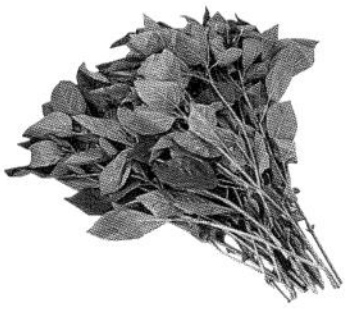

卵や牛乳、チーズにも多く含まれる。β-カロテンは緑黄色野菜に多い。

ビタミン

ビタミンD

カルシウムの吸収を促進して骨を健康に保つなど、特に乳幼児の骨の形成に重要なビタミンです。

生理作用　血液中のカルシウムバランスに関与する

◆カルシウムの吸収を助ける

食べ物からとったビタミンDは、肝臓と腎臓の酵素によって活性型ビタミンDに変換されます。活性型ビタミンDは、小腸でカルシウムの吸収を促すため、血液中のカルシウム濃度が高まり、骨の形成が促進されます。

◆血中カルシウム濃度を維持する

血液中のカルシウムは神経伝達や筋肉の収縮という重要な働きにかかわるため、常に一定濃度に保つ必要があります。そのコントロールを行うのも活性型ビタミンDの役目です。血中カルシウム濃度が低下すると、副甲状腺ホルモンなどと協力して小腸粘膜に作用し、腸管からのカルシウム吸収を促進したり、骨からカルシウムを溶かし出したりしています。

過剰　普通の食事では心配ない

ビタミンDをとり過ぎていると、血液中のカルシウム濃度が上昇して高カルシウム血症を招いたり、血管壁や心筋、肺などにカルシウムが沈着し、腎機能障害や軟組織の石灰化障害を起こします。過剰症は、サプリメントなどで大量に摂取した場合に起こりやすく、食事で起こることはほとんどありません。

不足　骨軟化症や子どもはクル病に

ビタミンDが欠乏すると、成人では骨軟化症になるリスクが高まります。子どもでは骨の成長障害が起こり、クル病になります。また、閉経後の女性では骨粗しょう症による骨折を招く可能性が高まることが報告されています。

Close-up クローズアップ　ビタミンDは皮膚でもつくられる

ヒトの皮膚にはビタミンD前駆体が存在し、日光の紫外線によってビタミンDに変換されます。紫外線は皮膚がんを招くリスクがあるといわれる一方、皮膚でビタミンDを合成するために大切です。日焼け止めで過度に紫外線をカットしている人や、あまり屋外に出ない生活をしている人は、ビタミンD不足に陥りがちです。適度の日光浴は重要です。

紫外線の量は季節や地域（緯度）によって異なり、同じビタミンD量を合成するのに必要な時間に差があります（国立環境研究所・地球環境研究センターのウェブサイト「ビタミンD生成・紅斑紫外線量情報」参照）。

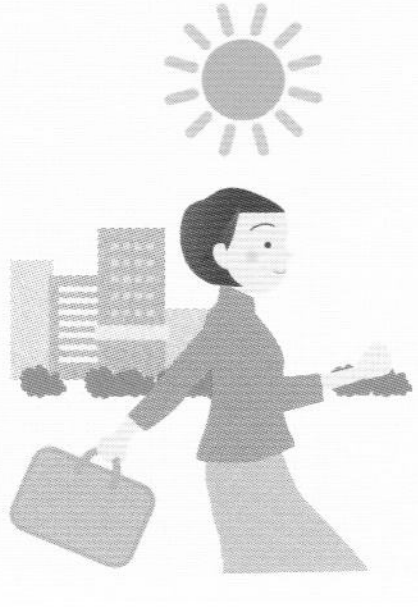

ビタミンDのプロフィール

化学名・別名	カルシフェロール
性質	白色結晶、脂溶性、熱や酸化に対して比較的安定
生理作用	カルシウムの吸収促進、骨の成長促進、血中カルシウム濃度を調節
とり過ぎた場合	高カルシウム血症、腎障害、軟組織の石灰化障害
不足した場合	成人の骨軟化症、子どものクル病、骨粗しょう症
食事摂取基準	成人 8.5μg/日 ▶ 上限あり 100μg/日

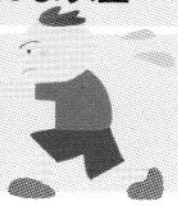

じょうずなとり方

同時に脂肪を含む食品や油を使うと吸収率が高まります。

ビタミンDは脂溶性なので動物性食品のほうが効率がよく吸収されますが、きのこ類でもいため物や揚げ物にすれば吸収率がアップします。きのこ類にはエルゴステロールというビタミンD前駆体が含まれ、これは紫外線によってビタミンDに変わります。機械乾燥の干ししいたけはかさの裏を日光に当てるとビタミンDを増やすことができます。

参考 ビタミンDの食事摂取基準(μg/日)

年齢等	目安量		耐容上限量
	男	女	
0〜5(月)	5.0	5.0	25
6〜11(月)	5.0	5.0	25
1〜2(歳)	3.0	3.5	20
3〜5(〃)	3.5	4.0	30
6〜7(〃)	4.5	5.0	30
8〜9(〃)	5.0	6.0	40
10〜11(〃)	6.5	8.0	60
12〜14(〃)	8.0	9.5	80
15〜17(〃)	9.0	8.5	90
18〜29(〃)	8.5	8.5	100
30〜49(〃)	8.5	8.5	100
50〜64(〃)	8.5	8.5	100
65〜74(〃)	8.5	8.5	100
75以上(〃)	8.5	8.5	100

●ビタミンDを多く含む食品

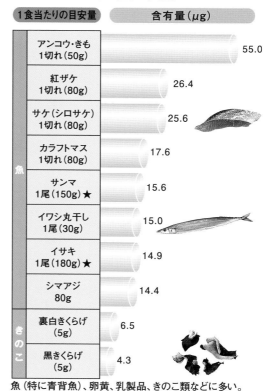

	1食当たりの目安量	含有量(μg)
魚	アンコウ・きも 1切れ(50g)	55.0
魚	紅ザケ 1切れ(80g)	26.4
魚	サケ(シロサケ) 1切れ(80g)	25.6
魚	カラフトマス 1切れ(80g)	17.6
魚	サンマ 1尾(150g)★	15.6
魚	イワシ丸干し 1尾(30g)	15.0
魚	イサキ 1尾(180g)★	14.9
魚	シマアジ 80g	14.4
きのこ	裏白きくらげ (5g)	6.5
きのこ	黒きくらげ (5g)	4.3

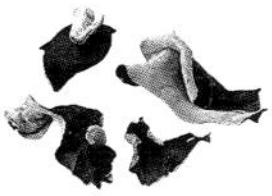

魚(特に青背魚)、卵黄、乳製品、きのこ類などに多い。

目安量の★印は廃棄込み重量

栄養素早わかり

ビタミン

ビタミンＥ

強い抗酸化力を持つビタミン。細胞の老化を防ぐことから、生活習慣病の予防効果が期待されています。

生理作用　細胞膜の酸化を抑え体のサビつきを防ぐ

◆過酸化脂質の生成をストップ

ビタミンＥは、広く細胞膜に存在しています。細胞膜を構成するリン脂質には不飽和脂肪酸が多く含まれ、これが酸化すると過酸化脂質が生じ、細胞が傷ついて老化が進行します。

ビタミンＥは、強い抗酸化作用を持っているので、有害な過酸化脂質の生成を防ぎ、細胞の老化を防いでくれます。

また、血液中のＬＤＬコレステロールの酸化を防ぐ働きもあるので、動脈硬化の予防が期待されています。

◆血行をよくして冷え症を改善

ビタミンＥには、末梢血管をひろげ、血行をよくする働きもあることから、血行障害によって生じる肩こりや頭痛、冷え症などの改善効果が期待されています。

過剰　通常の食事で過剰症は起こりにくい

ビタミンＥは脂溶性ビタミンの一種ですが、健康な人では過剰症は認められていません。しかし、サプリメントなどで過剰にとり続けていると出血しやすくなる心配があるので、耐容上限量を超えて長期間とり過ぎるのはよくありません。

不足　赤血球膜が弱まり溶血することも

ビタミンＥが不足すると、血液中のビタミンＥ濃度が低下し、細胞膜の脂質が酸化され、赤血球膜の抵抗性が弱まり、溶血性貧血を起こすことがあります。通常の食生活で健康な人がビタミンＥ不足に陥ることはほとんどありませんが、何らかの原因で脂肪の吸収が低下していると、不足の心配が生じます。

Close-up クローズアップ

ストレスの多い野菜ほど抗酸化成分が多い？

ハウス栽培のほうれん草を収穫前に外気に当てるとビタミンEなどが増えたり、土の中で越冬させたにんじんや寒さに強い品種ではビタミンE含有量が多いという報告があります。植物でも、紫外線や寒さなどのストレスによって酸化現象が起こるため、抗酸化パワーのあるビタミンEやC、カロテンなどを自力で増やし、外界からのストレスに対抗しているのです。

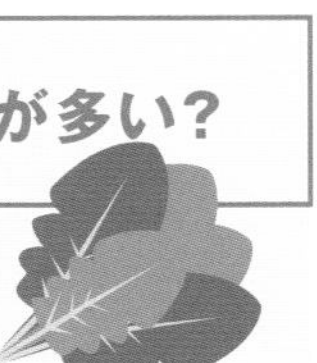

寒さに当てたほうれん草は、ビタミン含有量が多くなる

ほうれん草の栄養成分（生100g当たり）

栄養成分	寒じめ栽培	市販品（関東産）
糖　分	4.63mg	2.26mg
ビタミンE	3.4mg	2.5mg
β-カロテン	7.2mg	6.2mg
総ビタミンC	120mg	65mg

資料：東北農業試験場（現・東北農業研究センター）
「野菜のビタミンとミネラル」女子栄養大学出版部

ビタミンEのプロフィール

化学名・別名	トコフェロール
性質	淡黄色、粘性油状、脂溶性、非常に酸化されやすい
生理作用	細胞膜を健全に保つ、過酸化脂質を防ぐ、老化予防、赤血球の溶血を防ぐ
とり過ぎた場合	出血しやすくなる
不足した場合	溶血性貧血
食事摂取基準	成人男性　6.0〜7.0mg/日 成人女性　5.0〜6.0mg/日 上限あり　650〜900mg/日

じょうずなとり方

ビタミンC、B2、β-カロテンなどといっしょにとると、抗酸化力が高まります。

ビタミンCといっしょにとると、ビタミンEの抗酸化作用がアップします。また、β-カロテンやビタミンB2も抗酸化力を持っているので、あわせてとるとなお効果的です。ビタミンEは、植物油に豊富に含まれていますが、古くなったり加熱すると酸化が進むので、早めに使いきることが大切です。

参考　ビタミンEの食事摂取基準(mg/日)

年齢	目安量		耐容上限量
	男	女	
0〜5(月)	3.0	3.0	−
6〜11(月)	4.0	4.0	−
1〜2(歳)	3.0	3.0	150
3〜5(〃)	4.0	4.0	200
6〜7(〃)	5.0	5.0	300
8〜9(〃)	5.0	5.0	350
10〜11(〃)	5.5	5.5	450
12〜14(〃)	6.5	6.0	650／600
15〜17(〃)	7.0	5.5	750／650
18〜29(〃)	6.0	5.0	850／650
30〜49(〃)	6.0	5.5	900／700
50〜64(〃)	7.0	6.0	850／700
65〜74(〃)	7.0	6.5	850／650
75以上(〃)	6.5	6.5	750／650

●妊婦は6.5、授乳婦は7.0。
・耐容上限量は左が男、右が女。
・α-トコフェロールについて算定。α-トコフェロール以外のビタミンEは含まれない。

●ビタミンEを多く含む食品

	1食当たりの目安量	含有量(mg)
魚	キングサーモン 1切れ(150g)	5.0
魚	ウナギのかば焼き 1串(100g)	4.9
魚	マグロ油漬け缶詰 小1/2缶(50g)	4.2
魚	子持ちガレイ 1切れ(120g)	3.5
油脂	ひまわり油 大さじ1(12g)	4.7
油脂	綿実油 大さじ1(12g)	3.4
油脂	サフラワー油 大さじ1(12g)	3.2
その他	かぼちゃ 120g	5.9
その他	アーモンド 10粒(14g)	4.1
その他	小麦胚芽 10g	2.8

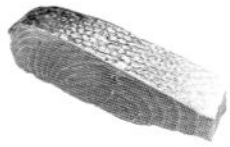

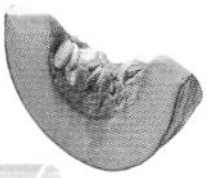

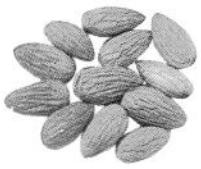

種実類、植物油、魚介類、かぼちゃなどに多く含まれる。

ビタミン

ビタミンK

血液の凝固にかかわることから、「止血ビタミン」とも呼ばれています。じょうぶな骨づくりにも関与しています。

生理作用　止血したり骨を強くする

◆血液を固める酵素の成分に

ビタミンKには、ケガや内出血を起こしたときに止血をする大切な働きがあります。出血が起こると、血漿《けっしょう》中に溶解しているフィブリノーゲンが不溶性のフィブリンに変化し、血液がゼラチン状になることで血液が凝固します。フィブリノーゲンがフィブリンに変化するには、トロンビンという酵素が必要です。

ビタミンKは、トロンビンの前駆体であるプロトロンビンの生成に不可欠です。

◆骨づくりに必要なタンパク質を活性化

ビタミンKには、カルシウムが骨に沈着するときに必要なオステオカルシンというタンパク質を活性化させる働きがあります。ビタミンDとともに、じょうぶな骨づくりのために重要です。

過剰　過剰症は見られない

ビタミンKは脂溶性ですが、過剰症は報告されていません。ただし、抗血液凝固剤を服用している人や血栓症の人は、ビタミンKの摂取量が制限されることがあります。

不足　新生児は欠乏症になることも

ビタミンKが欠乏すると、血液凝固に時間がかかります。腸内細菌によって体内合成されるので不足することはまれですが、肝疾患で胆汁の分泌が悪い人、抗生物質を長期間服用して腸内細菌が減っている人などは注意が必要です。また、新生児は腸内細菌が少ないため欠乏しやすく、新生児メレナ（消化管出血）や頭蓋内出血を起こすことがあります。

Close-up クローズアップ　新生児が飲むビタミンKシロップとは？

新生児はビタミンK欠乏症に陥りやすいことがわかっています。ビタミンKは胎盤を通過しにくいこと、母乳はビタミンKの含有量が少ないこと、乳児は腸内細菌によるビタミンK産生・供給量が少ないことなどが理由です。そのため、出生後直ちにビタミンKシロップを飲ませています。1か月健診時に飲ませることもあります。

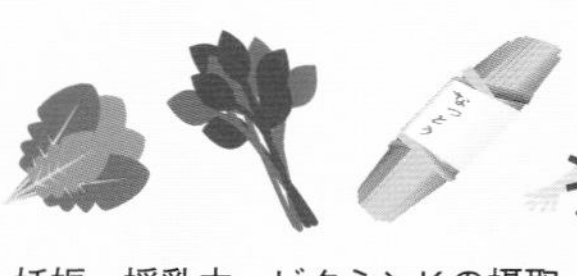

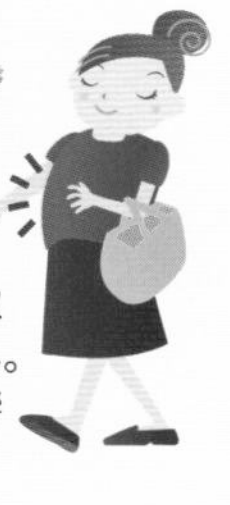

妊娠・授乳中、ビタミンKの摂取量を特に増やす必要はありません。胎児や新生児の栄養状態に影響することはないとされています。

ビタミンB_1のプロフィール

化学名・別名	チアミン
性質	水溶性、アルカリに不安定
生理作用	補酵素として糖質の代謝に関与、神経機能を正常に保つ
とり過ぎた場合	過剰症は認められていない
不足した場合	脚気、ウェルニッケ脳症
食事摂取基準	成人男性　1.3〜1.4mg/日 成人女性　1.1mg/日

じょうずなとり方

胚芽つきのごはんやパンを選び、おかずは汁ごと食べられるものに。

主食は、玄米や胚芽米、全粒粉パンなど胚芽つきのものがおすすめです。

ビタミンB_1は水に溶けやすい性質を持ち、加熱するといっそう溶けやすくなります。汁ごと食べられる調理法がおすすめです。

にんにくの香り成分であるアリシンといっしょにとると、利用効率が高まります。

参考　ビタミンB_1の食事摂取基準(mg/日)

年齢等	推奨量　※は目安量	
	男	女
0〜5(月)	※0.1	※0.1
6〜11(月)	※0.2	※0.2
1〜2(歳)	0.5	0.5
3〜5(〃)	0.7	0.7
6〜7(〃)	0.8	0.8
8〜9(〃)	1.0	0.9
10〜11(〃)	1.2	1.1
12〜14(〃)	1.4	1.3
15〜17(〃)	1.5	1.2
18〜29(〃)	1.4	1.1
30〜49(〃)	1.4	1.1
50〜64(〃)	1.3	1.1
65〜74(〃)	1.3	1.1
75以上(〃)	1.2	0.9

●妊婦は+0.2、授乳婦は+0.2を付加する。

●ビタミンB_1を多く含む食品

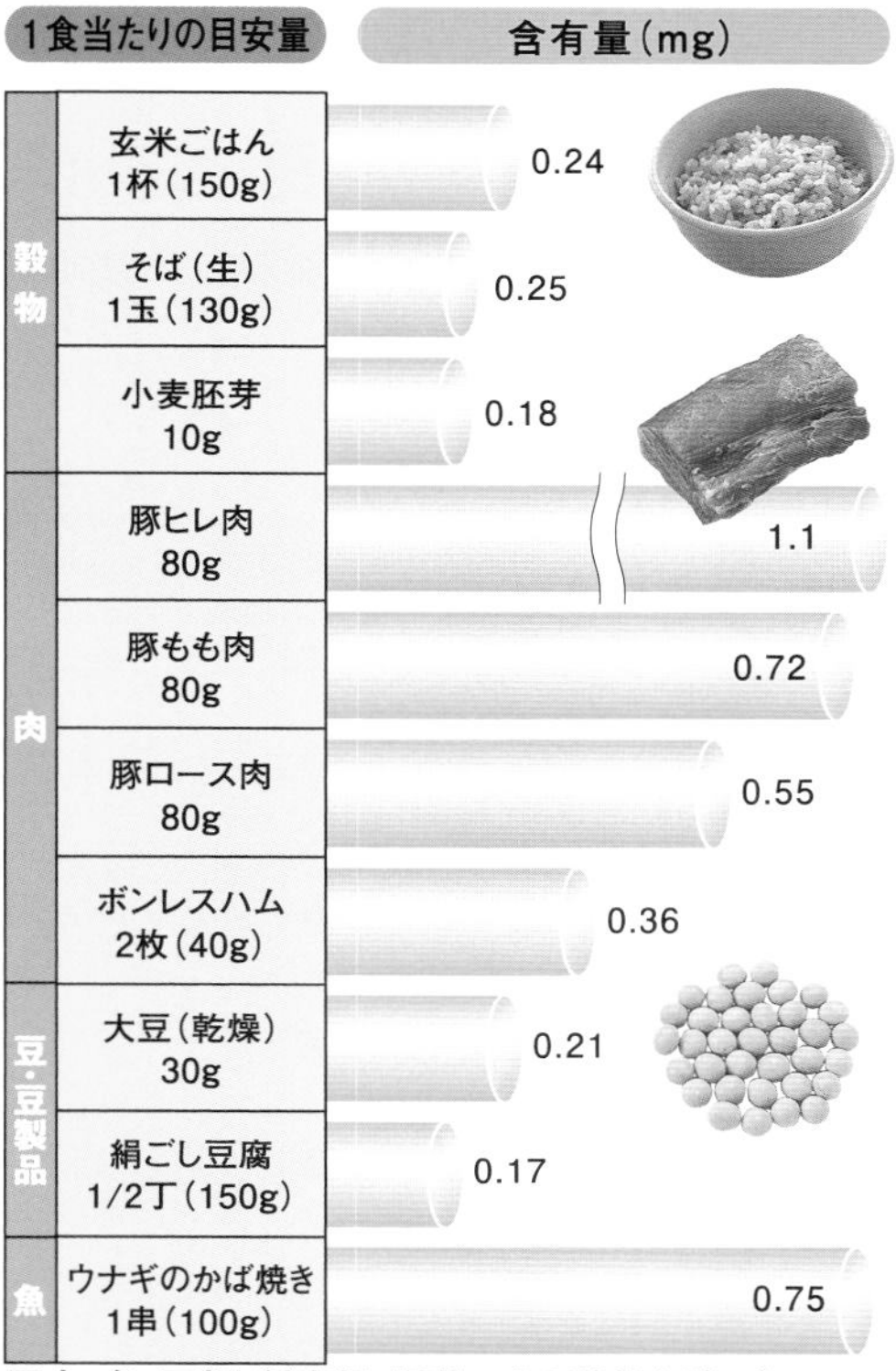

豚肉、魚、豆類、種実類、胚芽つきの穀物などに多い。

栄養素早わかり

ビタミンB_2

エネルギー産生栄養素の代謝を助けたり、発育を促すほか、過酸化脂質からの害を防ぐ働きもしています。

生理作用　エネルギー代謝をサポート

◆エネルギー消費量が多いほど必要

ビタミンB_2は、脂質・糖質・タンパク質を分解してエネルギーに変える反応を、補酵素としてサポートする役割を担っています。エネルギー消費量が多いほど、ビタミンB_2の必要量も増えます。

◆細胞の新生にも関与

ビタミンB_2は、成長を促進したり、皮膚・髪・爪などの細胞の再生にも関与し「発育のビタミン」とも呼ばれます。

◆過酸化脂質を消去する

ビタミンB_2は、グルタチオン・ペルオキシダーゼという酵素とともに働いて、有害な過酸化脂質を分解する働きがあります。ビタミンE（86ページ参照）が過酸化脂質の生成を抑えるのに対し、ビタミンB_2には、できた過酸化脂質を消去する働きがあります。

不足　皮膚の異常や成長障害に

◆皮膚や粘膜にトラブルを起こす

ビタミンB_2が欠乏すると、口角炎や口内炎、舌炎、皮膚炎、髪のトラブルなどの症状が現れます。目が充血したり、眼精疲労になることもあります。ビタミンB_2不足は、他のビタミン類の不足とあわせて起きやすいとされています。

◆子どもは成長障害に

ビタミンB_2は、成長の促進にも関与することから、欠乏すると、子どもでは成長障害が起こります。

◆薬を飲み続けて欠乏することも

ビタミンB_2の欠乏は、多量の抗生物質や精神安定剤、副腎ホルモン、経口避妊薬などを長期間服用した場合にも起こることがあります。

Close-up クローズアップ　牛乳から発見されたビタミンB_2

ビタミンB_2は、牛乳から発見されたことから「ラクトフラビン」とも呼ばれます。その名のとおり牛乳や乳製品に多く、牛乳1杯で必要量の4分の1を摂取できます。ビタミンB_2は光に当たると構造の一部が切れ、ビタミン活性が失われます。明るい光に当たるビン入り牛乳では、2時間で85%が分解されてしまいます。紙パック入りのほうが効率よくとることができます。

ビタミンB_2の構造

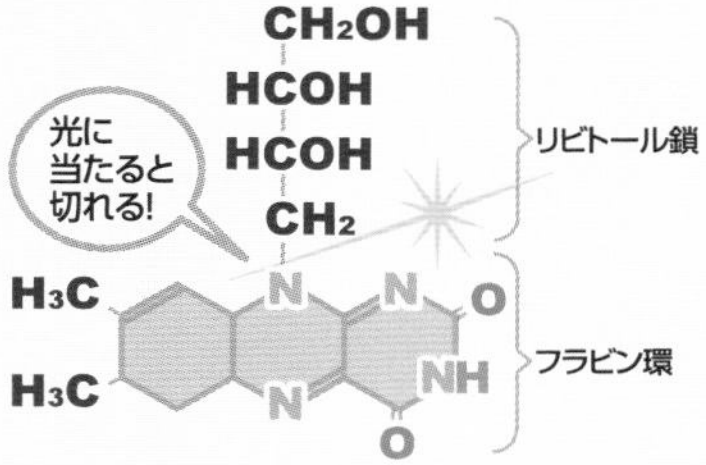

ビタミンB_2のプロフィール

化学名・別名	リボフラビン
性質	水溶性、酸・熱には比較的安定、光にはきわめて不安定
生理作用	エネルギーの代謝に関与、細胞の再生、酸化還元反応
とり過ぎた場合	過剰症は認められていない
不足した場合	口角炎、口内炎、皮膚炎、子どもの成長障害
食事摂取基準	成人男性　1.5〜1.6mg/日 成人女性　1.2mg/日

じょうずなとり方

多様な動物性食品をバランスよく食べます。

ビタミンB_2は、レバーや魚介、牛乳・乳製品、卵などの動物性食品に多く含まれています。調理損失が比較的少なく、そのまま食べられる食品も多いので、バランスよく食べていれば、安心です。

植物性食品では、納豆に豊富に含まれています。緑黄色野菜やきのこ類にも比較的多く含まれています。

参考　ビタミンB_2の食事摂取基準(mg/日)

年齢等	推奨量　※は目安量	
	男	女
0〜5(月)	※0.3	※0.3
6〜11(月)	※0.4	※0.4
1〜2(歳)	0.6	0.5
3〜5(〃)	0.8	0.8
6〜7(〃)	0.9	0.9
8〜9(〃)	1.1	1.0
10〜11(〃)	1.4	1.3
12〜14(〃)	1.6	1.4
15〜17(〃)	1.7	1.4
18〜29(〃)	1.6	1.2
30〜49(〃)	1.6	1.2
50〜64(〃)	1.5	1.2
65〜74(〃)	1.5	1.2
75以上(〃)	1.3	1.0

●妊婦は+0.3、授乳婦は+0.6を付加する。

●ビタミンB_2を多く含む食品

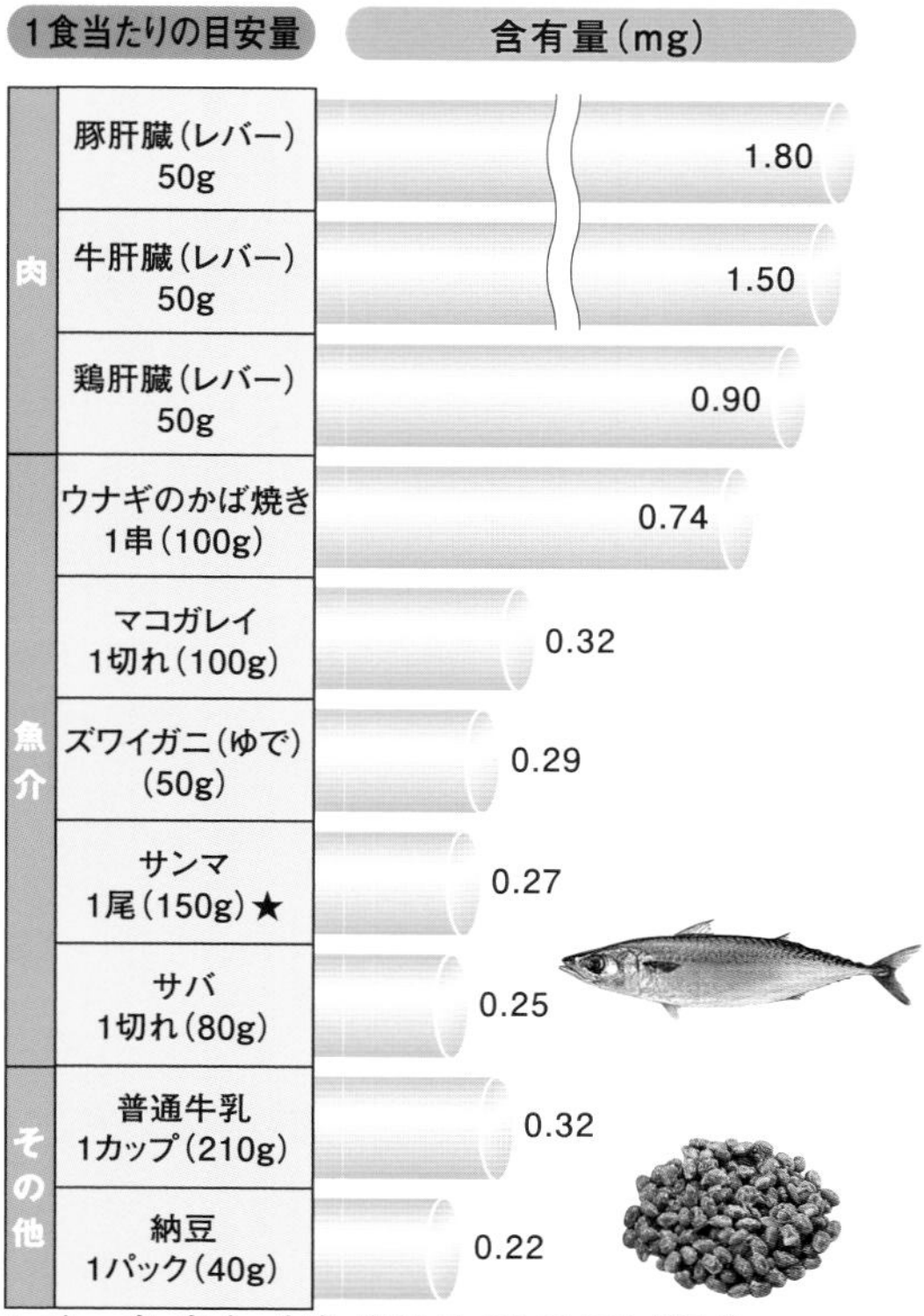

レバー、肉、魚介、牛乳・乳製品、卵、納豆などに多い。

目安量の★印は廃棄込み重量

ビタミン

ナイアシン

ビタミンB群の一種で、ヒトの体内においては必須アミノ酸であるトリプトファンからも合成されます。

生理作用 体内でも合成される代謝に不可欠な物質

◆エネルギー代謝の補酵素として活躍

ナイアシンは、ニコチン酸とニコチンアミドの総称で、動物性食品から植物性食品まで広く分布しています。

ヒトの体内では、必須アミノ酸の一種であるトリプトファンからも合成されます。トリプトファン60㎎からナイアシン1㎎がつくられます。

ナイアシンは、糖質・脂質・タンパク質からエネルギーを産生する過程において、補酵素として重要な役割を果たしている物質です。

◆飲酒量が多い人ほど必要

ナイアシンは、アルコールや二日酔いの原因となるアセトアルデヒドを分解するときの補酵素としても活躍します。お酒を飲む人ほどその消費量は増えます。

過剰 とり過ぎは副作用を招く

通常の食事で過剰症が起こることはありません。サプリメントなどで大量にとると皮膚が赤くなったり、下痢や便秘などの消化器症状、肝機能障害を招きます。

不足 「粗い皮膚」が語源のペラグラに

典型的な欠乏症はペラグラです。皮膚炎や下痢などを発症し、悪化すると頭痛などの神経障害を起こします。

ペラグラは、かつて南アメリカなどのとうもろこし常食地帯で多発していました。とうもろこしにはトリプトファンが少なく、他の食べ物をあまり食べていなかったことが原因でした。

日本でも、アルコール依存症の人にペラグラが見られることがあります。

Close-up クローズアップ ニコチン酸の名の由来は、タバコのニコチン

ニコチン酸・ニコチンアミドの名前は、タバコの葉に含まれるニコチンという物質と化学構造が似ていることに由来します。ニコチンは神経を興奮させ、腸や血管を収縮させて血圧の上昇を起こさせるように、生理作用はまったく異なります。

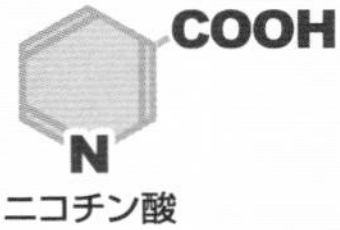

ニコチン酸

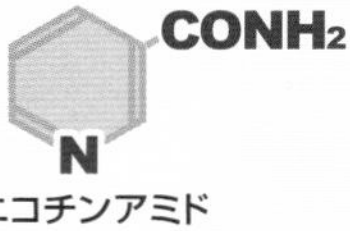

ニコチンアミド

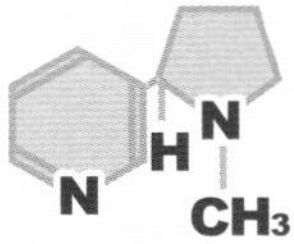

ニコチン

ビタミンB6のプロフィール

化学名・別名	ピリドキシン
性質	白色結晶、水溶性、酸に安定、光・紫外線に不安定
生理作用	補酵素として、アミノ酸や脂質の代謝をサポート
とり過ぎた場合	感覚性ニューロパシー
不足した場合	脂漏性皮膚炎、舌炎、口角炎、神経障害
食事摂取基準	成人男性 1.4mg/日 成人女性 1.1mg/日 上限あり 45〜60mg/日

じょうずなとり方　冷凍保存や調理での損失が多いので鮮度のよい魚や肉で。

　ビタミンB6は、魚や肉などの動物性食品に多く含まれています。豆類や穀類、野菜、果物などにも含まれていますが、植物性食品に含まれるビタミンB6は体内での利用率が低いので、動物性食品からとったほうが効率がよいのです。

　冷凍保存、加工食品では目減りするので、鮮度のよい魚や肉での摂取を。

参考　ビタミンB6の食事摂取基準（mg/日）

年齢等	推奨量　※は目安量		耐容上限量
	男	女	
0〜5（月）	※0.2	※0.2	−
6〜11（月）	※0.3	※0.3	−
1〜2（歳）	0.5	0.5	10
3〜5（〃）	0.6	0.6	15
6〜7（〃）	0.8	0.7	20
8〜9（〃）	0.9	0.9	25
10〜11（〃）	1.1	1.1	30
12〜14（〃）	1.4	1.3	40
15〜17（〃）	1.5	1.3	50／45
18〜29（〃）	1.4	1.1	55／45
30〜49（〃）	1.4	1.1	60／45
50〜64（〃）	1.4	1.1	55／45
65〜74（〃）	1.4	1.1	50／40
75以上（〃）	1.4	1.1	50／40

●妊婦は+0.2、授乳婦は+0.3を付加する。
・耐容上限量は左が男、右が女。

●ビタミンB6を多く含む食品

	1食当たりの目安量	含有量（mg）
肉	牛肝臓（レバー）50g	0.45
肉	鶏肝臓（レバー）50g	0.33
肉	鶏ささ身 50g	0.31
魚	カツオ 1切れ（100g）	0.76
魚	マグロ 1切れ（80g）	0.68
魚	サケ 1切れ（80g）	0.51
魚	サンマ 1尾（150g）★	0.53
魚	サバ 1切れ（80g）	0.47
その他	バナナ 1本（100g）	0.38
その他	さつま芋 100g	0.26

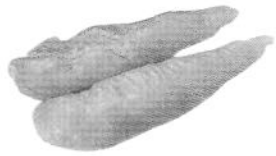

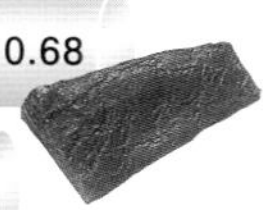

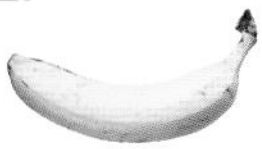

魚や肉、卵、牛乳、野菜、大豆などに多く含まれている。

目安量の★印は廃棄込み重量

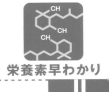

ビタミン

ビタミンB_{12}

造血作用にかかわるビタミンで、葉酸と協力して悪性貧血を防ぐほか、神経や脳の機能を正常に保つ働きもあります。

生理作用　赤血球の生成や神経機能に関与

◆微量ながらも不可欠なビタミン

ビタミンB_{12}はコバルトを含み、「赤いビタミン」とも呼ばれます。ほかのビタミンに比べて必要量はごくわずかですが、補酵素としてさまざまな反応に関与しています。タンパク質や核酸の合成をはじめ、中枢神経機能の維持、脂肪の代謝において重要な役割を果たしています。

◆葉酸とともに悪性貧血を防ぐ

ビタミンB_{12}は葉酸と協力して、骨髄で巨赤芽球から正常な赤血球をつくり出す働きに関与しています。

◆脳の正常化にも影響している

認知症患者は、脳内のビタミンB_{12}濃度が低いことから、脳が正常に機能するために重要な働きをしているのではないかと考えられています。

不足　悪性貧血や神経障害に

ビタミンB_{12}が不足すると、造血作用がうまく働かず、悪性貧血になります。下肢のしびれ、進行すると運動失調などの神経障害を起こします。

ビタミンB_{12}は、腸内細菌によっても合成されるので、極端な偏食をしない限り欠乏することはありません。ただし、ビタミンB_{12}が小腸で吸収されるときには、胃壁から分泌される糖タンパク質の内因子と呼ばれる物質の助けが必要なため、胃の全摘手術をした人や胃粘膜に病変がある人は、内因子が不足し、欠乏症が起こります。

ビタミンB_{12}は微生物によって合成されるため、植物性食品にはほとんど含まれず、したがって厳格なベジタリアン（菜食主義者）では欠乏することがあります。

Close-up　クローズアップ

完全菜食主義者はビタミンB_{12}不足に

動物性食品を避け、植物性食品のみを食べるというベジタリアンには、いくつかの種類があります（右図）。卵も牛乳・乳製品もとらない徹底した菜食主義者の場合は、どんなにさまざまな植物性食品を組み合わせたとしても、ビタミンB_{12}が不足してしまいます。そのような場合はサプリメントの利用がすすめられています。

ベジタリアンの分類

ベーガン	完全な菜食主義者
ラクト・ベジタリアン	乳・乳製品はとる
オボ・ベジタリアン	卵はとる
ラクトオボ・ベジタリアン	乳・乳製品と卵はとる

ビタミンB_{12}のプロフィール

化学名・別名	コバラミン
性質	赤色の結晶、水溶性、熱には比較的安定、光によって分解される
生理作用	アミノ酸や脂質の代謝に関与、造血作用、 中枢神経機能の維持
とり過ぎた場合	過剰症は認められていない
不足した場合	悪性貧血、神経障害
食事摂取基準	成人 2.4μg/日

じょうずなとり方

スープに溶け出た肉汁は残さないで。魚や肉を保存するときは密封を。

動物性食品をきちんととっていれば、ビタミンB_{12}不足になることはまずありません。

ビタミンB_{12}は、光や空気によって酸化が進むので、肉や魚を冷凍保存する場合はきちんと密閉するのがベストです。熱には比較的安定しています。水溶性なので汁・スープごと食べられる調理法がおすすめです。

参考 ビタミンB_{12}の食事摂取基準(μg/日)

年齢等	推奨量 ※は目安量	
	男	女
0～5(月)	※0.4	※0.4
6～11(月)	※0.5	※0.5
1～2(歳)	0.9	0.9
3～5(〃)	1.1	1.1
6～7(〃)	1.3	1.3
8～9(〃)	1.6	1.6
10～11(〃)	1.9	1.9
12～14(〃)	2.4	2.4
15～17(〃)	2.4	2.4
18～29(〃)	2.4	2.4
30～49(〃)	2.4	2.4
50～64(〃)	2.4	2.4
65～74(〃)	2.4	2.4
75以上(〃)	2.4	2.4

●妊婦は+0.4、授乳婦は+0.8を付加する。

●ビタミンB_{12}を多く含む食品

	1食当たりの目安量	含有量(μg)
肉	牛肝臓(レバー) 50g	26.5
肉	鶏肝臓(レバー) 50g	22.2
肉	豚肝臓(レバー) 50g	12.6
魚介	カキ 70g	16.1
魚介	アサリ 30g	15.6
魚介	サンマ 1尾(150g)★	15.6
魚介	シジミ 20g	13.6
魚介	サバ 1切れ(80g)	10.4
魚介	イワシ丸干し 1尾(30g)	8.7
魚介	ホタテ貝 70g	7.7

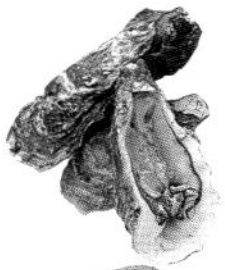

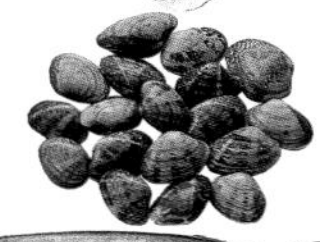

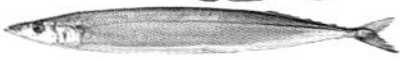

レバー、魚介類、チーズ、肉、卵などに多く含まれている。

目安量の★印は廃棄込み重量

ビタミン

葉酸

ビタミンB群の一種で、その名のとおり緑葉野菜に多く含まれています。「造血のビタミン」とも呼ばれます。

生理作用　赤血球の生成や細胞の新生に必須

◆正常な造血作用に不可欠

葉酸は、ビタミンB_{12}（98ページ参照）とともに、新しい赤血球を正常につくり出すために必要で、「造血のビタミン」ともいわれます。

◆胎児の正常な発育に不可欠

葉酸は、タンパク質や細胞新生に必要な核酸（DNAやRNA）を合成するために重要な役割を担っています。細胞増殖の盛んな胎児が正常に発育するために特に重要なビタミンです。妊婦が葉酸を充分に摂取することで、神経管閉鎖障害という胎児の先天異常を予防できることがわかっています。そのため、妊婦とは別に、妊娠を計画しているまたは妊娠の可能性がある女性は、付加的に1日400μg（0.4mg）のプテロイルモノグルタミン酸の摂取が推奨されています。

過剰　普通の食事では心配ない

通常の食事で過剰症は確認されていませんが、サプリメントなどで多量にとると、発熱やじんましん、亜鉛の吸収阻害などが起こることが知られています。

不足　巨赤芽球性貧血や動脈硬化に

普通の食事で不足することはまれですが、下痢およびある種の薬剤の服用などで欠乏する場合があります。欠乏症として造血作用に異常が起こる巨赤芽球性貧血があります。

また、葉酸不足によりホモシステイン（アミノ酸の一種）の血中濃度が上昇した状態が続くと、動脈硬化を招くこともわかってきました。

Close-up クローズアップ　妊娠を希望する女性は、葉酸を充分に

胎児の神経管閉鎖障害（受胎後およそ28日で閉鎖する神経管の形成異常のこと）のリスクを減らすためには、妊娠を計画している女性、妊娠の可能性のある女性、妊娠初期の妊婦は、付加的に1日400μgのプテロイルモノグルタミン酸（サプリメントや強化食品に使用されている葉酸）の摂取が望まれます。

ちなみにプテロイルモノグルタミン酸は、食事性葉酸に換算すると2倍の800μg/日に相当します。プテロイルモノグルタミン酸には耐容上限量が設けられています。多量摂取は健康障害を招くことから、それを超えない範囲で摂取することが大切です。

葉酸のプロフィール

化学名・別名	プテロイルグルタミン酸
性質	黄色結晶、水溶性、光や熱に不安定
生理作用	アミノ酸や核酸の代謝に関与、造血作用
とり過ぎた場合	発熱、じんましん、亜鉛の吸収阻害
不足した場合	巨赤芽球性貧血、動脈硬化
食事摂取基準	成人　240µg/日　▶　上限あり 900～1,000µg/日

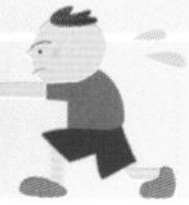

じょうずなとり方

緑葉野菜やレバーに豊富。光に弱いので、暗所で保存を。

葉酸は光に弱く、新鮮な野菜を日の当たる場所に放置しておくと分解されてしまいます。野菜は購入後すぐに冷蔵庫で保存し、早めに食べるようにします。また、葉酸は水溶性なので、調理中に水に溶出します。汁・スープごといただける料理がおすすめです。

参考　葉酸の食事摂取基準（µg/日）

年齢等	推奨量　※は目安量 男	推奨量　※は目安量 女	耐容上限量
0～5（月）	※40	※40	－
6～11（月）	※60	※60	－
1～2（歳）	90	90	200
3～5（〃）	110	110	300
6～7（〃）	140	140	400
8～9（〃）	160	160	500
10～11（〃）	190	190	700
12～14（〃）	240	240	900
15～17（〃）	240	240	900
18～29（〃）	240	240	900
30～49（〃）	240	240	1,000
50～64（〃）	240	240	1,000
65～74（〃）	240	240	900
75以上（〃）	240	240	900

●妊婦は+240、授乳婦は+100を付加する。
・耐容上限量はサプリメントや強化食品に含まれるプテロイルモノグルタミン酸の量。

●葉酸を多く含む食品

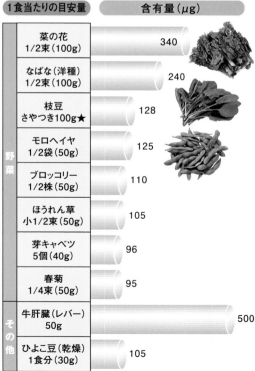

	1食当たりの目安量	含有量（µg）
野菜	菜の花 1/2束（100g）	340
野菜	なばな（洋種） 1/2束（100g）	240
野菜	枝豆 さやつき100g★	128
野菜	モロヘイヤ 1/2袋（50g）	125
野菜	ブロッコリー 1/2株（50g）	110
野菜	ほうれん草 小1/2束（50g）	105
野菜	芽キャベツ 5個（40g）	96
野菜	春菊 1/4束（50g）	95
その他	牛肝臓（レバー） 50g	500
その他	ひよこ豆（乾燥） 1食分（30g）	105

緑葉野菜、レバー、肉、果物、豆類などに多く含まれている。

目安量の★印は廃棄込み重量

ビタミン パントテン酸

ビタミンB群の一種で、エネルギー産生を円滑にしたり、ストレスへの抵抗力をつける働きなどに関与しています。

生理作用 エネルギー代謝を大きくサポート

◆代謝過程で多くの反応を助ける

パントテン酸は水溶性のビタミンＢ群の一つです。コエンザイムＡ（ＣｏＡ）という補酵素の構成成分として、多くの代謝過程において中心的なサポート役として働いています。

コエンザイムＡは、糖質・脂質・タンパク質からエネルギーがつくり出されるときに、１００種類以上もの酵素の重要な補酵素となります。コエンザイムＡの構成成分であるパントテン酸は、体内のすべての組織にとって必須のビタミンであるといえます。

◆ホルモンや抗体の合成にも関与

パントテン酸は、ＨＤＬコレステロール（いわゆる善玉コレステロール）をはじめ、抗ストレス作用を持つ副腎皮質ホルモン、神経伝達物質の合成にも関与しています。

不足 普通の食事では心配ない

パントテン酸の語源が、ギリシャ語の「いたる所に存在する」にあるように、パントテン酸は動物性から植物性までいろいろな食品に広く含まれています。また、腸内細菌によっても合成されるので、普通の食生活で欠乏することはほとんどありません。

ただし、極度の栄養失調状態に陥ると、欠乏症を起こす場合があります。

パントテン酸が欠乏すると、細胞内のコエンザイムＡの濃度が低下するため、副腎の障害や成長障害、頭痛、疲労、手足のしびれや灼熱感、不眠、食欲不振といった症状が見られることが報告されています。

Close-up クローズアップ　ビタミンB群は、なぜ「群」なのか

ビタミンの研究が始まったころ、牛乳中の成長促進因子には、脂溶性A因子（現在のビタミンA）と水溶性B因子（現在のビタミンB群）があると考えられていました。水溶性B因子（ビタミンB群）はそれぞれ共通の性質を持つことから、単一物質と考えられていたのです。ビタミンB群の共通点は、生体内で代謝反応を促す補酵素として働くことです。

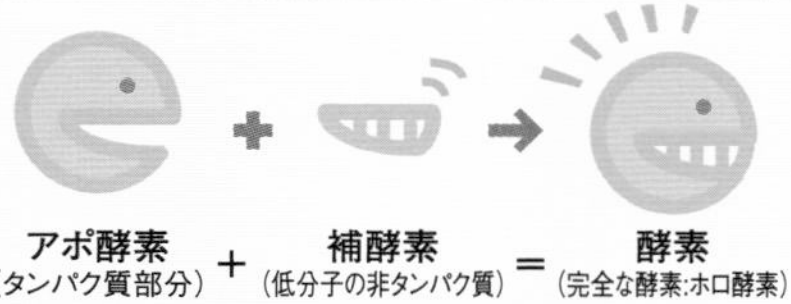
アポ酵素
（タンパク質部分）
＋
補酵素
（低分子の非タンパク質）
＝
酵素
（完全な酵素:ホロ酵素）

酵素とは、タンパク質でつくられた、生体内の化学反応を促す物質のこと。補酵素とは、酵素の働きを助ける物質のこと。「消化酵素」はそれ自体で働くが、「酸化還元酵素」は補酵素（ビタミンB群）が結合することで活性化する。

パントテン酸のプロフィール

化学名・別名	ビタミンB_5
性質	油状の物質、水溶性、酸・アルカリ・熱で分解されやすい
生理作用	補酵素コエンザイムAとして糖質・脂質・タンパク質の代謝に関与
とり過ぎた場合	過剰症は認められていない
不足した場合	頭痛、疲労、手足の知覚異常
食事摂取基準	成人男性 5〜6mg/日 成人女性 5mg/日

じょうずなとり方

水に溶けやすく熱で分解されやすいので シンプルな調理法が理想的です。

パントテン酸は、あらゆる食品に含まれていますが、缶詰・冷凍・精製などの加工過程で分解されやすいので、加工度の低い食品を利用したほうが、効率よくとることができます。また、中性域（pH7）では比較的安定していますが、水に溶けやすく、熱で分解されやすいので、シンプルな調理法が理想的です。

参考 パントテン酸の食事摂取基準(mg/日)

年齢等	目安量	
	男	女
0〜5（月）	4	4
6〜11（月）	5	5
1〜2（歳）	3	4
3〜5（〃）	4	4
6〜7（〃）	5	5
8〜9（〃）	6	5
10〜11（〃）	6	6
12〜14（〃）	7	6
15〜17（〃）	7	6
18〜29（〃）	5	5
30〜49（〃）	5	5
50〜64（〃）	6	5
65〜74（〃）	6	5
75以上（〃）	6	5

●妊婦は5、授乳婦は6。

●パントテン酸を多く含む食品

	1食当たりの目安量	含有量（mg）
肉	鶏肝臓（レバー）50g	5.00
	豚肝臓（レバー）50g	3.60
	牛肝臓（レバー）50g	3.20
	鶏ささ身 50g	1.04
魚介	子持ちガレイ 1切れ（120g）	2.89
	ニジマス 1尾（100g）	1.63
	タラコ 1/2腹（40g）	1.47
	ウナギのかば焼き 1串（100g）	1.29
その他	納豆 1パック（40g）	1.71
	アボカド 1/2個（70g）	1.09

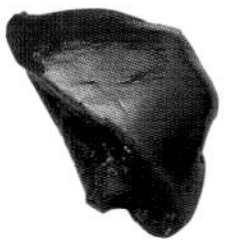

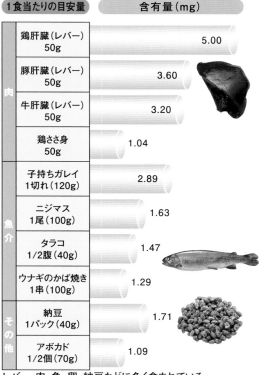

レバー、肉、魚、卵、納豆などに多く含まれている。

ビタミン

ビオチン

ビタミンB群の一種で、皮膚や髪の健康を守る働きをします。普通の食事で不足することはほとんどありません。

生理作用 皮膚や髪の健康をキープ

◆エネルギー代謝をサポート

ビオチンは、糖質・タンパク質・脂質の代謝をサポートします。糖質の代謝では重要な役割を果たしているピルビン酸カルボキシラーゼの補酵素として働き、タンパク質や脂質の代謝にも深くかかわっています。

◆健康な皮膚や髪を保つ

ビオチンは特に皮膚や髪の健康と深くかかわっているビタミンで、そもそも皮膚炎を予防することから発見されました。皮膚炎を起こすヒスタミンの産生を抑制するのではないかと考えられています。

アトピー性皮膚炎や脂漏性皮膚炎、脱毛、白髪などの改善に有効と考えられていますが、詳しいことはまだ明らかになっていません。

不足 普通の食事なら欠乏しない

◆腸内細菌によっても合成される

ビオチンは、微量ながらもさまざまな食品に広く含まれていることや、腸内細菌によっても合成されるので、欠乏症は起こりにくいと考えられています。

しかし、抗生物質を長く服用するなどして腸内細菌のバランスがくずれると、ビオチン合成量が減るので、ふだんの食事からきちんととることが大切です。

◆偏食や経管栄養で不足することも

長期間抗けいれん薬を服用している場合や、血液透析をしている場合などに、ビオチン欠乏症が見られることが報告されています。

また、生の卵白を多量にとると、卵白中のアビジンというタンパク質がビオチンの吸収を阻害し、欠乏状態を招きます。

Close-up クローズアップ　腸内細菌によってつくられるビタミン

ビオチンは腸内細菌によって合成されるビタミンの一つです。腸内細菌は、細菌感染から体を守ったり、腸内環境を整えるだけでなく、多くのビタミンを合成するという栄養上重要な役割も果たしています。細菌学者のパスツールは「高等動物が腸内に細菌を持たなかったら、おそらく生きていくことはできないだろう」と述べていました。

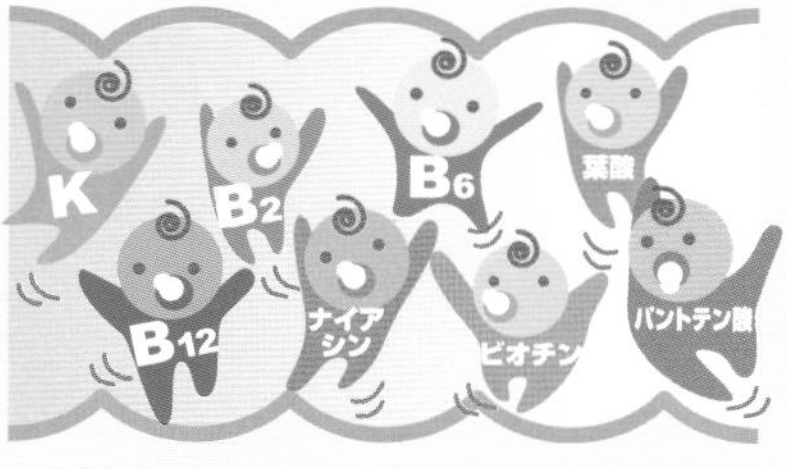

腸内細菌によって合成されるビタミン

ビオチンのプロフィール

化学名・別名	ビタミンH
性質	水溶性、熱・光・酸・アルカリに安定
生理作用	糖質・タンパク質・脂質の代謝に関与
とり過ぎた場合	過剰症は認められていない
不足した場合	皮膚炎、食欲不振、脱毛
食事摂取基準	成人 50μg/日

じょうずなとり方

バランスよく食べていれば不足することはありません。

ビオチンは、さまざまな食品に広く含まれているので、バランスのよい普通の食事をしていれば、必要量を充分にとれます。

食品中ではタンパク質としっかりと結合した形で存在しているため、分解されにくく、ビタミンB群の中では比較的安定しているのが特徴です。

●ビオチンを多く含む食品

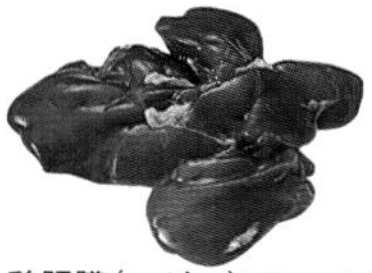
鶏肝臓（レバー）50g…115.0μg

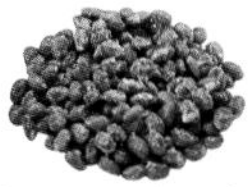
納豆１パック（40g）…7.2μg

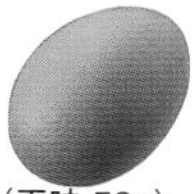
鶏卵１個（正味50g）…12.0μg

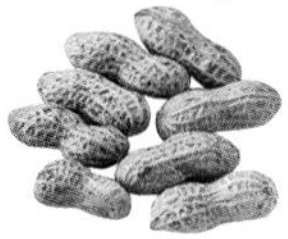
落花生 30g…27.6μg

魚、レバー、肉、卵、豆類、野菜などに多く含まれている。

参考 ビオチンの食事摂取基準（μg/日）

年齢等	目安量	
	男	女
0～5（月）	4	4
6～11（月）	5	5
1～2（歳）	20	20
3～5（〃）	20	20
6～7（〃）	30	30
8～9（〃）	30	30
10～11（〃）	40	40
12～14（〃）	50	50
15～17（〃）	50	50
18～29（〃）	50	50
30～49（〃）	50	50
50～64（〃）	50	50
65～74（〃）	50	50
75以上（〃）	50	50

健康な成人の場合、バランスのとれた食事からのビオチン摂取量に、腸内細菌によってつくられるビオチンがプラスされれば、成人の1日当たりの摂取基準を充分に満たすことができるといわれています。ビオチンを過剰にとった場合の副作用は確認されていません。つまり、毒性はきわめて低いとされ、上限量は設けられていません。

ビタミン

ビタミンC

有害な活性酸素から細胞を守る抗酸化ビタミン。じょうぶな血管や皮膚をつくり、老化を防ぐ働きもあります。

生理作用　美肌効果や抗酸化作用

◆コラーゲンの合成に必須

ビタミンCは、皮膚や腱《けん》、軟骨などの結合組織を構成するコラーゲンというタンパク質の合成に不可欠なビタミンです。コラーゲンは皮膚や骨などを強化します。このため、ビタミンCは皮膚や骨の健康を維持したり、傷を修復したりするために欠かせないのです。

◆抗ストレスや鉄の吸収率を高める

ビタミンCは、体内での多くの化学反応に関与しています。抗ストレス作用を持つ副腎皮質ホルモンの合成を促進したり、腸管での鉄の吸収率を高めるなどの働きもあります。

◆抗酸化力で生活習慣病を予防

ビタミンCは、強い抗酸化力によって過酸化脂質の生成を抑制し、動脈硬化や脳卒中、心筋梗塞などを予防する働きがあります。

不足　毛細血管から出血が起こる

◆代表的な欠乏症は壊血病

ビタミンCが欠乏すると、疲労感を生じ、悪化すると毛細血管がもろくなり、歯茎や皮下から出血するといった壊血病の症状が起こります。子どもの場合、骨の発育不良が見られることもあります。

◆喫煙により必要量が増加

喫煙によって体内でのビタミンCの消費量は高まります。喫煙者は非喫煙者より1日当たり35mg以上多いビタミンCが必要といわれています。受動喫煙でも同様に必要量が増加します。タバコを吸う人は推奨量以上のビタミンCをとることが勧められていますが、健康のためにはまず禁煙することが優先といえます。

Close-up クローズアップ　旬・部位・調理で差がつく？ 野菜中のビタミンC

同じ野菜でも、旬の時期のほうがビタミンCがたっぷり含まれています。また、捨ててしまいがちな野菜の外葉や芯の部分に、実はビタミンCが多く含まれています。ビタミンCは不安定でこわれやすいので、購入した野菜の保存や調理はできるだけ短時間にとどめるのがコツです。

各部位100g当たりのビタミンC含有量

●青梗菜《チンゲンサイ》　●キャベツ

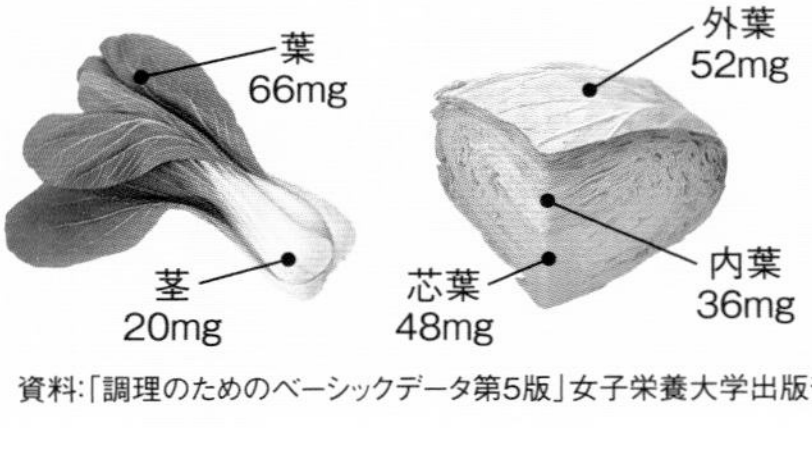

資料：「調理のためのベーシックデータ第5版」女子栄養大学出版部

ビタミンCのプロフィール

化学名・別名	アスコルビン酸
性質	白色結晶、水溶性、熱・空気・アルカリ・酸に不安定
生理作用	コラーゲン合成、筋肉・血管・皮膚・骨の強化、鉄の吸収率アップ、過酸化脂質の生成を抑制
とり過ぎた場合	過剰症は認められていない（腎機能低下で腎シュウ酸結石のリスクが高まる）
不足した場合	壊血病、歯茎や皮下の出血、骨の形成不全
食事摂取基準	成人　100mg/日

じょうずなとり方

新鮮な旬の野菜や果物を手早く調理します。

ビタミンCは、水に溶けやすく、熱に弱く、ゆでるとビタミンC量が減少します。水に放した後も、早めに水けをきりましょう。購入後は、時間が経つにつれ、おいしさも栄養分も目減りします。比較的こわれにくいじゃがいものビタミンCでも、1か月の室温保存で15%も減少します。

参考　ビタミンCの食事摂取基準(mg/日)

年齢等	推奨量　※は目安量	
	男	女
0～5(月)	※40	※40
6～11(月)	※40	※40
1～2(歳)	40	40
3～5(〃)	50	50
6～7(〃)	60	60
8～9(〃)	70	70
10～11(〃)	85	85
12～14(〃)	100	100
15～17(〃)	100	100
18～29(〃)	100	100
30～49(〃)	100	100
50～64(〃)	100	100
65～74(〃)	100	100
75以上(〃)	100	100

●妊婦は+10、授乳婦は+45を付加する。

●ビタミンCを多く含む食品

	1食当たりの目安量	含有量(mg)
野菜	菜の花 1/2束(100g)	130
野菜	赤ピーマン 大1/2個(70g)	119
野菜	なばな(洋種) 1/2束(100g)	110
野菜	ブロッコリー 1/2株(50g)	70
野菜	芽キャベツ 5個(40g)	64
果物	柿 1個(200g)★	126
果物	ゴールデンキウイ 1個(80g)	112
果物	いちご 100g	62
果物	ネーブルオレンジ 1個(200g)★	60
果物	はっさく 1個(250g)★	55

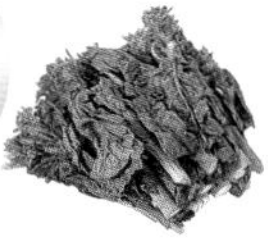
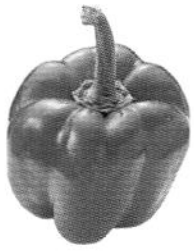
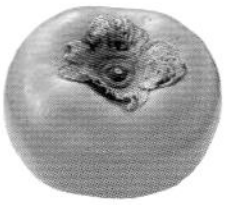

果実や野菜、いも類、緑茶などに多く含まれている。

目安量の★印は廃棄込み重量

ミネラル

ビタミン同様、微量ながらも体の健康維持に欠かせない栄養素で、必須ミネラルとして16種類が知られています。

特徴

必須ミネラルは16種類

自然界には100以上の元素（物質を構成する基本単位）が存在しています。人体の約96％は酸素・炭素・水素・窒素の4元素で構成され、残りの約4％に当たる元素を栄養学ではミネラル（無機質）と呼んでいます。栄養素として不可欠なものは必須ミネラルと呼ばれ、現在16種類が知られています。「日本人の食事摂取基準」では13種類が示されています。

生理作用

体の構成成分や生理作用の調節

ミネラルのおもな働きとしては、①骨・歯など体の構成成分になる、②体液に溶けてpH・浸透圧を調節する、③酵素の構成成分になる、④神経・筋肉の興奮性の調節をするなどがあります。

過剰

過剰症や中毒を招く

ミネラルのとり過ぎは、過剰症を引き起こします。1日の必要量が100mg未満の鉄や亜鉛などをとり過ぎると、中毒を起こします。

また、ナトリウムのとり過ぎは高血圧症につながるなど、生活習慣病とも深いかかわりがあります。

不足

鉄欠乏性貧血や甲状腺腫などに

ミネラルは体内で合成することができないため、食事からとるのが必須です。不足すると、さまざまな不調が現れたり、鉄欠乏性貧血、ヨウ素不足による甲状腺腫などの欠乏症を起こします。

また、カルシウム不足で骨粗しょう症になるなどの問題も起きます。

うそ？ほんと？

私たちの生命は海から誕生した

汗や血液をなめるとしょっぱい味がするように、ヒトの体液のミネラルバランスと海水のミネラルバランスはよく似ています。生命の起源は海にあり、生物は長い進化の過程で、海水中のミネラルを体内の生命活動にうまく利用してきたのです。ヒトの体も同様です。

ヒトの必須元素

多量元素（常量元素）	主要元素	水素（H）、炭素（C）、窒素（N）、酸素（O）
	準主要元素	ナトリウム（Na）、リン（P）、イオウ（S）、マグネシウム（Mg）、カリウム（K）、塩素（Cl）、カルシウム（Ca）
微量元素		亜鉛（Zn）、銅（Cu）、クロム（Cr）、鉄（Fe）、マンガン（Mn）、モリブデン（Mo）、コバルト（Co）、セレン（Se）、ヨウ素（I）

必須ミネラルの種類と働き

分類	種類	元素記号	人体の存在量（成人の場合）	おもな働き
多量元素	カルシウム	Ca	1,160g	骨や歯を形成、神経の興奮を抑える
	リン	P	670g	骨や歯を形成、リン脂質や核酸の成分
	カリウム	K	150g	細胞内液の浸透圧の維持、心臓や筋肉の機能を調節
	イオウ	S	112g	皮膚や髪、爪を形成、酵素の活性化
	塩素	Cl	85g	胃液の成分、殺菌
	ナトリウム	Na	63g	細胞外液の浸透圧の維持、筋肉や神経の興奮を抑える
	マグネシウム	Mg	25g	酵素の活性化、神経の興奮を抑制
微量元素	鉄	Fe	4.5g	赤血球のヘモグロビンの成分
	亜鉛	Zn	2.0g	タンパク質の合成に関与
	銅	Cu	80mg	赤血球のヘモグロビンの合成に関与
	ヨウ素	I	15mg	発育を促進、基礎代謝の促進
	マンガン	Mn	15mg	糖質や脂質の代謝に関与、骨形成に関与
	セレン	Se	13mg	抗酸化作用
	モリブデン	Mo	9mg	尿酸をつくり出す代謝に関与
	クロム	Cr	2mg	糖質や脂質の代謝に関与
	コバルト	Co	2mg	ビタミンB_{12}の成分、造血作用に不可欠

資料：奥恒行・柴田克己編「基礎栄養学　改訂第5版」南江堂

栄養素早わかり

ミネラル

ナトリウム

細胞内外のミネラルバランスを保つために不可欠で、血圧と関連が深いことからも注目されています。

生理作用　細胞内外のバランスを調整

◆多くは細胞外液に存在

ナトリウムの体内存在量は、体重の0.1〜0.2％で、その多くは細胞外の体液（細胞外液）に含まれています。水分を保持しながら細胞外液や血液循環の量をコントロールしています。

◆細胞外液の浸透圧を維持

ナトリウムは細胞内にも含まれていますが、多くはカリウム（112ページ参照）が占めています。細胞内のナトリウムは絶えず外に汲み出され、細胞外のカリウムは中にとり込まれながら、細胞内外のミネラルバランスは常に一定に保たれています。この「ナトリウム・カリウムポンプ」のしくみにより、細胞外液の浸透圧が維持されたり、酸やアルカリのバランス（pH）が調節されています。

過剰　高血圧や胃がんに

ナトリウムは、おもに食塩（塩化ナトリウム）として食事から摂取されます。とり過ぎると、細胞内外のミネラルバランスがくずれ、むくみを生じます。また、高血圧や胃がんをもたらすことが知られています。高血圧には遺伝も関与していますが、発症や重症化の予防のためにはナトリウムをとり過ぎないことです。

不足　普通の食事では不足しない

日本人は、食事から塩分を必要量以上にとっているので、不足することはありません。高温多湿のもとでの作業などで大量に汗をかき、多量にナトリウムが排出されると、倦怠感や食欲不振などを生じることがあります。

Close-up クローズアップ　「食塩」と「ナトリウム」はどう違うの？

食塩とは、ナトリウムイオンと塩素イオンが結合した「塩化ナトリウム（NaCl）」のことをいいます。ナトリウムは、食塩のかたちで体内に摂取されることがほとんどです。『食品成分表』では「ナトリウム」を「食塩相当量」に換算して掲載されています。食塩相当量はナトリウムの量に2.54を掛けて算出します。

食塩相当量（g）＝ナトリウム（g）×2.54

<例>
あじ（生、開き干し）
100g当たり ナトリウム670mg
⬇
食塩相当量は
0.67×2.54＝1.7g

ナトリウムのプロフィール

化学記号	Na
体内分布	おもに細胞外の体液（細胞外液）
生理作用	細胞外液の浸透圧の維持
とり過ぎた場合	高血圧、胃がん、慢性腎臓病
不足した場合	倦怠感、食欲不振
食事摂取基準	成人　食塩相当量　7.5g/日未満（男性）6.5g/日未満（女性）

高血圧および慢性腎臓病の重症化予防のためには6.0g/日未満（男女）

じょうずなとり方

塩辛い加工食品離れが減塩成功への近道。

加工食品には、保存性を高める目的で食塩が多く使われています。加工食品を利用するときは、汁を残す、調味料のように活用するなど、塩分をとり過ぎない工夫を。献立を考えるときは、塩分ゼロのごはんにうす味のおかずを組み合わせるのがベスト。酢やしょうが、にんにく、カレー粉などで風味をつけると、塩やしょうゆを控えてもおいしくいただけます。

参考 ナトリウムの食事摂取基準
［mg/日、（　）は食塩相当量（g/日）］

年齢等	目標量　※は目安量	
	男	女
0～5（月）	※100（0.3）	※100（0.3）
6～11（月）	※600（1.5）	※600（1.5）
1～2（歳）	（3.0未満）	（3.0未満）
3～5（〃）	（3.5未満）	（3.5未満）
6～7（〃）	（4.5未満）	（4.5未満）
8～9（〃）	（5.0未満）	（5.0未満）
10～11（〃）	（6.0未満）	（6.0未満）
12～14（〃）	（7.0未満）	（6.5未満）
15～17（〃）	（7.5未満）	（6.5未満）
18～29（〃）	（7.5未満）	（6.5未満）
30～49（〃）	（7.5未満）	（6.5未満）
50～64（〃）	（7.5未満）	（6.5未満）
65～74（〃）	（7.5未満）	（6.5未満）
75以上（〃）	（7.5未満）	（6.5未満）

●食塩を多く含む食品

1食当たりの目安量	含有量（g）
インスタントラーメン 100g	6.4
カップラーメン 75g	5.3
梅干し 1個（20g）	3.6
さきイカ 50g	3.5
こいくちしょうゆ 大さじ1（18g）	2.6
からし明太子 1/2腹（40g）	2.2
淡色辛みそ 大さじ1（18g）	2.2
イカ塩辛 30g	2.1
カレールウ 20g	2.1
塩こんぶ 10g	1.8

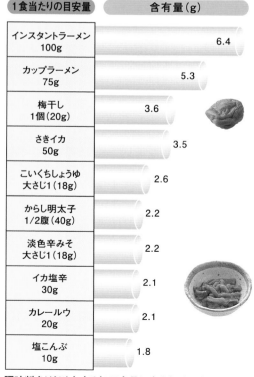

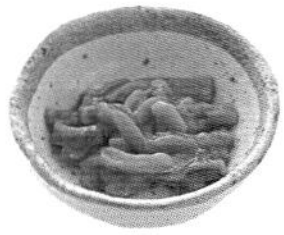

調味料をはじめとする加工食品に含まれている。

栄養素早わかり

ミネラル

カリウム

あらゆる細胞の正常な活動をバックアップ。ナトリウムと作用し合って高血圧を防ぐ働きが注目されています。

生理作用　細胞の正常な活動をサポート

◆ナトリウムとともに浸透圧の維持

体内に含まれるカリウムの量は体重の約0.2％で、その多くは細胞内に含まれています。細胞外液に多いナトリウムと作用し合いながら、細胞の浸透圧を維持したり、水分を保持したりしています。

◆筋肉の働きを正常に保つ

カリウムには筋肉の収縮や弛緩の働きを正常に維持する働きもあります。

◆高血圧の進行を抑える

カリウムには、ナトリウムが腎臓《じんぞう》で再吸収されるのを抑制し、尿への排泄《はいせつ》を促す働きがあることから、血圧を下げる作用があるとして高血圧の発症と重症化の予防に有効と考えられています。そういった観点から、食事摂取基準では目標量が設定されています。

過剰　排泄障害があると高カリウム血症に

カリウムは仮にとり過ぎたとしても尿中に排泄されるので、普通の食事で過剰症になることはありません。ただし、腎臓の機能が低下し、カリウムの排泄に異常が起こると、高カリウム血症を起こす場合があります。

不足　普通の食事では不足しない

カリウムは、野菜やいもなどの植物性食品をはじめさまざまな食品に豊富に含まれているので、普通の食事で欠乏することはありません。

しかし、下痢や嘔吐《おうと》、あるいは利尿剤を長く服用し、カリウム排泄量が増えると、脱力感や食欲不振といった症状が現れる場合があります。

Close-up クローズアップ　ナトリウムとのバランスが大切

高血圧予防のためには、カリウムを充分にとってナトリウムの排泄を促すとよいといわれています。血圧を下げる効果が期待できるのは、カリウム1に対してナトリウムを２以下の摂取比率にすること。塩分の濃いみそ汁ほど、カリウムが豊富な野菜やいもをたっぷりと加え、具だくさんの汁にして飲むとよいでしょう。

細胞内外のミネラルの分布

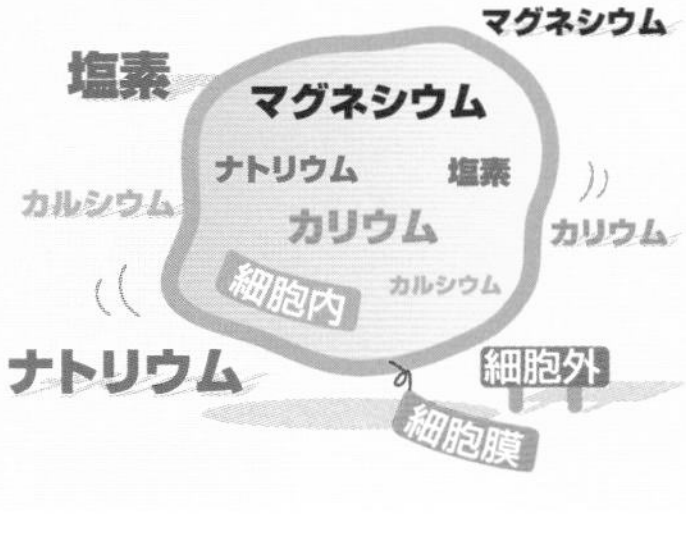

カリウムのプロフィール

化学記号	K
体内分布	すべての細胞内
生理作用	細胞の浸透圧の調節、細胞内の酵素反応をサポート
とり過ぎた場合	高カリウム血症
不足した場合	脱力感、食欲不振
食事摂取基準	成人男性　2,500mg/日（目標量3,000mg/日以上） 成人女性　2,000mg/日（目標量2,600mg/日以上）

じょうずなとり方

果物や野菜をそのまま食べたり実だくさんの汁、スープもおすすめ。

カリウムは広く食品に含まれますが、特に植物性食品に豊富に含まれています。カリウムは水に溶けやすいので、煮る場合は、みそ汁やスープなど煮汁ごと食べられる料理にするとよいでしょう。

参考　カリウムの食事摂取基準(mg/日)

年齢等	目安量	
	男	女
0～5（月）	400	400
6～11（月）	700	700
1～2（歳）	900	900
3～5（〃）	1,000（1,400以上）	1,000（1,400以上）
6～7（〃）	1,300（1,800以上）	1,200（1,800以上）
8～9（〃）	1,500（2,000以上）	1,500（2,000以上）
10～11（〃）	1,800（2,200以上）	1,800（2,000以上）
12～14（〃）	2,300（2,400以上）	1,900（2,400以上）
15～17（〃）	2,700（3,000以上）	2,000（2,600以上）
18～29（〃）	2,500（3,000以上）	2,000（2,600以上）
30～49（〃）	2,500（3,000以上）	2,000（2,600以上）
50～64（〃）	2,500（3,000以上）	2,000（2,600以上）
65～74（〃）	2,500（3,000以上）	2,000（2,600以上）
75以上（〃）	2,500（3,000以上）	2,000（2,600以上）

・（　）内は目標量。

●カリウムを多く含む食品

	1食当たりの目安量	含有量（mg）
豆	大豆（乾燥）30g	570
	いんげん豆（乾燥）30g	420
いも	里いも 80g	512
	さつまいも 小1本（100g）	480
	やまといも 80g	472
海藻	刻みこんぶ 10g	820
	干しひじき 10g	640
	おぼろこんぶ 10g	480
その他	カツオ 1切れ（100g）	430
	アボカド 1/2個（70g）	413

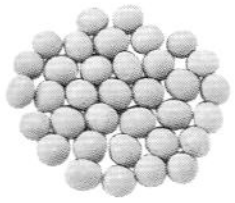
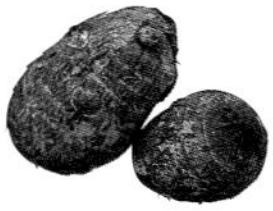
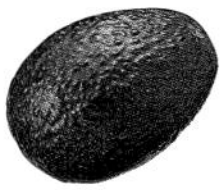

果物や野菜にも豊富に含まれている。

ミネラル

カルシウム

日本人に不足しがちなミネラル。じょうぶな骨や歯をつくり、筋肉と神経の働きをバックアップします。

生理作用　骨や歯を形成し神経機能を調節

◆骨や歯の最も重要な構成成分

カルシウムは、体内に最も多く存在するミネラルで、体重の1～2％を占めています。このうち、約99％は骨や歯などの硬い組織に存在しています。

骨の中では、新しい骨をつくる「骨形成」と古くなった骨をこわす「骨吸収」が繰り返されています。この活発な骨代謝に最も関与するのがカルシウムです。

◆細胞や筋肉、神経の働きをサポート

体内に存在する残り1％のカルシウムは、血液や筋肉、全身の細胞に分布しています。血液凝固や筋肉収縮、神経の興奮の抑制などのほか、細胞内外のカルシウム濃度の差を利用して、細胞の機能調節を行ったり、ナトリウムを排泄《はいせつ》して血圧上昇を防ぐ働きをしています。

過剰　他のミネラルの吸収を阻害

カルシウムを過剰にとり過ぎると、高カルシウム血症、泌尿器系結石、鉄や亜鉛などの吸収阻害などが起こります。通常の食事でとり過ぎることはまれですが、サプリメント摂取には注意が必要です。

不足　骨粗しょう症や骨折の心配

カルシウムが慢性的に不足すると、骨量が減少し、骨折や骨粗しょう症を起こす可能性が高くなります。特に閉経後の女性においては、ホルモンの影響で骨量が減少しやすくなります。

このほか、カルシウムの欠乏が続くと、骨のカルシウムが血液中に溶け出る量が増え、血管に沈着して石灰化が進み、動脈硬化や高血圧の原因となります。

Close-up クローズアップ　カルシウムの吸収率に影響する成分

カルシウムの体内吸収率は、他の成分の影響を受けます。過剰のリンや食物繊維、シュウ酸、フィチン酸などは吸収率を低下させます。一方、牛乳中のCPP（カゼインホスホペプチド）、ビタミンDなどは吸収率を高めます。タンパク質は、適量とれば吸収を促進しますが、とり過ぎは逆に阻害することがわかっています。

●カルシウムの吸収を阻害●

シュウ酸（ほうれん草などに多いが、ゆでれば減少する）
フィチン酸（豆、穀類に多い）
過剰のリン（品質改良剤など添加物にも多い）
過剰の食物繊維（サプリメントによるとり過ぎに注意）

●カルシウムの吸収を促進●

CPP（牛乳中のタンパク質）
ビタミンD
乳糖、オリゴ糖

カルシウムのプロフィール

化学記号	Ca
体内分布	骨、歯、血液、筋肉、神経など
生理作用	骨・歯などの硬組織を形成、細胞の情報伝達、筋肉の収縮、神経の興奮を抑えるなど
とり過ぎた場合	高カルシウム血症、泌尿器系結石、鉄・亜鉛などの吸収阻害
不足した場合	成長期の骨の発育障害、骨粗しょう症、高血圧、動脈硬化
食事摂取基準	成人男性　750〜800mg/日 成人女性　650mg/日 ▶ 上限あり 2,500mg/日

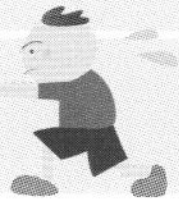

じょうずなとり方　牛乳やヨーグルトでとるのが最も効率的です。

カルシウムの吸収率は食品によって大きな差があり、牛乳・乳製品は約40%、小魚は約30%、野菜は約20%です。

牛乳中のカルシウムは、吸収率が高いうえ、1回の摂取量も多いので、毎日200ml程度をとるとよいでしょう。

参考 カルシウムの食事摂取基準(mg/日)

年齢等	推奨量　※は目安量 男	推奨量　※は目安量 女	耐容上限量
0〜5(月)	※200	※200	−
6〜11(月)	※250	※250	−
1〜2(歳)	450	400	−
3〜5(〃)	600	550	−
6〜7(〃)	600	550	−
8〜9(〃)	650	750	−
10〜11(〃)	700	750	−
12〜14(〃)	1,000	800	−
15〜17(〃)	800	650	−
18〜29(〃)	800	650	2,500
30〜49(〃)	750	650	2,500
50〜64(〃)	750	650	2,500
65〜74(〃)	750	650	2,500
75以上(〃)	700	600	2,500

●カルシウムを多く含む食品

	1食当たりの目安量	含有量(mg)
牛乳・乳製品	牛乳 1カップ(210g)	231
牛乳・乳製品	プロセスチーズ 1cm厚さ(20g)	126
牛乳・乳製品	ヨーグルト 1/2カップ(105g)	126
魚介	干しエビ 大さじ1(8g)	568
魚介	ワカサギ 80g	360
魚介	煮干し 5尾(10g)	220
野菜	水菜 100g	210
野菜	菜の花 1/2束(100g)	160
野菜	モロヘイヤ 1/2袋(50g)	130
豆製品	生揚げ 1/2枚(100g)	240
豆製品	木綿豆腐 1/2丁(150g)	140

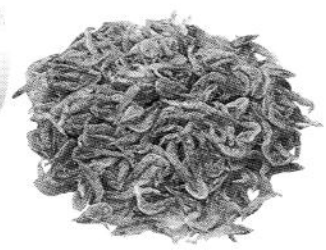

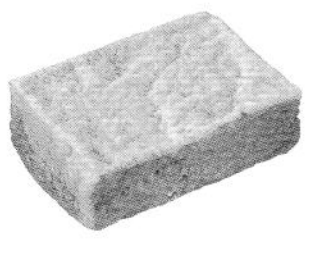

牛乳・乳製品、小魚、野菜、大豆製品などに多い。

ミネラル

マグネシウム

骨の成分として重要なほか、体内のあらゆる代謝をサポートしたり、虚血性心疾患を予防したりするミネラルです。

生理作用　骨を形成したり代謝をサポート

◆約6割は骨に存在している

マグネシウムは、成人の場合、体内に約25g含まれ、その60～65%は骨に含まれています。カルシウムやリンとともに骨を構成する重要な成分です。

また、27%は筋肉中に含まれ、残りはその他の組織や細胞外液中に存在しています。体内のミネラルバランスをコントロールするうえで重要な役割を果たしています。

◆300以上の酵素の働きを助ける

マグネシウムは、300種類以上もの酵素の働きをサポートし、エネルギー産生などをスムーズに行うなどの重要な働きにも関与しています。

神経の興奮を抑えたり、血管をひろげて血圧を下げたりする作用もあります。

過剰　サプリメントで下痢することも

普通の食事で過剰症になることはありません。仮にマグネシウムをとり過ぎたとしても、腸管からの吸収量が調節されるしくみになっています。

医薬品として下剤に使われるように、過剰にとると下痢を起こします。

不足　循環器系に障害を起こす

慢性的に不足すると、不整脈などを引き起こし、虚血性心疾患のリスクが高まりますが、通常の食生活で欠乏症が起こることはありません。

なお、カルシウムを多くとるほどマグネシウムの排泄量が増えることから、マグネシウムとカルシウムの摂取バランスは1対2が望ましいとされています。

Close-up クローズアップ　硬水・軟水はカルシウムとマグネシウムの量で決まる

水の水質基準の一つに「硬度」があります。水1ℓ中に含まれるカルシウムイオンとマグネシウムイオンの合計を炭酸カルシウムに換算したものです。硬度が低いのが軟水、高いのが硬水で、日本の水の多くは軟水です。海外のミネラルウォーターの中には硬度が1000以上のものもありミネラルの補給源になりますが、吸収率がよくないので、過大な期待は禁物です。

硬度による水の分類

分類	硬度　※カルシウムとマグネシウムの合計（炭酸カルシウムとして）
軟水	100mg／水1ℓ 未満 ※日本の多くのミネラルウォーターはこのタイプ
中硬水	軟水と硬水の中間
硬水	300mg／水1ℓ 以上

マグネシウムのプロフィール

化学記号	Mg
体内分布	骨、筋肉、脳、神経組織など
生理作用	筋肉の収縮、神経の興奮を抑える、酵素の活性化
とり過ぎた場合	軟便、下痢
不足した場合	動悸《どうき》、不整脈、神経過敏、抑うつ症
食事摂取基準	成人男性　340～370mg/日 成人女性　270～290mg/日

じょうずなとり方

豆腐などの大豆製品や未精製の穀類や種実を積極的に。

マグネシウムは加工していない食品に広く含まれています。精製などによって失われるためです。豆腐には凝固剤としてにがり（塩化マグネシウム）が使われており、同時にカルシウムも含むことから両方の摂取量アップに貢献します。

参考 **マグネシウムの食事摂取基準(mg/日)**

年齢等	推奨量　※は目安量	
	男	女
0～5(月)	※20	※20
6～11(月)	※60	※60
1～2(歳)	70	70
3～5(〃)	100	100
6～7(〃)	130	130
8～9(〃)	170	160
10～11(〃)	210	220
12～14(〃)	290	290
15～17(〃)	360	310
18～29(〃)	340	270
30～49(〃)	370	290
50～64(〃)	370	290
65～74(〃)	350	280
75以上(〃)	320	260

●妊婦は+40を付加する。
・通常の食品からの摂取の場合、耐容上限量は設定しない。通常の食品以外からの摂取量の耐容上限量は、成人の場合350mg/日、小児では5mg/kg体重/日。

●マグネシウムを多く含む食品

	1食当たりの目安量	含有量(mg)
豆・豆製品	大豆(乾燥) 30g	66
	油揚げ 大1枚(40g)	60
	納豆 1パック(40g)	40
種実	アーモンド 30g	93
	カシューナッツ 30g	72
	落花生 30g	60
海藻	干しひじき 10g	64
	乾燥わかめ 5g	55
その他	玄米ごはん 1杯(150g)	74
	干しエビ 大さじ1(8g)	42

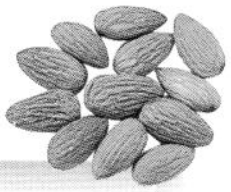
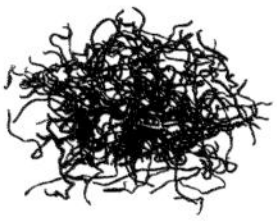
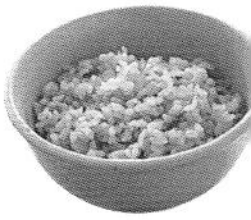

大豆、未精製の種実や穀類、海産物などに多く含まれる。

ミネラル

リン

カルシウムとともに骨や歯を形成したり、エネルギーの貯蔵など、細胞の生命活動に欠かせない栄養素です。

生理作用　骨や歯の形成や生命活動に一役

◆85%が骨や歯に利用される

リンは、カルシウムに次いで体内に多く存在するミネラルで、成人の体重の約1%を占めています。このうち約85%はカルシウムやマグネシウムと結合し、骨や歯を形成しています。丈夫な骨づくりのために不可欠です。

◆エネルギーを蓄える物質の成分

残り15%のリンの大部分は、タンパク質や脂質、糖質などと結合し、細胞膜のリン脂質として、DNAやRNAなどの核酸の構成成分として、あらゆる細胞に存在しています。

また、ATP（アデノシン三リン酸、161ページ）という高エネルギーを発生する物質の構成成分でもあり、生命活動を支える重要な役割を担っています。

過剰　骨密度の低下や腎機能低下に

リンを過剰に摂取すると、副甲状腺機能の亢進や、腸管でのカルシウムの吸収抑制が起こります。結果として骨密度を低下させる可能性があります。

また、腎機能の低下をもたらすこともわかっています。

不足　普通の食事では欠乏しない

リンは広く食品に含まれており、普通の食事で不足することはありません。加工食品の食品添加物として多用されているので、むしろとり過ぎのほうが問題となっています。しかし、例えば長期間の薬剤投与などでリンの吸収阻害が生じると、食欲不振や衰弱、骨軟化症といった症状が現れることがあります。

Close-up クローズアップ　清涼飲料水を飲むと骨が弱くなるって本当？

加工食品には、食品添加物としてリン酸塩がよく使われており、清涼飲料水にも酸味料として添加されています。リンのとり過ぎはカルシウムの吸収が阻害され、骨が弱くなるのは事実ですが、通常、清涼飲料水100gに対しリンは約15mg添加されている程度。飲み過ぎは問題ですが、たまに1本程度飲む分には心配ないでしょう。

加工食品に含まれる「リン」

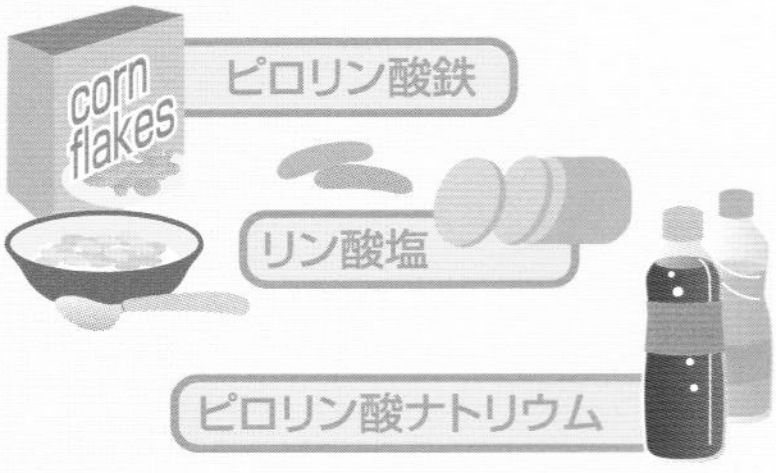
corn flakes
ピロリン酸鉄
リン酸塩
ピロリン酸ナトリウム

リンのプロフィール

化学記号	P
体内分布	骨、歯、筋肉、脳、神経、肝臓などすべての細胞
生理作用	骨や歯を形成、リン脂質・核酸・ATP（アデノシン三リン酸）の成分
とり過ぎた場合	副甲状腺機能の亢進、カルシウムの吸収抑制、腎機能の低下
不足した場合	食欲不振、衰弱、骨軟化症
食事摂取基準	成人男性 1,000mg/日 成人女性 800mg /日 上限あり 3,000mg/日

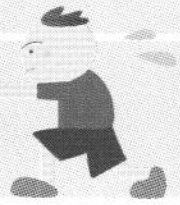

じょうずなとり方

加工食品をよく食べる人はカルシウム不足に注意。

リンは広く食品に含まれているほか、保存性を高める目的で多くの加工食品にリン酸塩として添加されています。一方、カルシウムは日本人に不足しがちな栄養素。加工食品をよく食べる人は、積極的にカルシウムの多い食品をとることが大切です。

参考 リンの食事摂取基準(mg/日)

年齢等	目安量		耐容上限量
	男	女	
0～5(月)	120	120	–
6～11(月)	260	260	–
1～2(歳)	500	500	–
3～5(〃)	700	700	–
6～7(〃)	900	800	–
8～9(〃)	1,000	1,000	–
10～11(〃)	1,100	1,000	–
12～14(〃)	1,200	1,000	–
15～17(〃)	1,200	900	–
18～29(〃)	1,000	800	3,000
30～49(〃)	1,000	800	3,000
50～64(〃)	1,000	800	3,000
65～74(〃)	1,000	800	3,000
75以上(〃)	1,000	800	3,000

●リンを多く含む食品

	1食当たりの目安量	含有量（mg）
牛乳・乳製品	牛乳 1カップ（210g）	195
	プロセスチーズ 20g	146
	ヨーグルト 1/2カップ（105g）	105
魚	ワカサギ 80g	280
	ドジョウ 5尾（40g）	276
	シシャモ 3尾（60g）	258
	イワシ丸干し 30g	171
その他	そら豆 10粒（40g）	88
	高野豆腐 20g	164
	大豆（乾燥） 30g	147

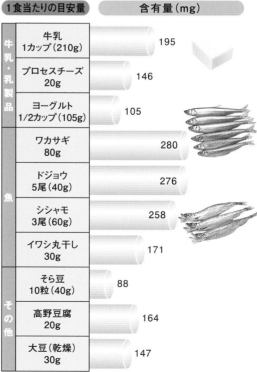

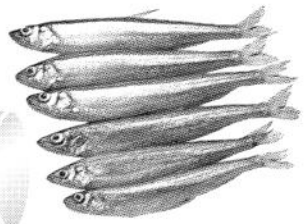

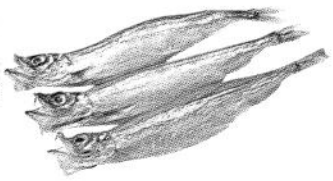

牛乳・乳製品、一尾魚、大豆、肉などに多く含まれている。

ミネラル

鉄

酸素を全身に供給し、貧血を予防します。無理なダイエットをする女性に不足しやすい栄養素です。

生理作用 とり込んだ酸素を全身に運搬

◆ヘモグロビンなどの構成成分

鉄は、体内には4~5g存在しています。このうち約70%は、赤血球のヘモグロビンや筋肉中のミオグロビンというタンパク質の構成成分となっています。これらの鉄は「機能鉄」と呼ばれ、肺からとり込んだ酸素を全身の組織に供給する大事な役割をしています。

残りの約30%の鉄は、「貯蔵鉄」として肝臓や骨髄、脾臓《ひぞう》、筋肉などにストックされています。これらは「機能鉄」が不足したときに利用されます。

◆エネルギー代謝にも関与する

体内に存在する鉄のうち約0.3%は、酵素の構成成分となっています。鉄を含む酵素はエネルギー代謝において重要な働きをしています。

過剰 普通の食事では心配ない

鉄はもともと体内に吸収されにくく、必要以上に体内に吸収されないしくみになっています。そのため、普通の食事でとり過ぎることはまずありません。ただし、サプリメントなどで過剰にとり続けていると鉄沈着症を起こします。

不足 欠乏症状なしで貧血の場合も

鉄が不足すると、鉄欠乏性貧血を起こします。疲れやすい、頭痛、動悸《どうき》、食欲不振などの症状があります。鉄の摂取量が減っても、貯蔵鉄から補う仕組みがあるため、すぐに貧血にはなりません。このような症状が現れるときには貯蔵鉄は枯渇し、鉄欠乏が進行しています。成長期や月経のある女性、妊産婦などは特に注意です。

Close-up クローズアップ 鉄は体内で繰り返し利用されている

体内には4～5gの鉄が存在しますが、吸収や排泄により体内を出入りする量は1日わずか1mg程度です。鉄を多く含む赤血球がつねに分解・合成を繰り返しているにもかかわらず、鉄の体外排泄量が少ないのは、新しく合成される赤血球の材料として再利用されているためです。

体内鉄の相対的含有量（体重75kg 男性の場合）

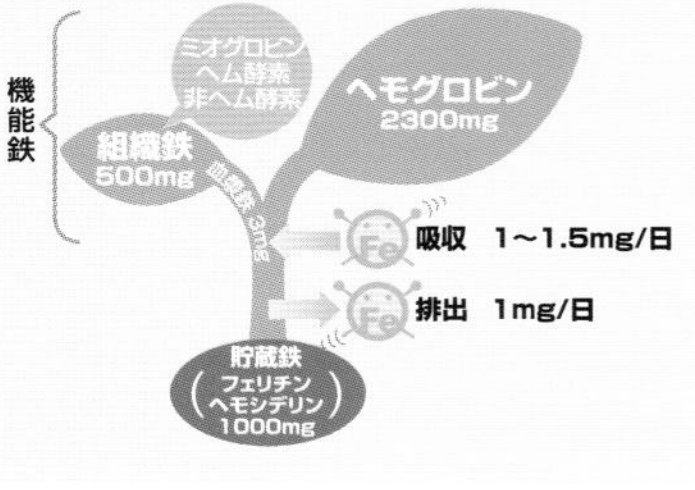

鉄のプロフィール

化学記号	Fe
体内分布	赤血球、筋肉、肝臓など
生理作用	酸素の運搬、細胞への酸素のとり込み、酵素の成分
とり過ぎた場合	鉄沈着症、幼児は急性中毒
不足した場合	鉄欠乏性貧血
食事摂取基準	成人男性　7.5mg/日 成人女性（月経なし）　6.5mg/日 上限あり　40〜50mg/日

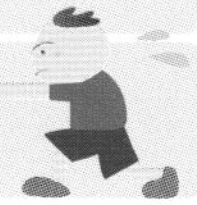

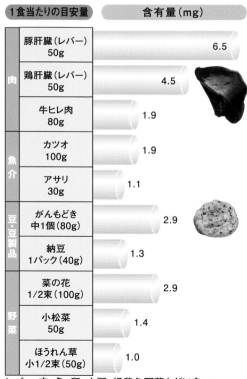

じょうずなとり方

動物性食品とビタミンC摂取が鉄吸収率アップのポイント。

ヘム鉄と非ヘム鉄があり、ヘム鉄のほうが体内によく吸収されます。ヘム鉄はレバーや赤身肉、カツオなどの動物性食品に、非ヘム鉄は植物性食品に多く含まれています。非ヘム鉄はビタミンCといっしょにとると吸収がよくなります。タンパク質にも鉄吸収を高める効果があります。

参考　鉄の食事摂取基準（mg/日）

年齢等	推奨量　※は目安量		耐容上限量
	男	女	
0〜5（月）	※0.5	※0.5	−
6〜11（月）	5.0	4.5	−
1〜2（歳）	4.5	4.5	25／20
3〜5（〃）	5.5	5.5	25
6〜7（〃）	5.5	5.5	30
8〜9（〃）	7.0	7.5	35
10〜11（〃）	8.5	8.5／12.0	35
12〜14（〃）	10.0	8.5／12.0	40
15〜17（〃）	10.0	7.0／10.5	50／40
18〜29（〃）	7.5	6.5／10.5	50／40
30〜49（〃）	7.5	6.5／10.5	50／40
50〜64（〃）	7.5	6.5／11.0	50／40
65〜74（〃）	7.5	6.0	50／40
75以上（〃）	7.0	6.0	50／40

●妊娠初期は＋2.5、中期・後期は＋9.5 、授乳婦は＋2.5を付加する。
・推奨量で2つある項目は左が月経なし、右があり。
・耐容上限量で2つある項目は左が男、右が女。

●鉄を多く含む食品

	1食当たりの目安量	含有量（mg）
肉	豚肝臓（レバー）50g	6.5
肉	鶏肝臓（レバー）50g	4.5
肉	牛ヒレ肉 80g	1.9
魚介	カツオ 100g	1.9
魚介	アサリ 30g	1.1
豆・豆製品	がんもどき 中1個（80g）	2.9
豆・豆製品	納豆 1パック（40g）	1.3
野菜	菜の花 1/2束（100g）	2.9
野菜	小松菜 50g	1.4
野菜	ほうれん草 小1/2束（50g）	1.0

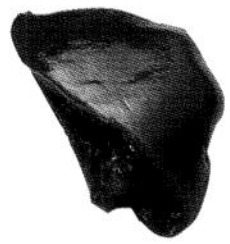

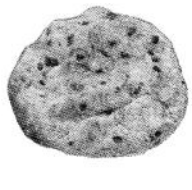

レバー、肉、魚、卵、大豆、緑黄色野菜などに多い。

ミネラル 亜鉛

多くの酵素の成分として重要なミネラルで、細胞の形成や新陳代謝を促したり、免疫反応などにかかわっています。

生理作用 多くの酵素の成分として重要

◆DNAやタンパク質の合成に関与

成人の場合、亜鉛は体内に2gほど存在し、多くの酵素の成分となっています。タンパク質や遺伝情報物質DNAの合成や糖質の代謝、インスリンの合成、免疫反応などにかかわる酵素の成分として、これらの働きをサポートしています。

◆味を感じる味蕾《みらい》の形成に重要

口内には、舌を中心に「味蕾」という味を感じる細胞の集合体が存在しています。味蕾は、新陳代謝が活発で、10～12日のサイクルで次々と新しくつくられます。その形成にも亜鉛は不可欠です。

◆生殖機能を正常に維持する

亜鉛は、前立腺《せん》や精子に多く存在しています。精子尾部の形成には亜鉛が不可欠で、生殖機能の維持にも重要です。

過剰 通常の食事では心配はない

普通の食生活で過剰症は起こりません。サプリメントなどで長期間過剰にとると、銅や鉄の吸収が阻害され、貧血や胃の不快感などが起こることがあります。

不足 味覚異常や成長障害に

普通の食事なら不足しませんが、偏食や加工食品に頼り過ぎていると、亜鉛不足に陥ります。亜鉛が欠乏すると、子どもでは成長障害を起こします。成人では、貧血や味覚異常、皮膚炎、うつ状態などが現れ、男性の場合は、性機能が低下します。

また、亜鉛は免疫反応にも関与しているので、不足すると免疫機能が低下し、感染症にかかりやすくなります。

Close-up クローズアップ 味がわからない人が増えている？

食べ物の味を感じなくなる「味覚障害」は、内臓系の病気や薬の副作用によっても起こりますが、アンバランスな食習慣により亜鉛不足に陥っている人にも起こります。加工食品には亜鉛の吸収を阻害するリン酸塩などの食品添加物が多用されていることから、加工食品に頼りすぎていると亜鉛不足になる可能性があります。また、極端なダイエットや菜食主義も亜鉛不足の原因になります。

味覚障害の要因

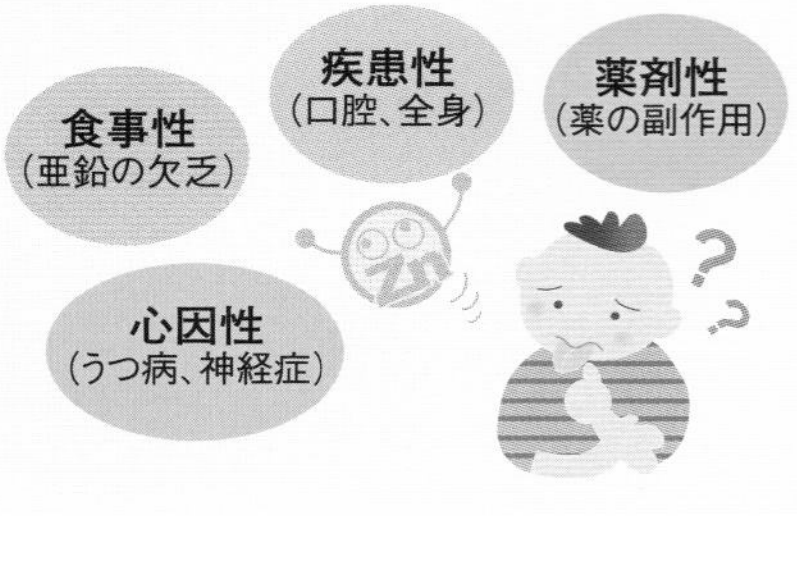
食事性
（亜鉛の欠乏）
疾患性
（口腔、全身）
薬剤性
（薬の副作用）
心因性
（うつ病、神経症）

亜鉛のプロフィール

化学記号	Zn
体内分布	骨、すべての細胞内
生理作用	DNAやタンパク質の合成、酵素の構成成分
とり過ぎた場合	銅や鉄の吸収阻害、胃の不快感
不足した場合	成長障害、貧血、味覚異常、皮膚炎、性機能の低下
食事摂取基準	成人男性　11mg/日 成人女性　8mg/日 上限あり 35～45mg/日

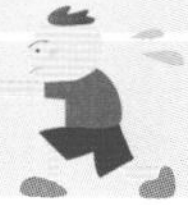

じょうずなとり方　加工食品に頼り過ぎないでバランスのよい食事を。

亜鉛は魚介、肉、海藻、野菜、豆類などに含まれ、特にカキはよい供給源です。植物性食品に多い食物繊維やフィチン酸、加工食品に添加されるリン酸塩などは、亜鉛の吸収を妨げるので、特定の食品に偏らずにバランスのよい食事を心がけましょう。

参考　亜鉛の食事摂取基準（mg/日）

年齢等	推奨量　※は目安量		耐容上限量
	男	女	
0～5（月）	※2	※2	－
6～11（月）	※3	※3	－
1～2（歳）	3	3	－
3～5（〃）	4	3	－
6～7（〃）	5	4	－
8～9（〃）	6	5	－
10～11（〃）	7	6	－
12～14（〃）	10	8	－
15～17（〃）	12	8	－
18～29（〃）	11	8	40/35
30～49（〃）	11	8	45/35
50～64（〃）	11	8	45/35
65～74（〃）	11	8	40/35
75以上（〃）	10	8	40/30

●妊婦は+2、授乳婦は+4を付加する。
・耐容上限量は左が男、右が女。

●亜鉛を多く含む食品

	1食当たりの目安量	含有量（mg）
魚介	カキ 70g	9.8
魚介	タラバガニ（ゆで）足1本（180g）★	4.2
魚介	ウナギのかば焼き 1串（100g）	2.7
魚介	ズワイガニ缶詰 小1/2缶（45g）	2.1
肉	牛もも肉 80g	3.6
肉	豚肝臓（レバー） 50g	3.5
肉	鶏もも肉（皮なし） 80g	1.4
その他	小麦胚芽 10g	1.6
その他	ゆで竹の子 1食分（120g）	1.4
その他	がんもどき 中1個（80g）	1.3

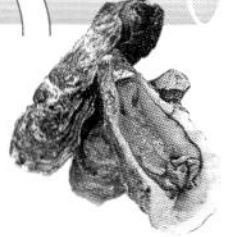

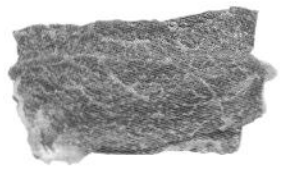

魚介類、肉類、玄米、豆類、野菜、海藻、種実に多い。

目安量の★印は廃棄込み重量

ミネラル

銅

ヘモグロビンの合成を助けたり、鉄の吸収をよくしたり、貧血予防などに欠かせないミネラルです。

銅のプロフィール

化学記号	Cu
体内分布	筋肉、骨、内臓
生理作用	鉄の吸収を助ける
とり過ぎた場合	生活習慣病の重症化
不足した場合	貧血、白血球の減少、成長障害など
食事摂取基準	成人男性 0.9mg/日 成人女性 0.7mg/日 上限あり 7mg/日

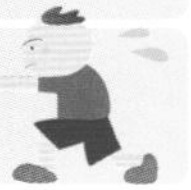

生理作用　ヘモグロビン生成に欠かせない

銅は、体内に約80mg存在しています。赤血球のヘモグロビンをつくるために不可欠で、酵素の成分となって、鉄の代謝や活性酸素の除去、神経伝達物質の代謝などに関与しています。

過不足　不足すると貧血に

銅による過剰症は普通の食事では起こりませんが、サプリメントの過剰摂取で生活習慣病が重症化するなど、健康に悪影響を及ぼす可能性があります。

銅が欠乏した場合は、貧血（鉄投与でも改善しない貧血）のほか、白血球が減少したり、骨の異常が現れたりします。子どもの場合では成長障害を起こすことがあります。

●銅を多く含む食品

レバー、魚介類、豆類などに多く含まれる。

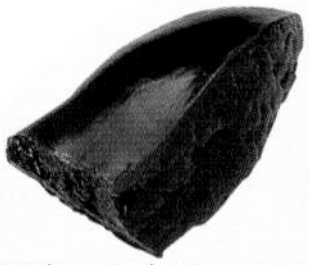

豚肝臓（レバー）50g…0.50㎎

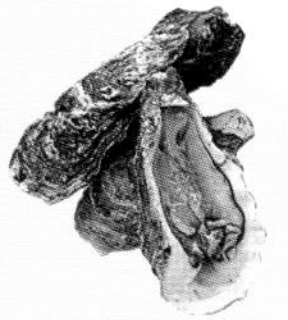

カキ 70g…0.73㎎

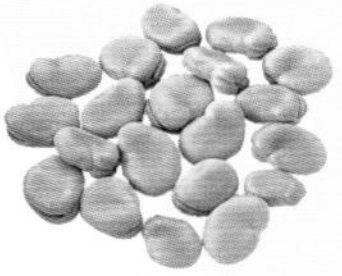

そら豆 10粒(40g)…0.16㎎

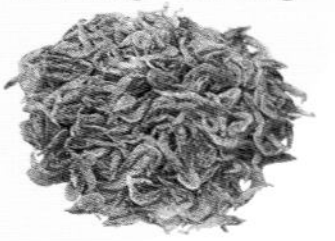

干しエビ大さじ 1(8g)…0.41㎎

参考　銅の食事摂取基準(mg/日)

年齢等	推奨量　※は目安量 男	推奨量　※は目安量 女	耐容上限量
0～5(月)	※0.3	※0.3	－
6～11(月)	※0.3	※0.3	－
1～2(歳)	0.3	0.3	－
3～5(〃)	0.4	0.3	－
6～7(〃)	0.4	0.4	－
8～9(〃)	0.5	0.5	－
10～11(〃)	0.6	0.6	－
12～14(〃)	0.8	0.8	－
15～17(〃)	0.9	0.7	－
18～29(〃)	0.9	0.7	7
30～49(〃)	0.9	0.7	7
50～64(〃)	0.9	0.7	7
65～74(〃)	0.9	0.7	7
75以上(〃)	0.8	0.7	7

●妊婦は+0.1、授乳婦は+0.6を付加する。

ミネラル

マンガン

骨の発育に重要なミネラル。また、体内で重要な働きをする酵素の構成成分としても欠かせません。

生理作用　代謝や抗酸化をサポート

マンガンは体内に15mgほど存在し、骨の発育に重要な働きをしています。

また、糖質や脂質の代謝にかかわる酵素の成分として、抗酸化作用のあるスーパーオキシドジスムターゼなどの酵素の成分としても不可欠です。

過不足　過剰も不足も起こりにくい

マンガンは穀類や豆類などの植物性食品に多く含まれているため、通常の食事で欠乏症を起こすことはありません。

過剰症についても普通の食事では起こりませんが、サプリメントのとり過ぎや完全菜食主義による過剰摂取には注意が必要です。とり過ぎると妊娠高血圧症を招くリスクが高まるという報告もあります。

マンガンのプロフィール

化学記号	Mn
体内分布	肝臓、膵臓《すいぞう》、毛髪など
生理作用	骨や肝臓の酵素作用の活性化、骨の発育促進
とり過ぎた場合	中毒、パーキンソン病様の症状
不足した場合	成長阻害、骨形成の異常
食事摂取基準	成人男性 4.0mg/日 成人女性 3.5mg/日 上限あり 11mg/日

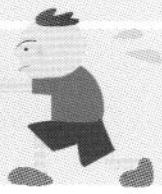

●マンガンを多く含む食品

穀類、豆類、茶葉、種実に多く含まれる。

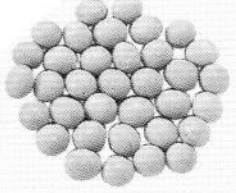

大豆（乾燥）30g…0.68㎎

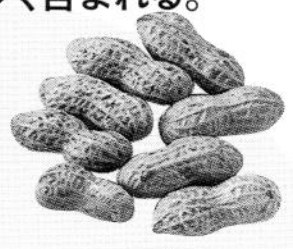

落花生 30g…0.47㎎

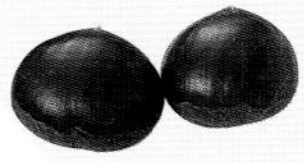

栗 30g…0.98㎎

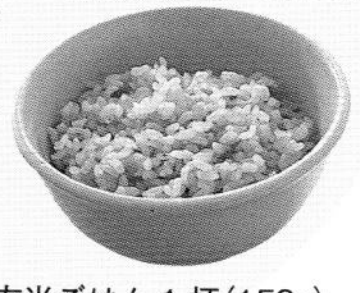

玄米ごはん 1杯（150g）…1.56㎎

参考　マンガンの食事摂取基準（mg/日）

年齢等	目安量		耐容上限量
	男	女	
0～5（月）	0.01	0.01	－
6～11（月）	0.5	0.5	－
1～2（歳）	1.5	1.5	－
3～5（〃）	1.5	1.5	－
6～7（〃）	2.0	2.0	－
8～9（〃）	2.5	2.5	－
10～11（〃）	3.0	3.0	－
12～14（〃）	4.0	4.0	－
15～17（〃）	4.5	3.5	－
18～29（〃）	4.0	3.5	11
30～49（〃）	4.0	3.5	11
50～64（〃）	4.0	3.5	11
65～74（〃）	4.0	3.5	11
75以上（〃）	4.0	3.5	11

ミネラル

ヨウ素

成長や代謝を促す甲状腺ホルモンの成分として欠かせないミネラル。とり過ぎても、欠乏しても、甲状腺腫に。

ヨウ素のプロフィール

化学記号	I
体内分布	甲状腺
生理作用	発育を促進、基礎代謝の促進
とり過ぎた場合	甲状腺機能の低下、甲状腺肥大、甲状腺腫
不足した場合	甲状腺機能の低下、甲状腺肥大、甲状腺腫
食事摂取基準	成人 130μg/日 → 上限あり 3,000μg/日

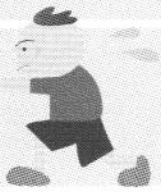

生理作用　甲状腺ホルモンの重要な成分

ヨウ素は体内に15mgほど含まれており、そのほとんどは甲状腺に集中し、甲状腺ホルモンの成分となっています。

甲状腺ホルモンは、エネルギー代謝やタンパク質の合成、細胞の活動などにかかわっています。また、成長期の発育にも欠かせないホルモンです。

過不足　過剰でも不足でも甲状腺が肥大

ヨウ素を長期的にとり過ぎると、甲状腺ホルモンの合成量が低下し、甲状腺機能低下症や甲状腺腫が起こります。こんぶのとり過ぎで発症した例があります。

欠乏しても甲状腺肥大や甲状腺腫により機能が低下します。海産物をよく食べる日本人が不足することはまれです。

●ヨウ素を多く含む食品

魚介類、海藻類に多く含まれる。

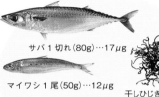

サバ１切れ(80g)…17μg

マイワシ１尾(50g)…12μg

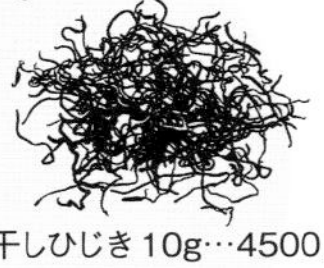

干しひじき10g…4500μg

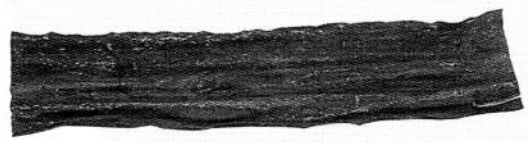

まこんぶ(乾燥)10g…20,000μg

参考　ヨウ素の食事摂取基準(μg/日)

年齢等	推奨量　※は目安量		耐容上限量
	男	女	
0〜5(月)	※100	※100	250
6〜11(月)	※130	※130	250
1〜2(歳)	50	50	300
3〜5(〃)	60	60	400
6〜7(〃)	75	75	550
8〜9(〃)	90	90	700
10〜11(〃)	110	110	900
12〜14(〃)	140	140	2,000
15〜17(〃)	140	140	3,000
18〜29(〃)	130	130	3,000
30〜49(〃)	130	130	3,000
50〜64(〃)	130	130	3,000
65〜74(〃)	130	130	3,000
75以上(〃)	130	130	3,000

●妊婦は+110、授乳婦は+140を付加する。
・妊婦および授乳婦の耐容上限量は2,000。

ミネラル

セレン

過酸化物質を分解する酵素の成分であることから、細胞のサビつきを防ぐミネラルとして注目されています。

生理作用

抗酸化力のある酵素の成分

セレンは体内に13mgほどしか含まれていませんが、体内で生成した過酸化物質を分解する酵素の重要な成分として、ビタミンE同様に老化予防の働きが注目されています。

過不足

普通の食事では心配いらない

通常の食事では、過剰症や欠乏症を起こすことはありません。

セレンは、毒性が比較的強く、サプリメントの摂取には注意が必要です。過剰にとり続けると、脱毛や爪の変形、嘔吐《おうと》、下痢、しびれ、頭痛などが現れます。

また、セレンの欠乏症としては、中国の一地域で見られる「克山病」のように、心筋障害を起こすことが知られています。

セレンのプロフィール

化学記号	Se
体内分布	肝臓、腎臓《じんぞう》
生理作用	抗酸化作用で細胞の酸化を防ぐ
とり過ぎた場合	脱毛、爪の変形、嘔吐《おうと》、下痢、頭痛、しびれ
不足した場合	心筋障害
食事摂取基準	成人男性　30μg/日 成人女性　25μg/日 上限あり　350〜450μg/日

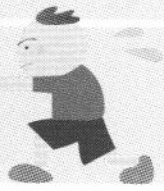

●セレンを多く含む食品

魚介類、肉類、卵などに多く含まれる。

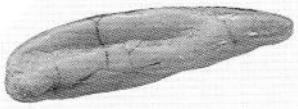

タラコ 1/2 腹(40g)…52μg

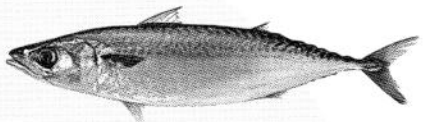

サバ 1 切れ(80g)…56μg

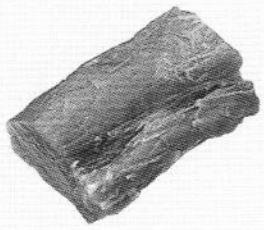

豚ヒレ肉 80g…17μg

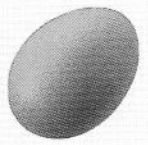

鶏卵 1 個(正味 50g)…12μg

参考　セレンの食事摂取基準(μg/日)

年齢等	推奨量　※は目安量		耐容上限量
	男	女	
0〜5(月)	※15	※15	−
6〜11(月)	※15	※15	−
1〜2(歳)	10	10	100
3〜5(〃)	15	10	100
6〜7(〃)	15	15	150
8〜9(〃)	20	20	200
10〜11(〃)	25	25	250
12〜14(〃)	30	30	350／300
15〜17(〃)	35	25	400／350
18〜29(〃)	30	25	450／350
30〜49(〃)	30	25	450／350
50〜64(〃)	30	25	450／350
65〜74(〃)	30	25	450／350
75以上(〃)	30	25	400／350

●妊婦は+5、授乳婦は+20を付加する。
・耐容上限量は、左が男、右が女。

ミネラル

クロム

糖質や脂質の代謝を助けます。インスリンを活性化し、不足すると血糖調節能力（耐糖能）が低下します。

クロムのプロフィール

化学記号	Cr
体内分布	すべての細胞
生理作用	糖質や脂質の代謝をサポート
とり過ぎた場合	インスリン感受性の低下
不足した場合	耐糖能異常
食事摂取基準	成人 10μg/日 → 上限あり 500μg/日

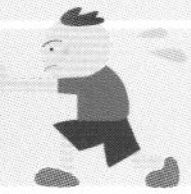

●クロムを多く含む食品

魚介類、肉類、海藻などに多く含まれる。

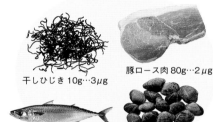

干しひじき 10g…3μg

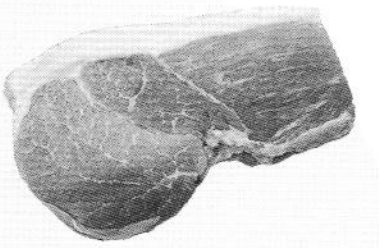

豚ロース肉 80g…2μg

サバ１切れ（80g）…2μg

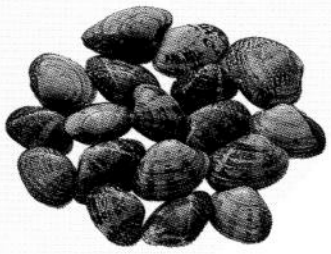

アサリ 30g…1μg

参考 クロムの食事摂取基準（μg/日）

年齢等	目安量		耐容上限量
	男	女	
0～5（月）	0.8	0.8	－
6～11（月）	1.0	1.0	－
1～2（歳）	－	－	－
3～5（〃）	－	－	－
6～7（〃）	－	－	－
8～9（〃）	－	－	－
10～11（〃）	－	－	－
12～14（〃）	－	－	－
15～17（〃）	－	－	－
18～29（〃）	10	10	500
30～49（〃）	10	10	500
50～64（〃）	10	10	500
65～74（〃）	10	10	500
75以上（〃）	10	10	500

生理作用

糖質や脂質の代謝を助ける

クロムの体内存在量は、成人の場合、わずか2mgで、糖質や脂質の代謝にかかわるミネラルです。また、血糖値を正常に保つインスリンの働きを助ける作用があります。

過不足

通常の食事では問題ない

クロムの必要量は極めて微量であることから、通常の食事で不足することはありません。

過剰症も通常の食事で起こることはありません。ただしサプリメントの過剰摂取でインスリン感受性の低下が見られることがあります。クロムのサプリメントには糖尿病やメタボリックシンドロームの予防効果がないと報告されています。

ミネラル

モリブデン

体内において、尿酸という最終老廃物をつくり出すために不可欠な酵素の働きを助ける重要なミネラルです。

モリブデンのプロフィール

化学記号	Mo
体内分布	肝臓・腎臓《じんぞう》
生理作用	尿酸をつくり出す働きをサポート
とり過ぎた場合	血中尿酸値の上昇、痛風様の症状（銅の摂取量が少ない場合）
不足した場合	尿や血液中の尿酸の減少、神経症状
食事摂取基準	成人男性　30μg/日 成人女性　25μg/日 → 上限あり 500〜600μg/日

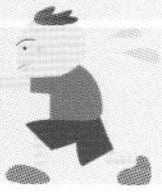

生理作用　尿酸の代謝にかかわる

体内のモリブデン量は、成人の場合でもわずか9mgほどですが、体内活動で発生した物質を尿酸という最終老廃物に変えていくために不可欠な酵素の働きをサポートする重要な働きをしています。

過不足　普通の食事では過不足は起きない

健康な人の場合、通常の食事でモリブデンの過剰症や欠乏症になることはありません。

仮に大量に摂取しても、体内に吸収されず、尿中に排泄され、体内の濃度は一定に保たれることから、健康に悪影響を及ぼすことはないとされています。

欠乏症は、完全静脈栄養によって発症したケースが報告されています。

●モリブデンを多く含む食品

豆類、穀類などに多く含まれている。

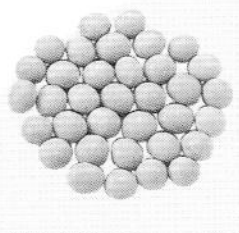

大豆（乾燥）30g…105μg

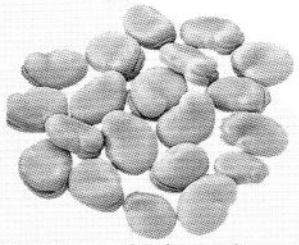

そら豆 10 粒（40g）…60μg

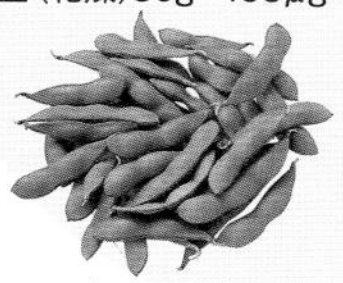

枝豆 80g（さやつき）…77μg

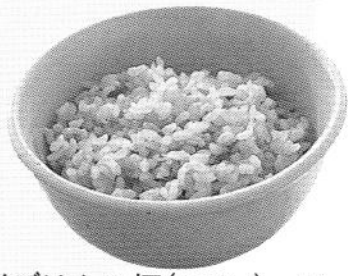

玄米ごはん 1 杯（150g）…51μg

参考　モリブデンの食事摂取基準（μg/日）

年齢等	推奨量　※は目安量		耐容上限量
	男	女	
0〜5（月）	※2	※2	−
6〜11（月）	※5	※5	−
1〜2（歳）	10	10	−
3〜5（〃）	10	10	−
6〜7（〃）	15	15	−
8〜9（〃）	20	15	−
10〜11（〃）	20	20	−
12〜14（〃）	25	25	−
15〜17（〃）	30	25	−
18〜29（〃）	30	25	600／500
30〜49（〃）	30	25	600／500
50〜64（〃）	30	25	600／500
65〜74（〃）	30	25	600／500
75以上（〃）	25	25	600／500

●授乳婦は+3を付加する。
・耐容上限量は、左が男、右が女。

栄養素早わかり

水

水は栄養素に分類されていませんが、体内に最も多く含まれる成分で、酸素とともに生命維持のために不可欠です。

特徴　体内の水分量は常に一定

水は、体を構成する成分の中で最も多い割合を占めています。血液をはじめ、皮膚や筋肉、臓器、骨などあらゆる部分に分布しています。

水は、食事や飲料として体内に摂取されるほか、栄養素の代謝過程でエネルギーを発生するときにもつくられます。一方、体内の水は、尿や便、呼吸、汗となって排泄《はいせつ》されます。

体内の水分は、発汗が多いと尿量が減り、水分を多量にとると尿量が増加して、常に一定に保たれるように調節されています（172ページ参照）。

生理作用　栄養素の運搬や体温の維持に

水は、細胞内液や血液、リンパ液などの成分として、栄養素など多くの物質を全身に運ぶために欠かせません。

また、あらゆる物質の中で最も比熱（物質1gの温度を上げるのに必要な熱量）が大きく、外気温の影響を受けにくいため、体温の保持に役立っています。体表に存在する水分は、皮膚の乾燥を防ぐ働きをしています。

不足　のどがかわくのは水不足のシグナル

体重の約1%の水分が失われると、のどがかわき、不足を補うしくみが働きます。また、極度の発汗、下痢、嘔吐《おうと》、出血などで水分が多量に失われると、頭痛や食欲不振、脱力感などの脱水症状が起こります。水分が体重の10%ほど失われると、筋肉のけいれんや意識の混乱を起こし、腎《じん》機能が失われ、20%以上では生命にかかわってきます。

Close-up クローズアップ　子どもの脱水症状は生命のSOS

もし水分をまったくとらなかったら数日間後には死に至るように、私たちにとって水分は必要不可欠なものです。特に、水分の含有量が多く新陳代謝が活発な乳幼児の場合は、暑い中で汗や蒸発によって水分が失われると容易に脱水症状を起こし、命にかかわる危険な事態を招くことがあるので、炎天下ではくれぐれも水分補給を忘れないことが大切です。

人体の水分量（体重%）

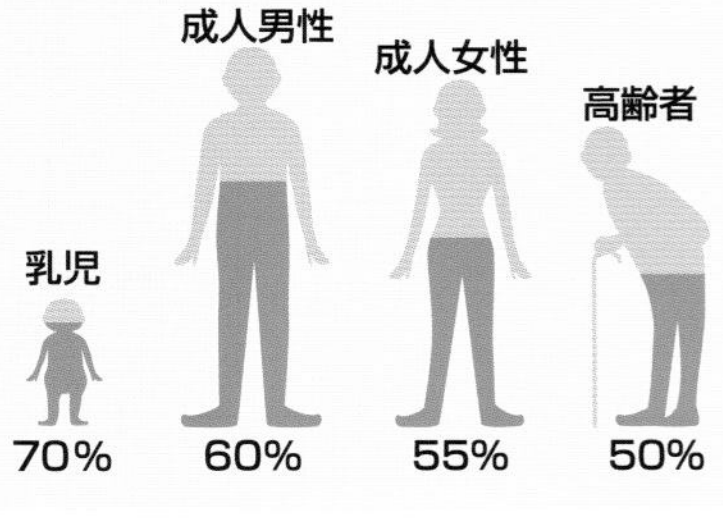

第5章

機能性成分

健康を守る、注目の食品成分

食品の機能性と制度

健康維持に役立つ食品の機能性が注目されていますが、特定成分の過剰摂取、過剰な期待には注意が必要です。

疾病予防や健康維持をもたらす食品の機能性が注目されている

◆食品が持つ三次機能への期待

食品が持つ機能性として、①栄養素としての機能（栄養性）、②おいしさとしての機能（嗜好性）、③疾病予防や健康維持に働く機能（生体調節機能）の3つがあり、これらは互いに補完する関係にあります（133ページ参照）。近年、生体調節機能への注目度が高く、食品の機能性成分に関するさまざまな研究が国内外で盛んに進められています。

◆保健機能食品などの制度

日本では食品の機能性に関する制度（保健機能食品制度）が世界に先駆けて創設されました。

国の法律で規定される保健機能食品には、食物繊維やオリゴ糖など、国が定めた成分を使用した製品に対して許可される特定保健用食品（いわゆるトクホ）と、国が定めたビタミン、ミネラル等について基準を満たした栄養機能食品とがあります。さらに2015年4月より機能性表示食品が加わりました。これは、事業者の責任において、科学的根拠に基づいた機能性を商品に表示するものとして、国に届け出られた食品のことです。

◆サプリメントは「補う」意味

日本ではサプリメントに法的な定義がなく、一般には食品中の特定の機能性成分を補うためにつくられた健康補助食品のことをいいます。医薬品ではなく食品（健康食品）に分類され、錠剤やカプセルのほか菓子や飲料のようなタイプも含まれます。食品（健康食品）なので、誰もが自己判断で自由に利用することができます。そのため、科学的根拠が明らかなものを選ぶなど、適切に利用する力が問われます。

Close-up クローズアップ

サプリメントは食事の代わりになる？

栄養素は本来毎日の食事からとるべきもので、サプリメントは食事の代わりにはなりません。サプリメントの効果は一面的で、特定の栄養素に限られます。
脂溶性ビタミンは過剰に摂取すると体内に蓄積され、過剰症が起こります。食物繊維もとり過ぎるとカルシウムや鉄の吸収を阻害します。薬を服用している人が飲む場合は、医師や薬剤師に相談しましょう。

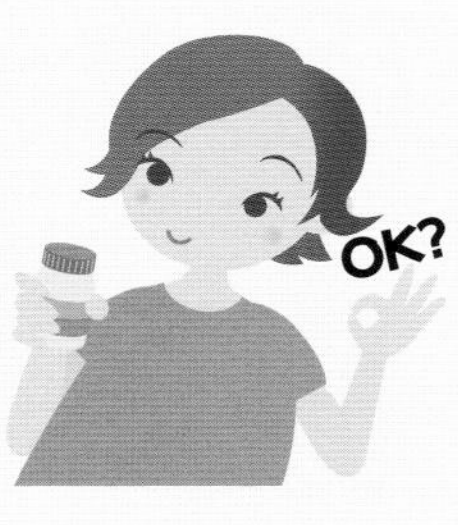

食品の3つの機能性

一次機能
栄養性
エネルギー源になるなど
栄養素としての機能

二次機能
嗜好性
味や香りなど感覚器官に働きかける
おいしさとしての機能

三次機能
生体調節機能
免疫系・内分泌系・神経系を調節し、
健康維持に働く機能

食品の制度による位置づけ

私たちが口にするものは医薬品と食品に分類され、医薬品以外のものはすべて食品となります。

食品（健康食品）

効果・機能の表示が認められている

- **特別用途食品**　乳幼児・妊産婦・病気の人の発育や健康の保持・回復のためなど、特別の用途に適するという表示が認められた食品のこと　国の審査が必要
- **保健機能食品**
  - **特定保健用食品（トクホ）**　国の審査が必要（個別許可型）
  - **栄養機能食品**　国の審査不要（規格基準型）
  - **機能性表示食品**　企業の責任で表示が可能

効果・機能の表示が認められていない → **一般食品（いわゆる健康食品）**
サプリメント、健康補助食品など

機能性食品（いわゆる健康食品を含む）を利用するときの注意点

食品は薬ではない。食品摂取で病気を治すことはできない。

特定成分の過剰摂取は禁物。健康被害を起こす事例も多い。

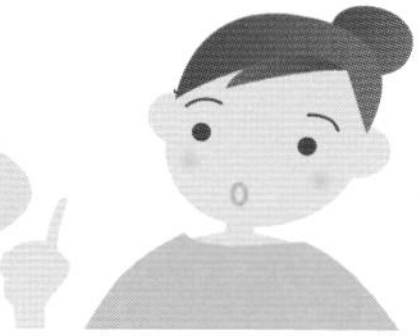

薬との併用に注意。薬の効力や副作用が増強または弱まることも。

いわゆる健康食品には高額な商品も多い。経済被害にも注意したい。

ファイトケミカル

ファイトケミカルとは植物に含まれる化学物質のことで、抗酸化作用などの面から脚光を浴びています。

プロフィール
植物性の食品は機能性成分の宝庫

◆色素、香り成分、アクなどの正体

ビタミンやミネラル、食物繊維以外にも、体の生理的機能を活性化させる〝機能性成分〟が注目を集めています。特に野菜や豆類、果物、海藻、きのこなどの植物性の食品に含まれる化学物質は総称してファイトケミカルと呼ばれています。色素や香り、アクなどの成分で、約4000種類に及ぶといわれています。

◆ポリフェノールが代表的な成分

ポリフェノールは植物性食品に含まれる色素やアクなどの成分で、動脈硬化予防などの効果があるとしてすでにおなじみです。ほかにもカロテノイドやテルペノイド、イオウ化合物などがあります。

働き
抗酸化、抗がん、抗菌、抗炎症などが期待される

◆紫外線から身を守るための成分

植物は紫外線の害から身を守るために色素やアクなどの成分をつくり出していると考えられており、そういった成分は人にとっても有効です。ほとんどのファイトケミカルには抗酸化作用があり（135ページ参照）、生活習慣病や老化を防ぐ効果が期待されています。

◆多種類を組み合わせてとる

ファイトケミカルはどれか一つの成分だけをとるよりも、さまざまな成分を組み合わせてとったほうがより効果的です。つまり、1種類のサプリメントなどでとるよりも、複数のファイトケミカルやビタミン類を含んでいる食品でとるほうが効率的です。多種類の食品を組み合わせてとればもっと効果が高まります。

Close-up クローズアップ　抗酸化成分は外側の部分に多い

植物は、紫外線から身を守るために、皮や外側の葉など外側の部分にたくさんの抗酸化物質をつくり出します。野菜や果物は丸ごと無駄なく活用すると、抗酸化成分を効率よくとることができ、また食品ロス削減にもつながります。

皮ごと、外側の葉ごと、無駄なくおいしく調理

代表的なファイトケミカル

植物性食品には必ず何らかの機能性成分が含まれています。

カロテノイド

野菜などに含まれる色素成分。抗酸化作用がある。

141ページ参照

ポリフェノール類

植物の色素やアクなどの成分で抗酸化作用がある。

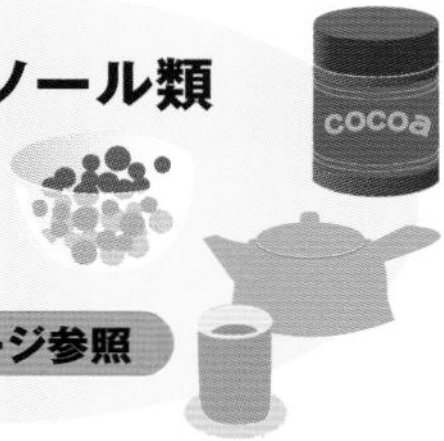
cocoa

136ページ参照

イオウ化合物

にんにくなどの香り成分で抗酸化・抗がん作用がある。

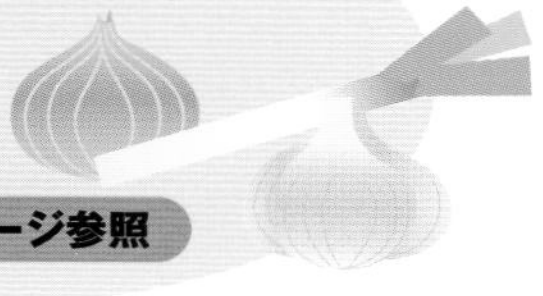

140ページ参照

テルペノイド

かんきつ類などの香り成分で、抗酸化作用がある。

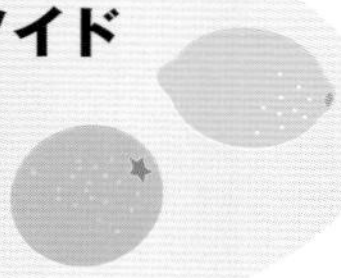

抗酸化作用には4つのステージがある

多くのファイトケミカルには抗酸化作用があることが知られています。
抗酸化作用には4段階あり、ファイトケミカルはおもに第2段階で働きます。

1st　stage

活性酸素やフリーラジカルの発生を防ぐ

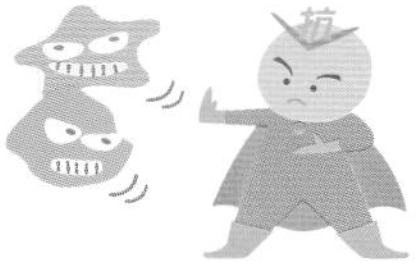
抗

2nd　stage

フリーラジカルを安定化させる

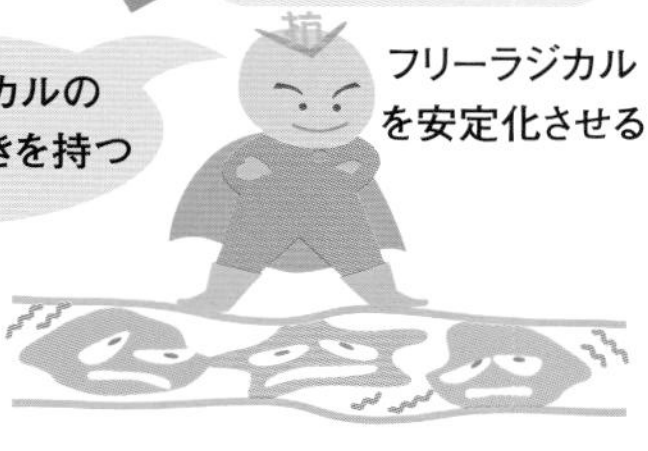
抗

ファイトケミカルの多くはこの働きを持つ

がんや老化、動脈硬化に深くかかわる酸化反応の元凶が活性酸素。呼吸でとり込んだ酸素が燃焼する過程で生じる。その多くは、大変不安定な分子構造を持つ物質（＝フリーラジカル）で、強い酸化力がある。

3rd　stage

酸化生成物を無害化し、損傷した細胞を修復する

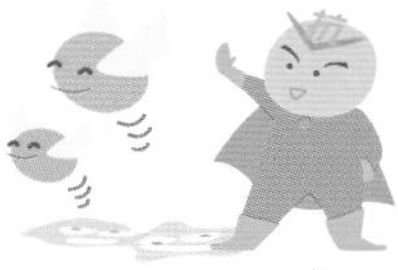
抗

4th　stage

傷害が起こった部位に抗酸化因子を送り込む

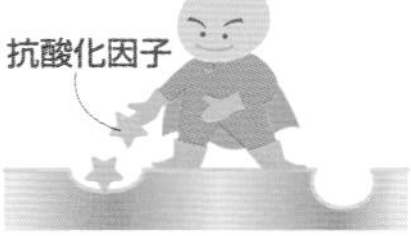
抗酸化因子

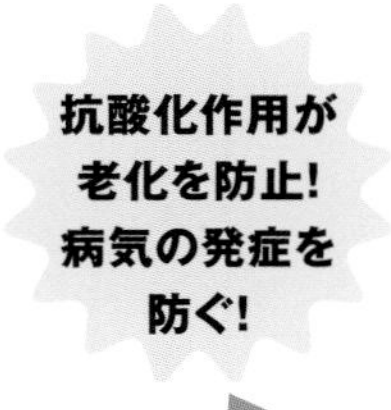
抗酸化作用が
老化を防止!
病気の発症を
防ぐ!

機能性成分

ポリフェノール

植物の葉や種子、果皮などに含まれる成分。多くの種類があり、共通の働きとして強い抗酸化作用が知られています。

プロフィール　代表的なファイトケミカルで数多くの種類がある

◆赤ワインで一躍注目

フランス人は動物性脂肪を多くとるにもかかわらず動脈硬化性の疾患が少ないのは赤ワインでポリフェノールをとっているからという学説が発表されて脚光を浴びたポリフェノール。複数のフェノール性の水酸基（ＯＨ基）を持つ化合物の総称で、多価フェノールとも呼ばれます。

◆最も多いのがフラボノイド類

ポリフェノールはほとんどの植物に含まれ、天然に存在するものは８０００種類以上にも及ぶといわれています。渋味や苦味があり（アクの成分）、色素の成分でもあります。

構造上の違いから、フラボノイド類（１３８ページ参照）、リグナン類、フェノール酸類、スチルベン類などに分類されます。特にフラボノイド類は最も研究が進んでいます。

働き　フリーラジカルの働きを封じ込める

◆強力な抗酸化作用がある

活性酸素やフリーラジカル（１３５ページ参照）が増えると細胞を傷つけるなどして、がんや動脈硬化、老化などの原因になります。抗酸化作用を持つ成分にはビタミンＣやビタミンＥが知られていますが、ポリフェノールにはこれらに負けないくらい強力な抗酸化作用があります。発生した活性酸素を封じ込めて無害化することによって酸化を防ぐのです。

◆種類によって独自の働きがある

ポリフェノールには、抗酸化作用以外にも個々の成分によって独自の機能性があることが確認されています。たとえば大豆や大豆製品に多いイソフラボンには女性ホルモンと似た働きがあるため、更年期障害の予防効果が期待されています。

Close-up クローズアップ　抗酸化パワーの秘密は水酸基（OH基）にある

ポリフェノールの化学構造上の特徴はOH基を複数持っていることです。このOH基は、活性酸素やフリーラジカルをとらえて、安定した害のない物質に変える力を持っています。そのためポリフェノールには抗酸化作用があり、活性酸素のスカベンジャー（掃除屋）ともいわれるのです。

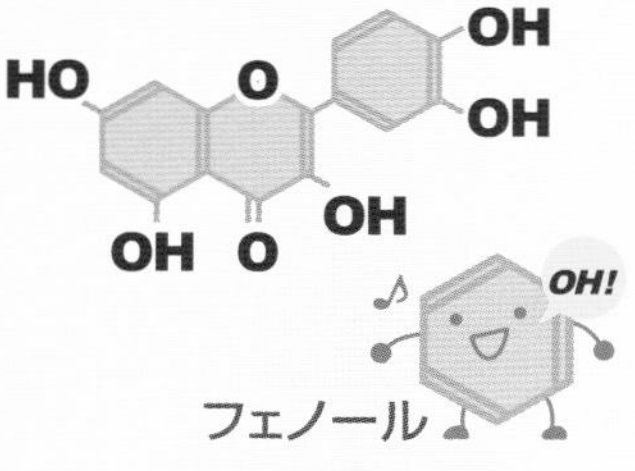

ポリフェノールの一種であるケルセチンの構造。複数のOH基を持っている。

ポリフェノールのおもな種類と機能

**ほとんどのポリフェノールには抗酸化作用があります。
ほかにも種類によって独自の機能を持っています。**

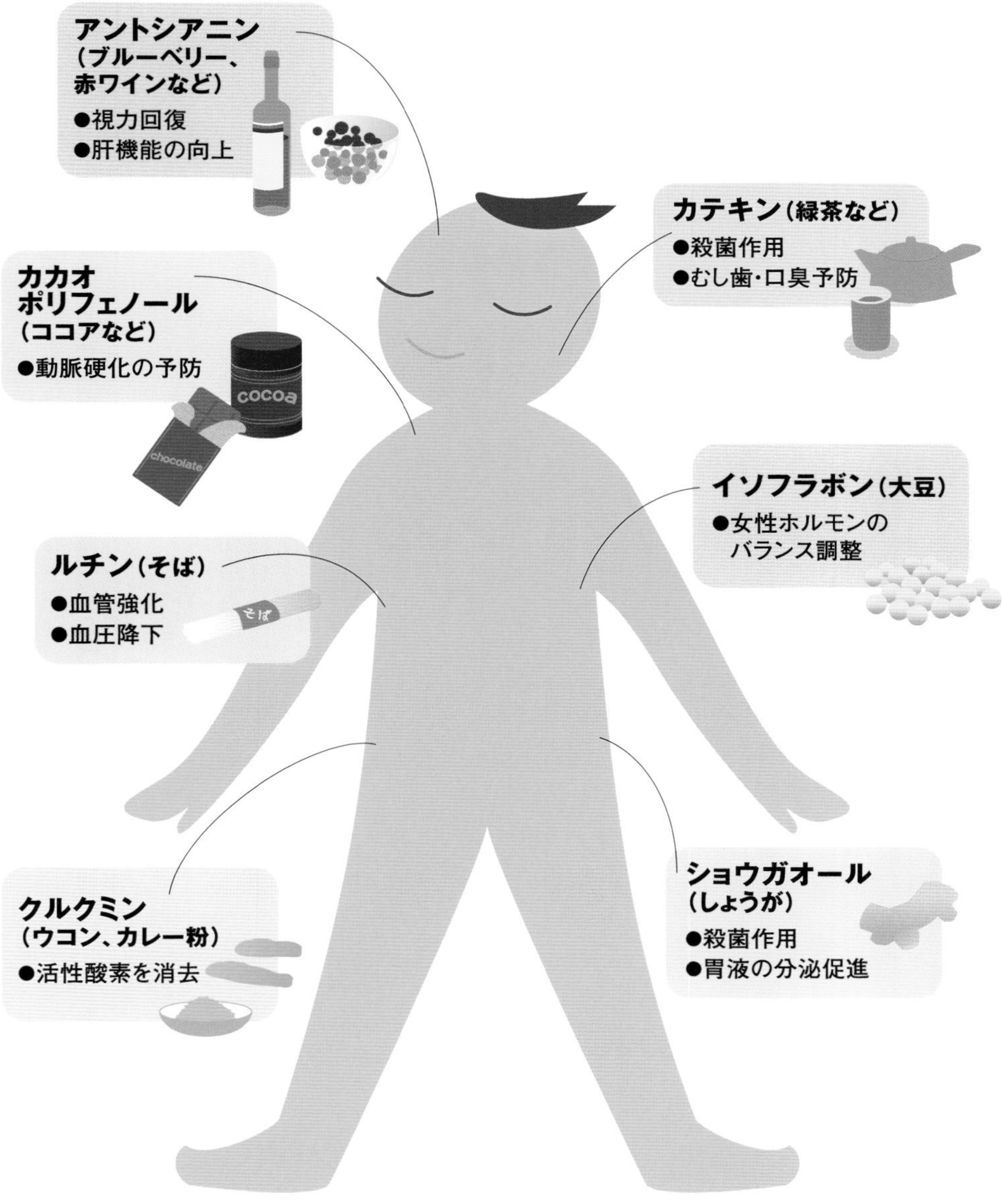

機能性成分

フラボノイド

ポリフェノールに属する植物の色素成分。抗酸化作用や生活習慣病を予防する働きなどが知られています。

プロフィール

ほとんどの植物性食品に存在している

◆緑や白の野菜、かんきつ類に多い

フラボノイドはポリフェノール（136ページ参照）の一種で、植物に含まれるおもに淡黄色の色素成分です。化学構造上、2つのベンゼン環を3つの炭素原子でつないだジフェニルプロパン構造を持つ化合物の総称です。レタスや春菊、ピーマンなどの緑色の野菜、玉ねぎなどの白い野菜、大豆、緑茶、かんきつ類の皮などに多く含まれています。

◆構造の違いで分類される

フラボノイドには多くの種類があり、構造の違いからフラボン類、フラボノール類、フラバノン類、イソフラボン類に分類されます。またカテキン類やアントシアニン類もフラボノイドの仲間に分類されます。

働き

抗酸化作用のほか独自の機能がある

◆抗酸化作用は共通の働き

数多くあるフラボノイドですが、ポリフェノールの一種のため、それぞれに抗酸化作用があります。通常の食事をしていればフラボノイドを毎日とることができますが、野菜不足になりがちな人は、摂取量が少ないと考えられます。

◆生活習慣病予防に関与

大豆イソフラボンは骨のカルシウムを維持する（骨粗しょう症予防）、茶カテキンはコレステロールの吸収を抑制するなど、ほかにも成分によってそれぞれ固有の作用が解明されつつあり、生活習慣病予防の効果が期待されています。

フラボノイドには強い生理作用がありますが、吸収率は高くないため、ゆるやかな健康効果を期待するとよいでしょう。

フラボノイドの多い食品

数千種類が確認されており、代表的な種類としては次のようなものがあります。

フラボン類

●アピゲニン
セロリ、パセリ、ピーマン

●ルテオリン
春菊、セロリ、ピーマン

フラボノール類

●ルチン
そば

●ケンフェロール
にら、ブロッコリー、玉ねぎ

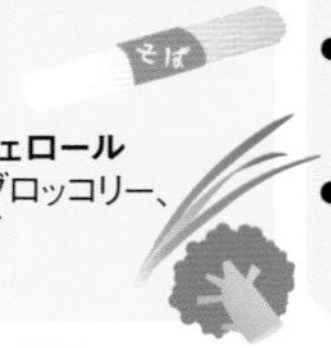

カテキン類

●カテキン
緑茶

●エピカテキン
カカオ

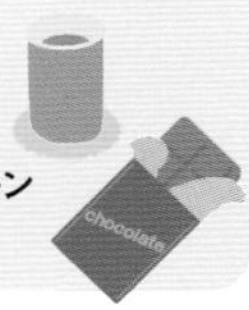

フラバノン類

●ヘスペリジン
レモン、みかん

イソフラボン類

●ダイゼイン
大豆

アントシアニン類

●アントシアニン
いちご、ぶどう、ブルーベリー

●ナスニン
なす

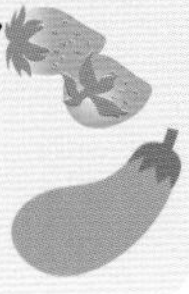

機能性成分

リグナン類

ポリフェノールの一種で、セサミン、セサモリンなどの総称。強い抗酸化作用があります。

その強い抗酸化力から動脈硬化やがんを予防する効果が期待されています。

ごまに含まれる栄養成分

リグナン類が豊富なごまですが、成分中わずか1％を占めているにすぎません。

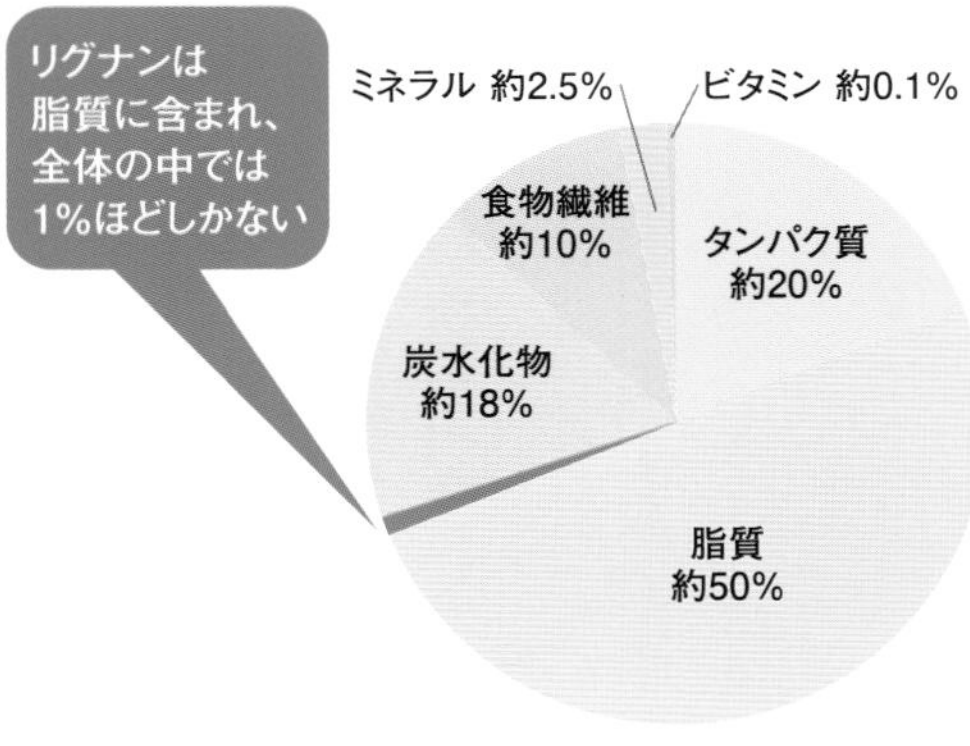

プロフィール 健康食品として名高い「ごま」に多い成分

◆セサミン、セサモリンなどが代表

リグナン類は、ごまや穀類などの種実の脂質に含まれるポリフェノールの一種です。特にごまにはリグナン類が豊富で、リグナン類の代表的な成分であるセサミンやセサモリン、セサミノール配糖体など数種類が含まれており、総称して「ゴマリグナン」ともいわれます。

働き 強い抗酸化力を持ち動脈硬化予防にも期待

◆ごま油が傷まないのはリグナンのため

ごま油は、ほかの植物油と比べると傷みにくい（酸化しにくい）ことが以前から知られていました。これは、ごま油に含まれるリグナン類に強い抗酸化作用があるためで、傷みの原因である酸化脂質の生成を抑制しているのです。

Close-up クローズアップ　フェノール酸類やスチルベン類もポリフェノールの一種

ポリフェノールには、フラボノイド類やリグナン類以外にも、フェノール酸類、スチルベン類などがあります。これらはおもにコーヒーや赤ワインなど嗜好飲料の原料に多く含まれています。

<フェノール酸類>

・クロロゲン酸
血圧の上昇を抑制する
コーヒー豆に多い

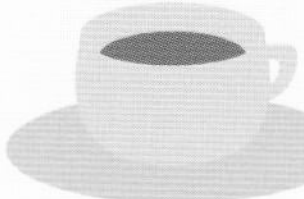

<スチルベン類>

・レスベラトロール
心血管疾患や動脈硬化を予防する
赤ぶどうの果皮、赤ワインに多い

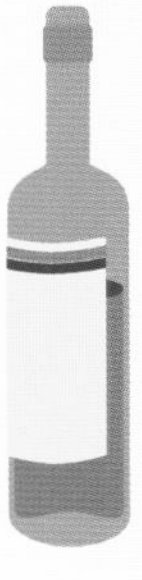

機能性成分

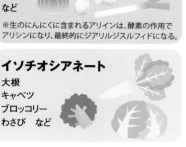

イオウ化合物

にんにくやねぎなど特有の刺激のある香り成分、大根やわさびなどの辛味成分の総称。抗酸化作用が期待されています。

プロフィール　ユリ科やアブラナ科の植物性食品に含まれる

◆強い刺激臭のもとに健康機能がある

イオウ化合物は含硫化合物ともいい、イオウを含む化合物のこと。食品では、にんにくやねぎ、にらなどのユリ科や、大根やわさびなどのアブラナ科の植物性食品に含まれています。刺激のある香りのもとであり、ファイトケミカル（134ページ参照）の一種です。ジアリルジスルフィド、イソチオシアネートなど、多くの種類があり、食品によって含まれる成分が異なり、また複数の成分を含んでいる食品もあります。

◆生で食べるときは食べ過ぎに注意

これらの成分の中には刺激が強いものもあるため、とり過ぎると胃腸の粘膜を傷つけることがあります。加熱して食べると刺激がやわらぎます。

働き　発がん抑制作用や強い殺菌力がある

◆抗がん食品のトップはにんにく

イオウ化合物には強い抗酸化作用があります。がん予防効果のある食品をピラミッド型で示したデザイナーフーズ（181ページ参照）で、にんにくが頂点に位置しているのもイオウ化合物が豊富なためです。強い殺菌作用もあります。

◆活性酸素を消去し、がんを予防

ネギ属植物に含まれるジアリルジスルフィドや、アブラナ科植物に含まれるイソチオシアネートは、活性酸素を消去し、がん予防効果が期待されています。

特にブロッコリーやブロッコリースプラウトに含まれるスルフォラファン（イソチオシアネートの一種）には強い発がん抑制作用があることが報告され、注目されています。

代表的なイオウ化合物

イオウ化合物は香りの強い野菜類に多く含まれています。

ジアリルジスルフィド

らっきょう、にんにく、にら、ねぎ、玉ねぎ　など

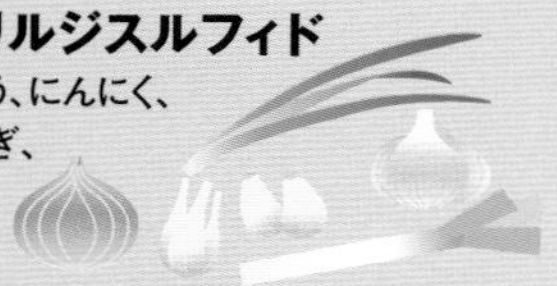

※生のにんにくに含まれるアリインは、酵素の作用でアリシンになり、最終的にジアリルジスルフィドになる。

イソチオシアネート

大根
キャベツ
ブロッコリー
わさび　など

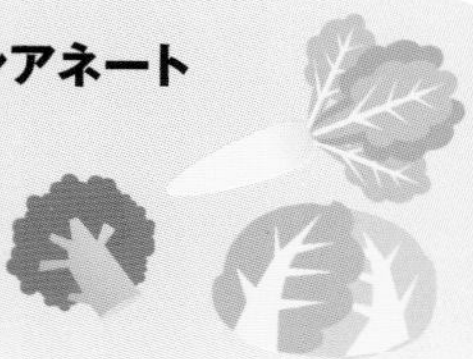

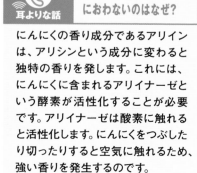

耳よりな話　にんにくは調理するまでにおわないのはなぜ?

にんにくの香り成分であるアリインは、アリシンという成分に変わると独特の香りを発します。これには、にんにくに含まれるアリイナーゼという酵素が活性化することが必要です。アリイナーゼは酸素に触れると活性化します。にんにくをつぶしたり切ったりすると空気に触れるため、強い香りを発生するのです。

機能性が注目されるおもなタンパク質・ペプチド

下記以外にも、わかめペプチド、カツオ節オリゴペプチドなど高血圧を防ぐ作用を持つペプチドをはじめ、多数あります。

グリシニン

機能

血中中性脂肪を減らす

食品

大豆、大豆製品

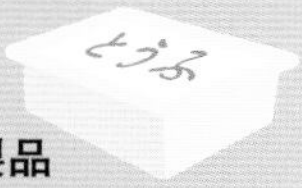

カゼインホスホペプチド

機能

カルシウムの吸収を促進する

食品

牛乳

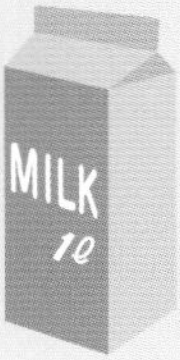

ラクトフェリン

機能

内臓脂肪を減らす

食品

牛乳、母乳

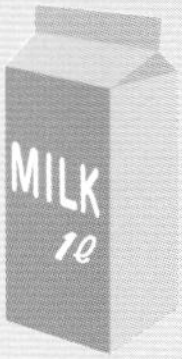

大豆タンパク質

機能

血中コレステロールを下げる

食品

大豆、大豆製品

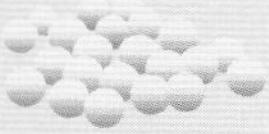

小麦アルブミン

機能

急激な血糖値の上昇を抑える

食品

小麦、パンなどの小麦製品

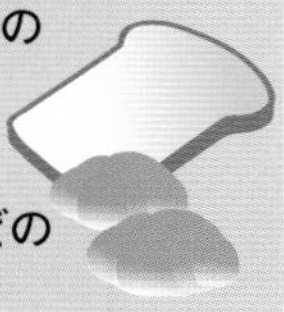

イミダゾールジペプチド

機能

疲労感を軽減する

食品

鶏むね肉、カツオ

機能性が注目されるおもなアミノ酸

下記以外にも、血中コレステロール低下作用を持つSMCS、睡眠をサポートするグリシンやテアニンなど、多数あります。

γ-アミノ酪酸（GABA）

体内では神経伝達物質としての働きを持つ。医薬品にも利用されている。

機能

・高血圧を予防する
・ストレスを緩和する

食品

発芽玄米、発酵食品など

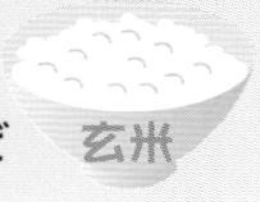

タウリン

魚介に多く含まれる。人体内ではシステインから合成される。

機能

・血中コレステロールを下げる
・肝臓の働きを助ける

食品

貝類、イカ、タコなど

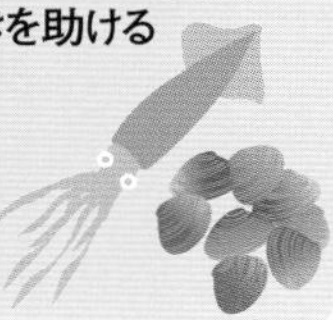

分岐鎖アミノ酸（BCAA）

必須アミノ酸のうちロイシン・イソロイシン・バリンのこと。

機能

・運動時のエネルギーとして利用される

食品

肉類など各種食品

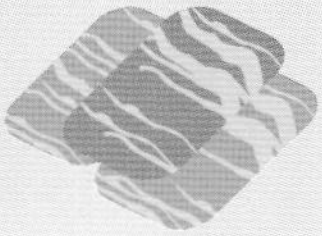

機能性成分

乳酸菌

腸内環境を整えて免疫力を高めるなど、人に有益な作用をもたらす生きた微生物の一種です。

プロフィール　乳酸をつくる微生物の総称が乳酸菌

◆体内には多種類の菌が共生

乳酸菌はブドウ糖を発酵させておもに乳酸をつくり出す微生物です。動物の体内など自然界のあらゆるところに存在し、発酵食品の製造にも使われます。人体にも多くの菌が存在し、乳酸菌は人体によい影響を与えるため、ビフィズス菌や酪酸産生菌とともに善玉菌（有益菌）といわれます。ヨーグルトなどの発酵食品をとると、一部の乳酸菌は生きたまま大腸に達します。

◆菌種によって機能性が異なる

乳酸菌の中でも、特徴的な働きや独自の機能を持つ菌種の研究が進んでいます。抗アレルギー効果やヘリコバクター・ピロリ菌を排除する作用のある特定の乳酸菌を利用した商品も開発されています。

働き　腸の働きを活発にし、有害菌を抑える

◆腸内環境を改善する

人の消化管には600～1000兆個の菌が生息しているといわれ、なかには有害物質をつくる悪玉菌や、体調によって悪影響を発揮する日和見《ひよりみ》菌もあります。悪玉菌は、加齢だけでなく長年の食生活や生活習慣によって増殖しやすく、善玉菌と悪玉菌のバランスが崩れ、腸内環境が悪化すると、腸の老化が進み、がんなどの発生リスクも高まります。乳酸菌やビフィズス菌などの善玉菌は、腸内でブドウ糖を栄養源にして酸を産生することで、腸内を酸性に保ち、ウェルシュ菌などの悪玉菌が増殖するのを抑制します。

◆腸の働きを促し、免疫力が高まる

乳酸菌やビフィズス菌が増えると腸の働きが活発になって、便通が改善されます。さらにこれらの菌には免疫力を高める働きもあるので、花粉症などのアレルギー改善効果が期待されています。

Close-up クローズアップ　プロバイオティクスとプレバイオティクス

プロバイオティクスとは、「口から摂取し、腸内環境を改善することにより、有益な作用をもたらす生きた微生物」のこと。ビフィズス菌や乳酸菌があります。

一方、プレバイオティクスとは、「プロバイオティクスの栄養源となり、その働きを助ける物質」のこと。オリゴ糖や食物繊維があげられます。

これらを積極的に摂取することで、腸内細菌のバランスを良好に保つ効果が期待されています。

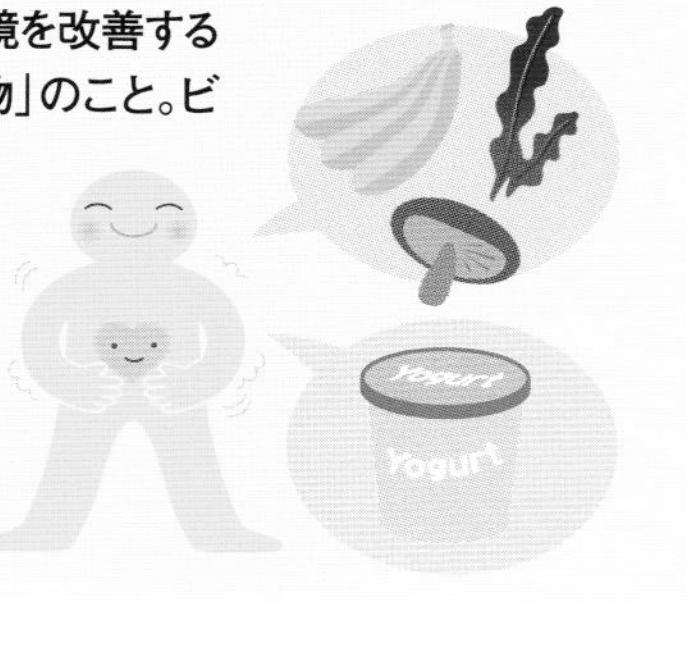

腸内細菌の種類

腸内細菌は、私たちの健康にどのような影響を及ぼすかで、善玉菌や悪玉菌などに分類されています。

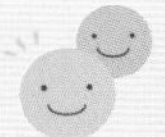

善玉菌

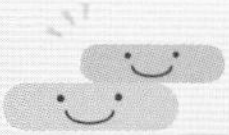

ビフィズス菌
ブドウ糖を栄養源にして酢酸を産生。病原菌の増殖を抑制、腸の蠕動《せんどう》運動を促す。

乳酸菌
ブドウ糖を栄養源にして乳酸を産生。病原菌の増殖を抑制、腸の蠕動運動を促す。

酪酸産生菌
食物繊維を栄養源にして酪酸を産生。がん細胞を抑制、免疫力をアップ、消化吸収を促す。

悪玉菌

ウェルシュ菌など
タンパク質やアミノ酸を分解して腐敗させ、アンモニアなどの有害物質を産生する。

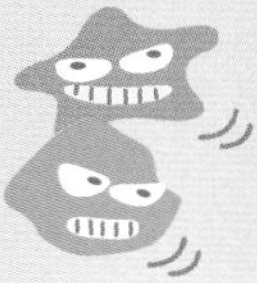

乳酸菌などの善玉菌がもたらす健康機能

腸内の環境を整えるなど、多くの機能性を持っています。次のような健康効果が期待できます。

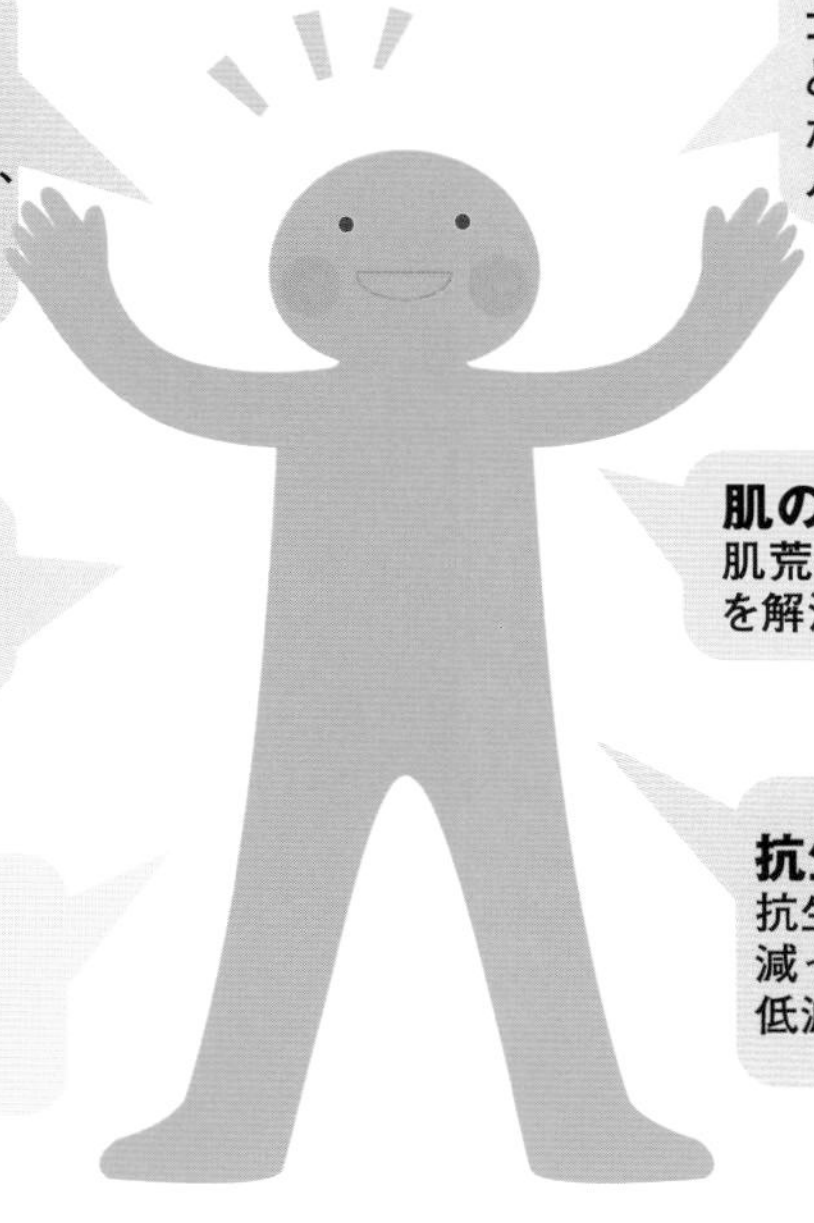

免疫力を高める
体を異物から守る免疫機能と深くかかわっており、花粉症などのアレルギー症状を改善する。

コレステロール低下
コレステロールや胆汁酸と結びついて排泄させるため、血中コレステロール値が低下する。

がん予防
発がん物質をつくり出す悪玉菌の繁殖を抑える。

肌のトラブル解消
肌荒れの原因になる便秘を解消する。

便秘解消
腸の働きを活性化し、排便を促す。

抗生物質の副作用低減
抗生物質を使うと善玉菌まで減ってしまうという副作用を低減することができる。

●イヌリン
水溶性食物繊維の一種で、血糖値を下げる作用が期待されています。

食品 ごぼう、きくいも

●ウーロン茶重合ポリフェノール
ウーロン茶に含まれるポリフェノールで、血中の中性脂肪の上昇を抑える働きがあり、特定保健用食品にも利用されています。

食品 ウーロン茶

●SMCS
S-methylcysteine sulfoxide（S-メチルシステインスルフォキシド）のことで、アブラナ科植物に多く含まれています。血中コレステロールの低下作用が注目されています。

食品 ブロッコリー、キャベツ

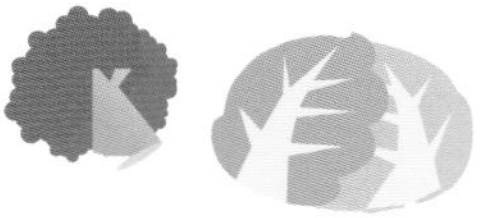

●カカオポリフェノール
カカオ豆に含まれるポリフェノールで、エピカテキンやプロシアニジン類があります。抗酸化作用があり、生活習慣病予防に有効とされています。動脈硬化の予防や心血管疾患のリスク低減などが期待されています。

食品 ココア、チョコレート

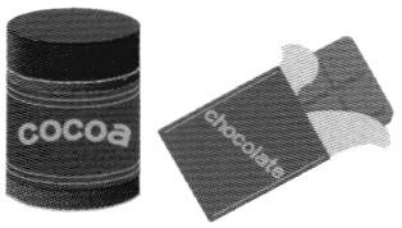

●カテキン
緑茶に含まれるフラボノイドの一種です。抗酸化力があり、がん予防効果が期待されています。茶カテキンにはコレステロールの吸収を抑える働きがあり、特定保健用食品に利用されています。エピガロカテキンガレートは脂肪燃焼に関与し、メチル化カテキンは目や鼻の不快感を和らげる働きがあるとされています。

食品 緑茶

その他の機能性成分

●アスタキサンチン
サケやエビなどの赤い色素成分で、カロテノイドの一種です。眼精疲労の予防や、紫外線照射による色素沈着の予防などが期待されています。

食品 サケ、エビ、カニ、海藻類

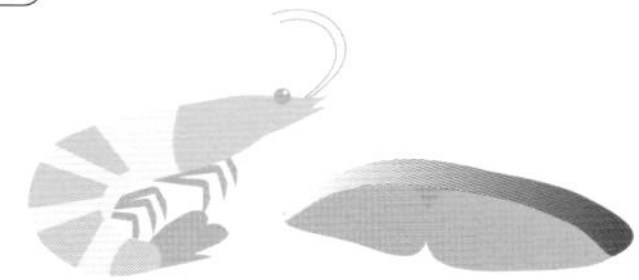

●アントシアニン
植物に含まれる色素成分。アントシアニジンを基本骨格としたフラボノイドの一種です。「花の青色の成分」という意味ですが、さまざまな色が存在します。抗酸化作用があり、生活習慣病の予防効果が期待されています。アントシアニジンには眼精疲労防止効果もあります。

食品 いちご、ぶどう、ブルーベリー、なす、赤キャベツ、赤じそ

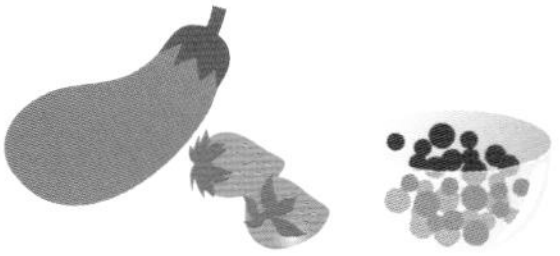

●EPA
エイコサペンタエン酸のことで、n-3系不飽和脂肪酸の一種です。血栓ができるのを抑制する働きのほか、抗アレルギー作用が注目されています。

食品 青背魚

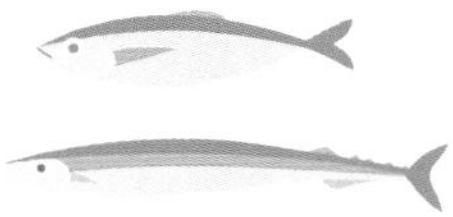

●クルクミン

ウコン（ターメリック）に含まれる黄色の色素成分で、ポリフェノールの一種です。カレー粉や食品の着色料として利用されています。抗酸化力があり、活性酸素を消去する働きがあることがわかっています。

食品 ウコン（ターメリック）、カレー粉

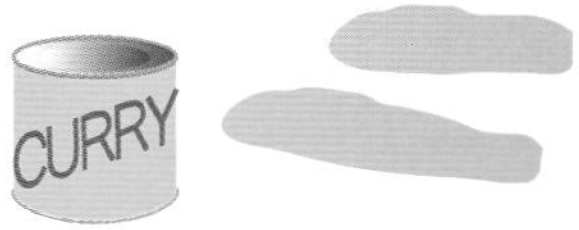

●クロロゲン酸

コーヒー豆をはじめ双子葉植物に広く含まれているポリフェノールの一種です。血圧の上昇を抑制する、脂肪を消費しやすくするといった働きがあり、特定保健用食品にも利用されています。

食品 コーヒー、モロヘイヤ、じゃがいも、さつまいも

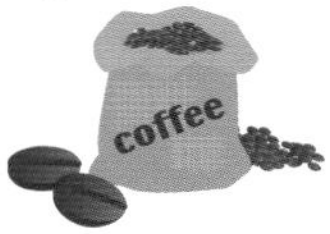

●ケルセチン

玉ねぎなどに含まれるフラボノイドの一種です。活性酸素を消去する働きがあります。

食品 玉ねぎ、りんご、梨

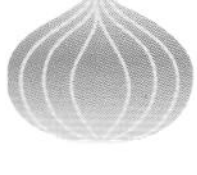

●コンドロイチン硫酸

結合組織を構成する成分の一つで、人体にも存在するムコ多糖類の一種です。体細胞を健康に保つために必要で、傷の修復や肌のうるおいを維持するために不可欠です。動植物を問わず、ネバネバした食品に含まれていますが、サプリメントなどには牛やサメの軟骨などから作られたサプリメント類が利用されています。

食品 納豆、なめこ、オクラ、海藻、フカヒレなど

●カフェイン

コーヒーや茶に含まれる苦み成分で、アルカロイドの一種です。覚醒作用や疲労回復作用、利尿作用などがありますが、過剰摂取には注意が必要です。

食品 コーヒー、紅茶、緑茶、強壮ドリンク剤など

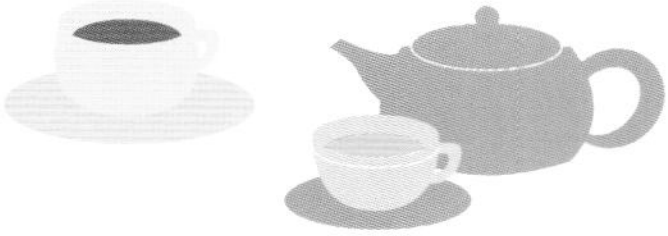

●カプサイシン

とうがらしの辛味成分で、中枢神経を刺激してエネルギー代謝を促進させるため、肥満を予防する働きがあります。

食品 とうがらし

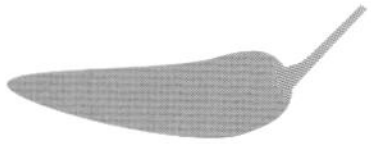

●カプサンチン

とうがらしやパプリカの赤い色素成分で、カロテノイドの一種です。抗酸化作用が期待されています。

食品 とうがらし、パプリカ

●キチン・キトサン

キチンはカニやエビなどの甲殻類の殻に含まれる動物由来の食物繊維の一種です。キトサンはキチンを利用しやすくしたもので、両方を合わせてキチン質と呼ぶこともあります。免疫力を高めたり、コレステロールの吸収を抑える作用が認められています。

食品 カニ、エビ、オキアミなどの甲殻類

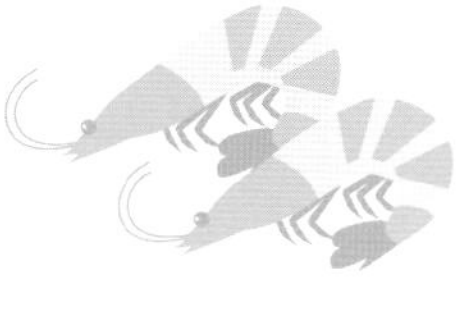

●スチルベノイド

スチルベン構造を持つポリフェノールの総称で、レスベラトロールなどがあります。赤ぶどうの果皮に多く含まれ、抗酸化作用があります。心血管疾患や動脈硬化を予防する効果が期待されており、サプリメントにも利用されています。

食品 赤ぶどうの果皮、赤ワイン

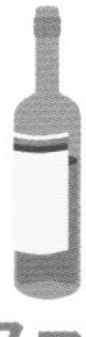

●スルフォラファン

ブロッコリーに含まれるイオウ化合物の一種で、抗酸化作用があります。スプラウト（発芽したばかりの双葉）には成熟ブロッコリーの約 100 倍も含まれています。

食品 ブロッコリースプラウト、ブロッコリー

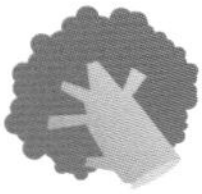

●大豆イソフラボン

大豆に含まれるイソフラボンには、ダイゼインやゲニステインなどがあり、抗酸化作用があります。また、女性ホルモンのエストロゲンと構造が似ており、体内でエストロゲンの働きを高める作用が期待されています。カルシウムの吸収を促し、骨粗しょう症予防になることから、特定保健用食品にも利用されています。

食品 大豆・大豆製品

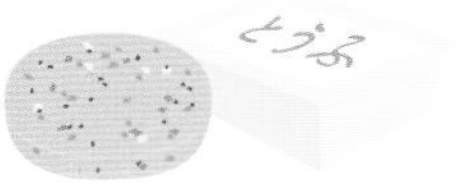

●中鎖脂肪酸

炭素数が 8 ～ 10 の脂肪酸のこと。吸収や代謝が速いため、エネルギーになりやすく、体脂肪になりにくいとされています。

食品 植物油

その他の機能性成分

●サポニン

植物に含まれる配糖体の一種で、水に溶かすと泡立つ特徴があります。油脂を溶かす性質から脂肪やコレステロールを取り除く働きがあり、体内では肥満抑制作用が期待されています。また抗酸化力があることから、抗がん作用も認められています。

食品 大豆や大豆製品など

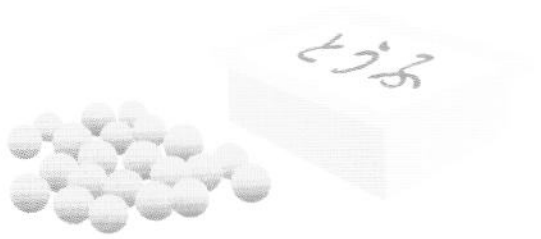

●ジアスターゼ

大根やかぶなどに含まれる消化酵素で、デンプンの消化を助けます。熱に弱く、加熱すると働きが失われるので、大根おろしなどにして生で食べると効果が期待できます。

食品 大根、かぶ

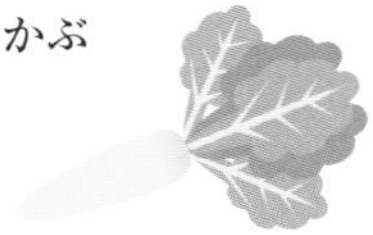

●ショウガオール

しょうがに含まれる辛味成分の一種です。殺菌作用のほか、活性酸素を消去する働きが注目されています。

食品 しょうが

●ジンゲロール

ショウガオールと同様、しょうがに含まれる辛味成分の一種。殺菌作用や抗がん作用が期待されています。

食品 しょうが

●ナリンギン

グレープフルーツの苦味成分です。活性酸素を消去する働きがあり、生活習慣病に役立つとされています。

食品 グレープフルーツ

●難消化性デキストリン

デンプンから作られる水溶性食物繊維です。整腸作用や脂肪の吸収抑制などが期待できます。また、食後の血糖値の急上昇を防ぐ働きもあることから、特定保健用食品に利用されています。

食品 この成分を添加した飲料や食品

●フィチン酸

イノシトールからできるリン酸化合物の一種。細胞の酸化を防ぎ、活性酸素の発生を抑える効果があります。一方で、カルシウムや亜鉛といったミネラルの吸収を阻害するといった面もあります。

食品 米ぬか、小麦などの穀類、豆類

●フコイダン

海藻に含まれるヌルヌルした成分で、水溶性食物繊維の一種。アポトーシス誘導作用があり、がん細胞を死滅させる働きがあるとされています。腸内の余分なコレステロールを排泄する働きもあります。

食品 わかめ、もずく、のりなどの海藻

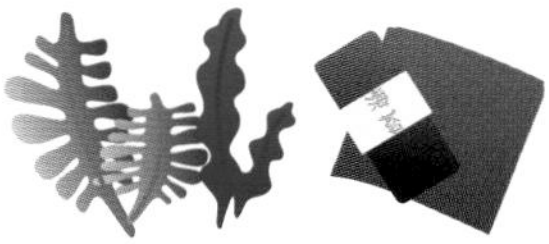

● β-クリプトキサンチン

オレンジ色のかんきつ類の色素成分で、カロテノイドの一種です。抗酸化作用のほか、骨代謝をサポートする働きがあります。

食品 みかんなどのかんきつ類

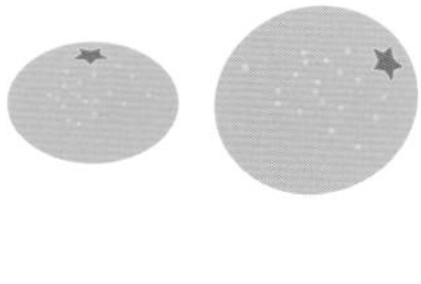

●テアニン

緑茶のうま味成分で、アミノ酸の一種。同じ緑茶でも、煎茶より玉露や抹茶に多く含まれています。緊張感を和らげるリラックス効果や、眠りをサポートする働きなどが注目されています。

食品 緑茶

●テアフラビン

紅茶の色素成分で、カテキンの酸化重合によってつくられる成分です。活性酸素を消去する働きがあります。

食品 紅茶

●DHA

ドコサヘキサエン酸のことで、n-3系不飽和脂肪酸の一種です。血栓ができるのを抑制する働きのほか、抗アレルギー作用が注目されています。また、脳神経系の機能にも関与していることがわかっています。

食品 青背魚

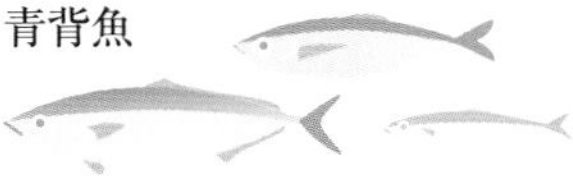

●テルペノイド

かんきつ類の皮に含まれる香り成分で、リモネンなどがあります。発がん物質を無毒化する働きが注目されています。

食品 かんきつ類の皮

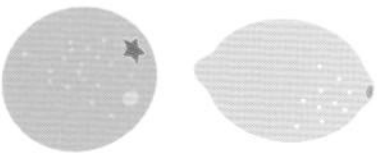

●ナットウキナーゼ

納豆のネバネバ部分に含まれるタンパク質分解酵素。煮大豆を納豆菌で発酵させる過程でつくられる成分です。血栓を溶解する作用のほか、血圧降下や血流改善の作用も期待されています。

食品 納豆

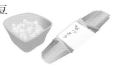

●リコピン

トマトの赤い色素成分で、カロテノイドの一種。活性酸素を消去する強い力を持ち、生活習慣病予防に有効であることがわかっています。生のトマトより加工用のトマト（ピューレ、ジュース、缶詰など）のほうが多く含まれます。

食品 トマト、トマト加工品

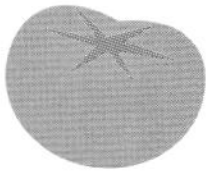

●緑茶フッ素

フッ素はミネラルの一種で、人体では骨や歯の表面に存在しています。フッ素は虫歯予防に有効で、歯みがき剤に活用されています。緑茶に含まれる緑茶フッ素にも、同様の効果が期待できます。

食品 緑茶

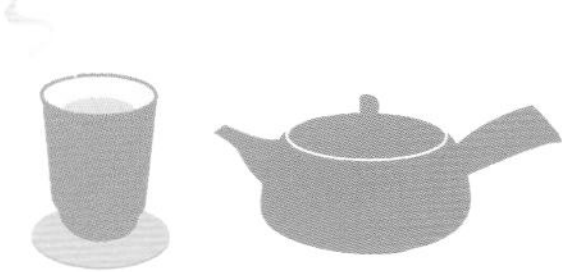

●ルテイン

緑黄色野菜に含まれる色素成分で、カロテノイドの一種です。抗酸化作用のほか、眼の黄斑部の色素を増やし、眼の機能維持に役立つことが期待されています。

食品 ブロッコリー、ほうれん草など

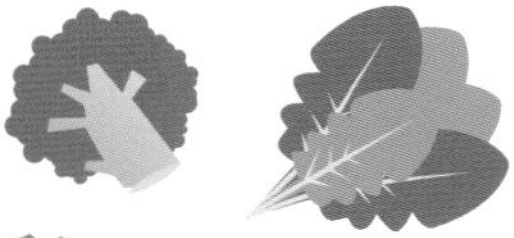

●レシチン

別名ホスファチジルコリンともいうリン脂質の一種で、生体膜の重要な成分です。血中コレステロールを低下させ、動脈硬化を予防する働きがあります。また、脳の神経伝達物質としても重要です。

食品 大豆や大豆製品、卵黄

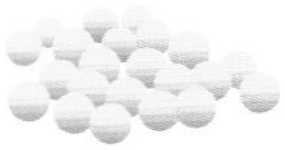

その他の機能性成分

● β-グルカン

免疫力を高め、抗がん作用が注目されています。免疫細胞を活性化することから、医薬品にも用いられています。きのこ類に広く含まれていますが、しいたけやまいたけには特に豊富です。

食品 きのこ類

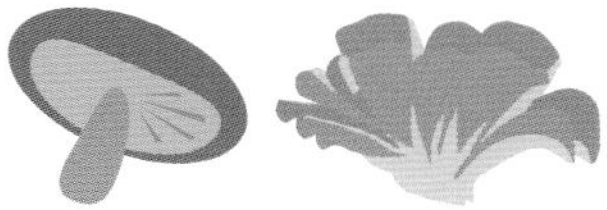

●ペクチン

果物（特にかんきつ類、りんご）や野菜に広く含まれている水溶性食物繊維です。ゲル化や保水性、粘性があることから、ジャムやゼリーなどの加工品に活用されています。整腸作用のほか、血圧や血糖値の上昇を抑制する、血中コレステロールを下げるといった働きが期待されています。

食品 果物、野菜

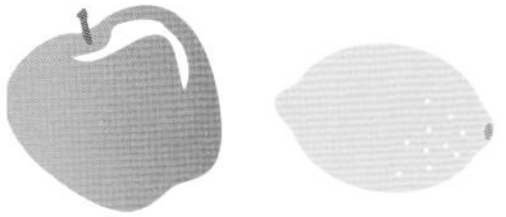

●ポリデキストロース

グルコース、ソルビトール、クエン酸などから人工的に合成された水溶性食物繊維です。整腸作用などがあり、特定保健用食品にも利用されています。

食品 この成分を添加した飲料や食品

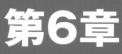

第6章

代謝のしくみ

食物から体内へ、栄養素のミクロの旅

代謝のしくみ

食欲のしくみ

食欲は、脳の視床下部にある摂食中枢と満腹中枢によってコントロールされています。

生理的に起こる食欲のしくみ

◆血糖が低下すると食欲がわく

血液中のブドウ糖を「血糖」といいます。血糖が低下すると、摂食中枢が反応して空腹感が生まれ、食欲がわきます。一方、食事をして血糖が上昇すると、満腹中枢が反応して満腹感が生まれ、食欲がなくなります。

◆レプチンなどのホルモンも食欲に関与

脳内のアミンや神経ペプチドなども摂食中枢や満腹中枢に作用し、食欲を調節しています。例えば脂肪細胞から分泌されるレプチンは、摂食を減少させ、エネルギー消費を増加させる働きをします。

◆胃壁が縮むと食欲がわく

胃に食べ物が入ると胃壁がのびます。すると副交感神経が反応して満腹中枢を刺激し、満腹感を起こします。一方、胃が空になると収縮します。それには交感神経が反応して摂食中枢を刺激し、空腹感を起こし、食欲がわきます。

感覚的に起こる食欲のしくみ

◆おいしい情報は摂食中枢を刺激

食欲は、食べ物の味や見た目、香り、食感、音、食事をする雰囲気によっても影響を受けます。食べ物やその周囲の情報は、口や目、鼻、耳などから神経を介して大脳皮質のそれぞれの感覚野に送られ、味、色、香りなどの情報が統合されます。

その結果と食体験の記憶・知識などが脳の扁桃体という部分で統合され、おいしい・まずいなどの判断がなされます。こうした情報は視床下部に送られ、おいしいという判断は摂食中枢に伝わるので食欲がわき、まずいという判断は満腹中枢に伝わるので食欲が起こりません。

うそ？ほんと？

"別腹"は脳がつくり出している？

食事をしたばかりでおなかがいっぱいでも、デザートにおいしそうなケーキが出てくると食欲がわいてきます。これは、おいしそうなケーキの色や形、以前に食べたケーキのおいしかった記憶などが脳の扁桃体で統合されることにより、脳内に食欲を促す物質が増えて摂食中枢を刺激するからです。胃の筋肉がゆるみ、動きも活発になることで、あたかも別腹があるかのようにケーキを食べてしまうのです。

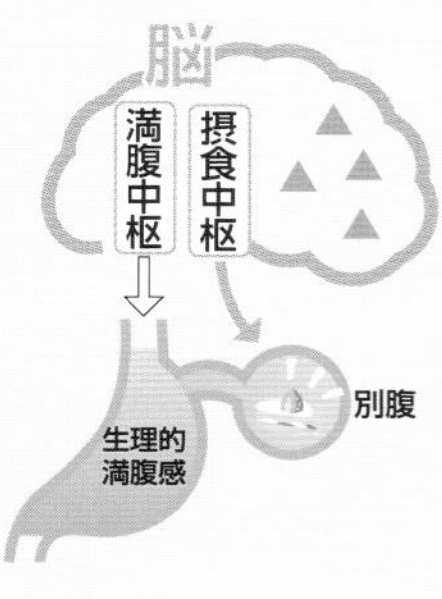

生理的に起こる食欲のしくみ

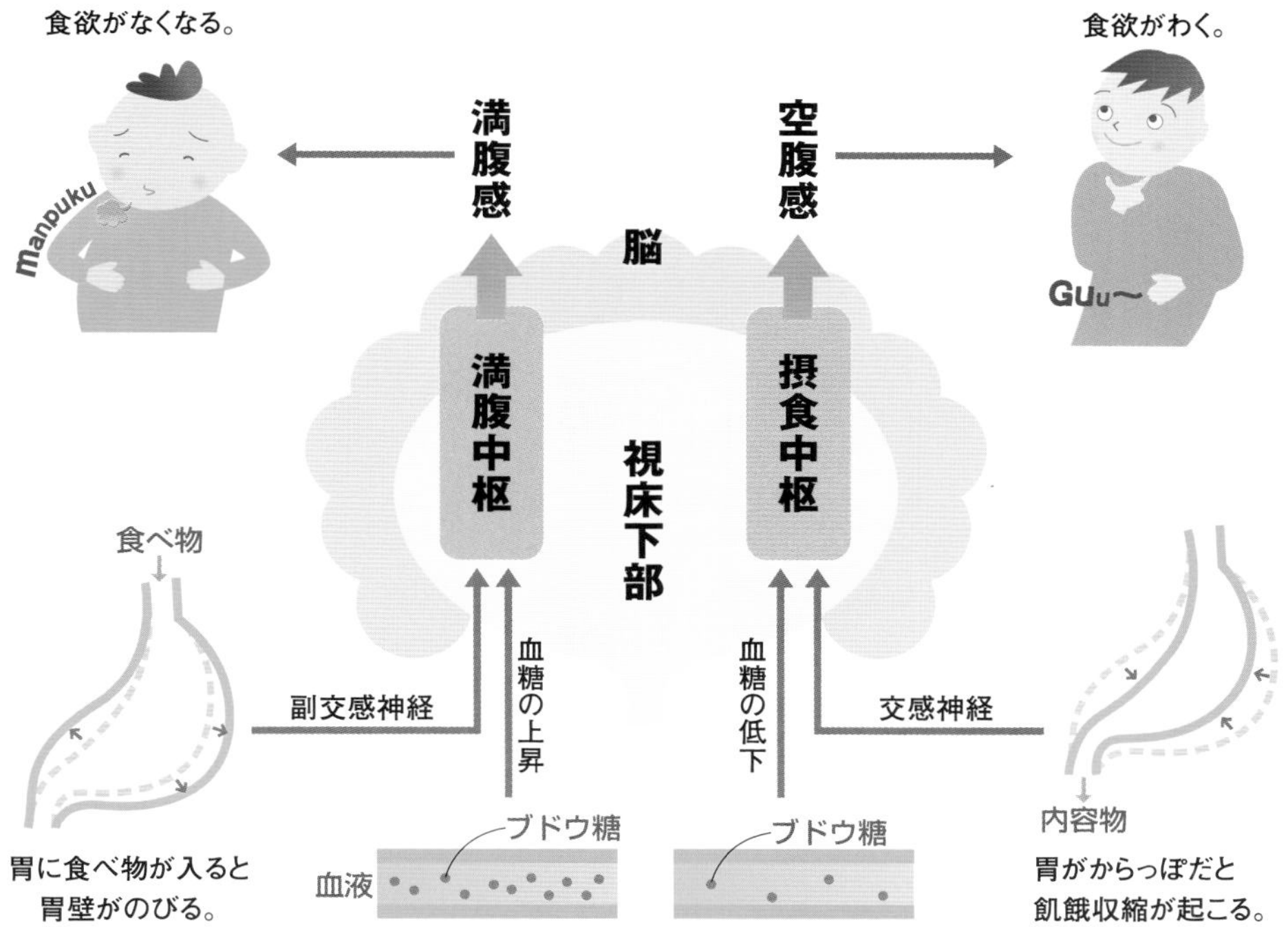

感覚的に起こる食欲のしくみ

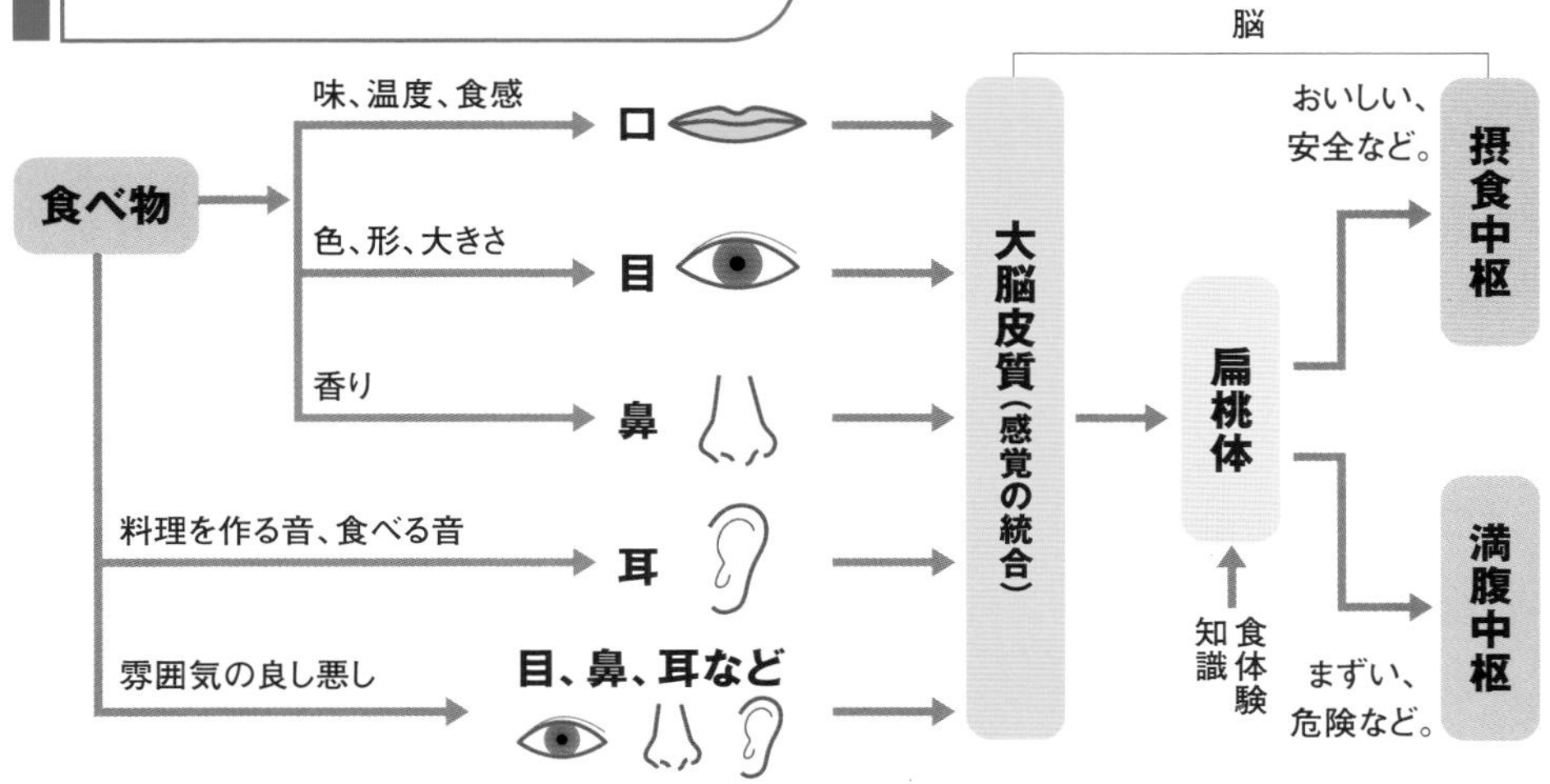

消化のしくみ

食べ物は、口と胃、十二指腸、膵臓《すいぞう》から分泌される消化酵素によって分解されます。これを消化といいます。

口と胃は、おもに物理的消化をする

◆歯や舌も消化を助ける

食べ物が口に入ると、歯でかみ砕いたりすりつぶしたりして消化の準備をします。また、口内の味蕾《みらい》（味を感じる組織）が味成分を感じとり、その刺激によってだ液が増えます。舌は、そのだ液に食べ物をよく混ぜ合わせ、食道へ送ります。

だ液にはα《アルファ》-アミラーゼという消化酵素が含まれ、穀物のデンプンを分解します。ただし、食べ物が口の中にとどまる時間は短く、口中での消化はわずかです。

◆胃の運動で食べ物は粥《かゆ》状になる

食べ物は食道の蠕動《ぜんどう》運動によってゆっくり胃へ送られ、胃にたまり始めると胃液が出てきます。食べ物に胃酸が浸透するまでは、だ液のα-アミラーゼが働き続け、デンプンを分解します。

胃液が出てくると胃の運動によって食べ物と胃液が混ざり合い、粥状になります。胃液の主成分は塩酸、ペプシノーゲン、粘液です。塩酸は強い酸性の状態を保ち、有害菌を殺菌します。ペプシノーゲンは塩酸の働きでペプシンという消化酵素になり、タンパク質を分解し始めます。粘液は塩酸から胃壁を守っています。

十二指腸で、化学的消化が本格化

◆脂質の分解が始まる

酸性に傾いている胃の内容物が十二指腸に送られると、セクレチンという消化管ホルモンが分泌され、酸の分泌が抑えられます。さらに膵臓からアルカリ性の膵液が出て、酸性が中和されて消化酵素が働ける状態が整います。また、胆のうからは胆汁が出ます。

脂質はそのままでは消化液になじまず分解されませんが、胆汁の助けで消化液と混じり、膵液の消化酵素リパーゼで分解され始めます。糖質、タンパク質も膵液の消化酵素でさらに分解されます。

Close-up クローズアップ

胸やけは、なぜ起こるの?

胸やけは、胃の入口の括約《かつやく》筋がゆるんで胃の内容物が胃液とともに食道へ逆流するときに起こります。胃液には塩酸が含まれるので、食道の内壁を刺激して胸がやけるような感じになります。暴飲暴食したときや脂っぽい食事をしたときに起こります。

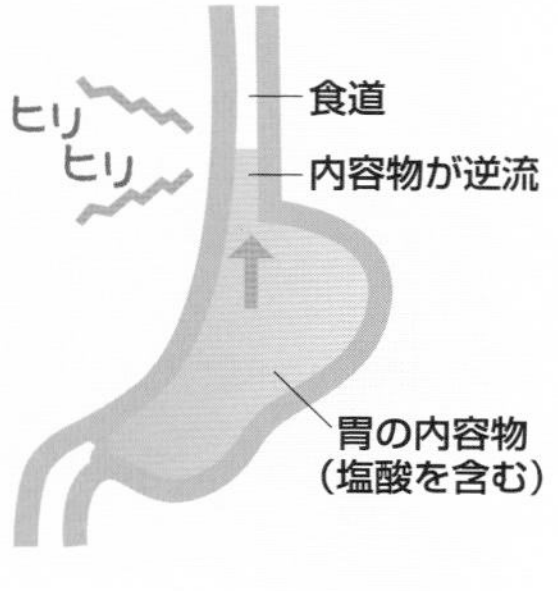

消化のしくみ

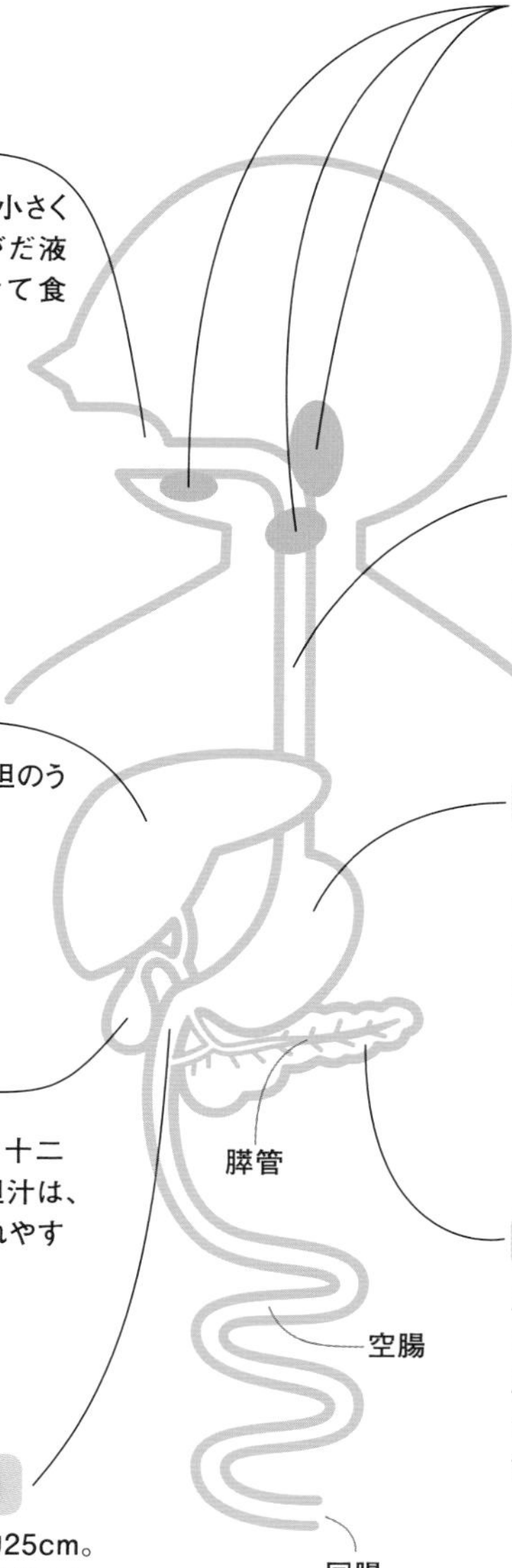

だ液腺

だ液を出す。だ液は、糖質（デンプン）の消化酵素を含む。

口腔

歯で食べ物を小さくし、それを舌がだ液と混ぜ合わせて食道に送る。

食道

食道壁の蠕動運動によって、食べ物を胃へ送り込む。

肝臓

胆汁をつくり、胆のうに送る。

胃

食べ物と胃液を混ぜ合わせる。胃液にはタンパク質の消化酵素が含まれる。

胆のう

胆汁を濃縮し、十二指腸に送る。胆汁は、脂質を消化されやすい形にする。

膵臓《すいぞう》

膵液をつくり、膵管から十二指腸へ送る。膵液は糖質、タンパク質、脂質の消化酵素を含む。

十二指腸

胃の出口から約25cm。膵液と胆汁が分泌され、本格的な消化が始まる。

栄養素の消化ルート

消化器＼栄養素	糖質	タンパク質	脂質
口腔	●（α-アミラーゼ）		
食道	↓		
胃	↓	●（ペプシン）	
小腸　十二指腸	（α-アミラーゼ）↓	（トリプシンなど）↓	●（リパーゼ）↓
小腸　空腸・回腸	○	○	○

●　消化開始点
○　吸収開始点
（　　）内は消化酵素

小腸は、十二指腸、空腸、回腸からなる

吸収のしくみ

食べ物が消化によって最小サイズに分解され、体内にとり込まれることを「吸収」といいます。

空腸と回腸の内壁のしくみ

◆小腸は3つの部分からなる

小腸は、十二指腸・空腸・回腸の3つで構成されます。十二指腸は約25㎝、空腸はその先の約5分の2、残りが回腸です。空腸と回腸で栄養素と水が吸収されますが、空腸のほうが吸収が盛んです。

◆絨毛《じゅうもう》と微絨毛の二重構造

空腸・回腸の内壁は高さ約1㎜の絨毛で覆われており、その表面にはさらに微絨毛が生えています。微絨毛の表面積の合計は人間の体表面積の約5倍に及び、栄養素や水分を無駄なく吸収します。

空腸・回腸の内壁が消化の完成場所

◆微絨毛にある消化酵素の役目

微絨毛の表面には、ここまで消化されてきた栄養素を種類別に選び、最小サイズの栄養素にして吸収する酵素が並んでいます。これを終末消化酵素といいます。

たとえば、麦芽糖（ブドウ糖が2個つながった糖質）は、ブドウ糖（最小サイズの糖質）に分解されて吸収されます。タンパク質は、アミノ酸やペプチドに分解されて吸収されます。脂質のうち中性脂肪は脂肪酸とグリセロールに分解され、他の脂質のコレステロールやリン脂質とともに吸収されます。

◆血液やリンパ液に溶けて体内へ

絨毛の内部には血管とリンパ管が通っています。ブドウ糖などの単糖類やアミノ酸やペプチド、水溶性ビタミン、ミネラルは静脈に溶けて、門脈という太い静脈を経て肝臓へ送られます。一方、脂質や脂溶性ビタミンはリンパ管から静脈に入り、心臓、動脈を経て肝臓に運ばれます。

Close-up クローズアップ

栄養素は、なぜ肝臓に運ばれるの？

食べ物の栄養素が肝臓に運ばれるのは、肝臓が栄養素を人の体に役立つように処理する所だからです。たとえば、ブドウ糖の一部はグリコーゲンに合成されて肝臓に蓄えられます。これは血糖が下がったときに、即座にブドウ糖を供給するためです。また、食べ物のアミノ酸は人の体に合うアミノ酸につくり替えられ、脂質も体に利用できるように再合成されて血中に出されます。

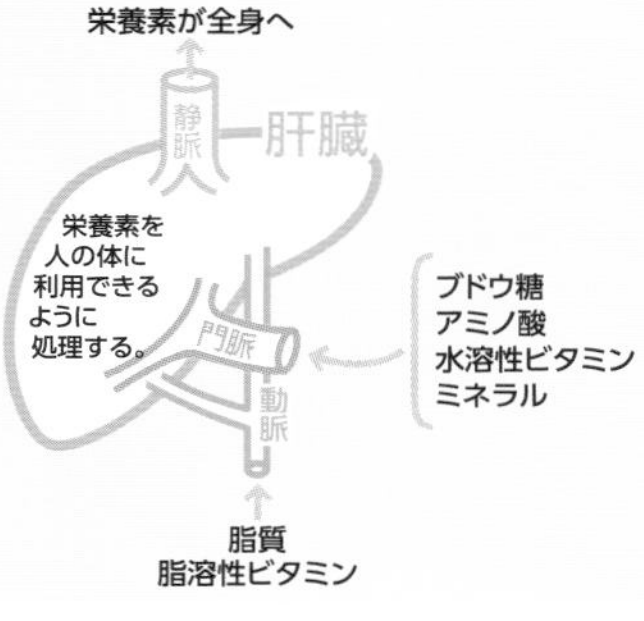

栄養素吸収のしくみ

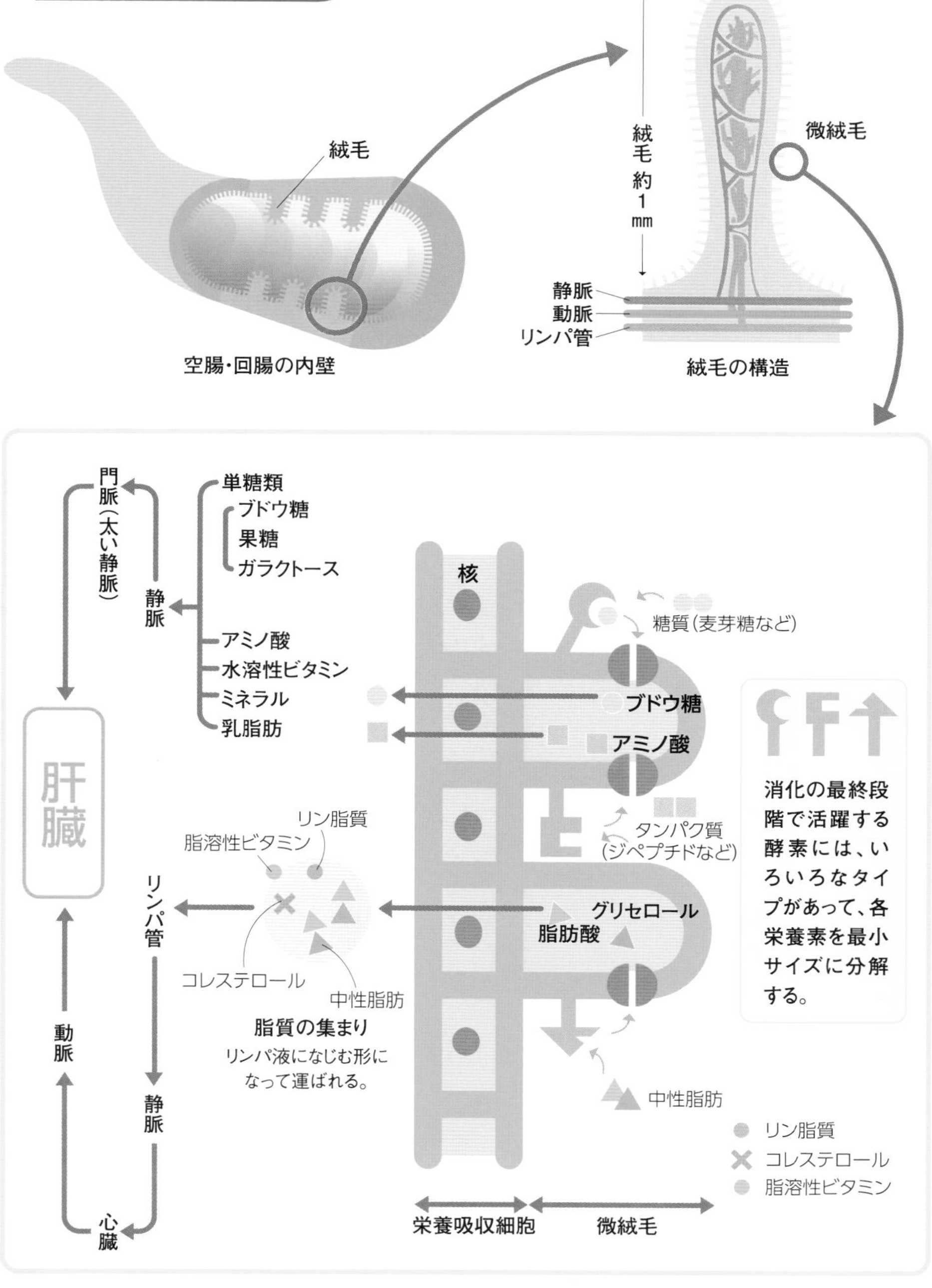
絨毛
空腸・回腸の内壁
絨毛約1mm
微絨毛
静脈
動脈
リンパ管
絨毛の構造
門脈（太い静脈）
静脈
単糖類
ブドウ糖
果糖
ガラクトース
アミノ酸
水溶性ビタミン
ミネラル
乳脂肪
肝臓
核
糖質（麦芽糖など）
ブドウ糖
アミノ酸
タンパク質
（ジペプチドなど）
グリセロール
脂肪酸
中性脂肪
リン脂質
脂溶性ビタミン
コレステロール
中性脂肪
脂質の集まり
リンパ液になじむ形になって運ばれる。
リンパ管
静脈
動脈
心臓
リン脂質
コレステロール
脂溶性ビタミン
栄養吸収細胞
微絨毛
消化の最終段階で活躍する酵素には、いろいろなタイプがあって、各栄養素を最小サイズに分解する。

糖質の代謝

吸収された糖質が、体に必要なさまざまなエネルギーに変化するプロセスを「糖質の代謝」といいます。

糖質のエネルギーのもとは太陽の光エネルギー

◆ブドウ糖の製造元は植物

ブドウ糖は、植物の光合成によって二酸化炭素と水から太陽の光エネルギーを結合のエネルギーにしてつくられます。穀類やいも類はブドウ糖をデンプンという形で実や根に蓄え、人間はこれらを食べて自分のエネルギーに変えているのです。

◆糖質エネルギーの利用

摂取したデンプンはブドウ糖に分解され、小腸から吸収されて肝臓へ送られます。一部は肝臓を素通りして血液中に入り（血糖）、組織のエネルギー源になったり、筋肉グリコーゲンとして蓄えられます。また、一部のブドウ糖はグリコーゲンとして肝臓に蓄えられます。肝臓での貯蔵量を上まわる余分なブドウ糖は、内臓脂肪や皮下脂肪として蓄えられます。

エネルギーが発生するしくみ

◆呼吸とエネルギー発生の関係

ブドウ糖がエネルギーに変わるとき、呼吸によって体内にとり入れた酸素を使う代謝と使わない代謝があります。

ブドウ糖は酵素の働きでまずピルビン酸になりますが、その過程で少量のエネルギーが発生します。酸素を使わないこの代謝を「解糖」といいます。激しい運動などで酸素不足のときなどに、このエネルギーが使われます。

ピルビン酸は、さらに酵素によってアセチルCoAという物質に変わり、それがTCA回路に入ります。この回路でできた物質が、吸気によって取り入れた酸素と反応することにより水と大量のエネルギーが発生します。このエネルギーが生命活動の源になります。

Close-up クローズアップ　アルコールはどのように代謝されるの？

アルコールは糖質・脂質・タンパク質と同様に、代謝過程においてエネルギーを発生します（1g当たり7kcal）。アルコールは消化を必要とせず、水にも脂肪にも溶けやすいことから、すぐに胃や小腸で吸収され、肝臓に運ばれます。肝臓では、酵素の働きでアセトアルデヒド、さらに酢酸へと分解され、最終的にはTCA回路を経てエネルギーを発生し、水と二酸化炭素になります。

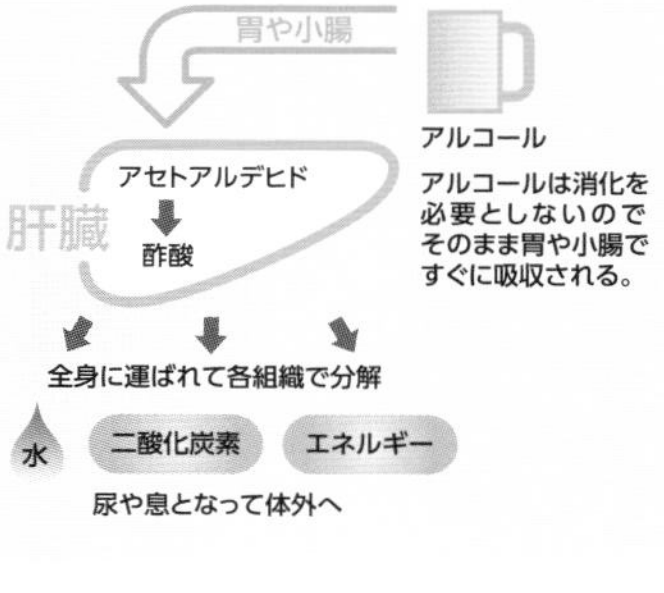

ブドウ糖がエネルギーに変わるしくみ

ブドウ糖は、体の各細胞にとり込まれ、酵素の働きで変化していきます。その途中で、ATP（アデノシン三リン酸）というエネルギーを大量に含む物質ができます。

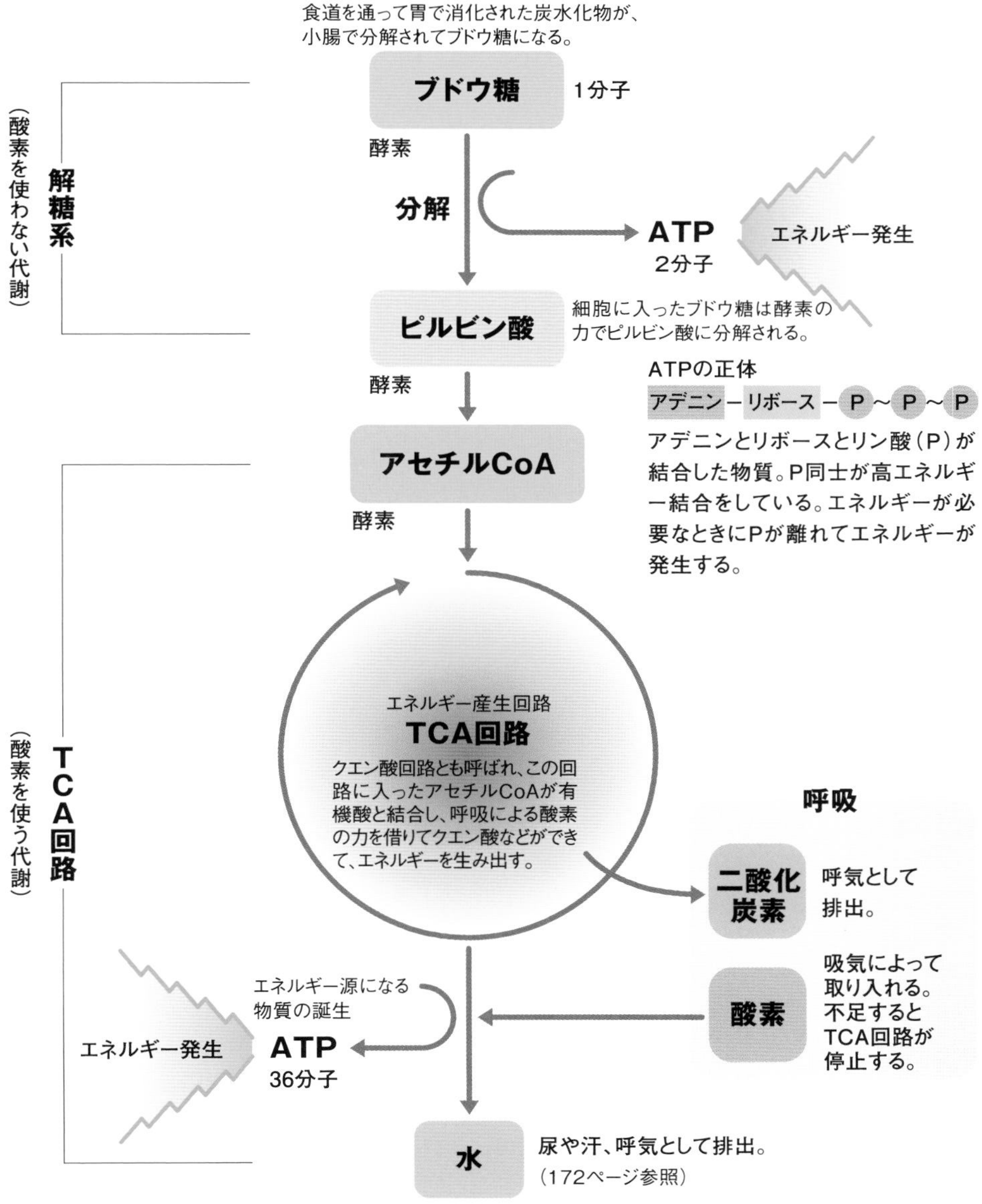
食道を通って胃で消化された炭水化物が、小腸で分解されてブドウ糖になる。
ブドウ糖
1分子
酵素
分解
ATP
2分子
エネルギー発生
解糖系
（酸素を使わない代謝）
ピルビン酸
細胞に入ったブドウ糖は酵素の力でピルビン酸に分解される。
酵素
ATPの正体
アデニン－リボース－P～P～P
アデニンとリボースとリン酸（P）が結合した物質。P同士が高エネルギー結合をしている。エネルギーが必要なときにPが離れてエネルギーが発生する。
アセチルCoA
酵素
エネルギー産生回路
TCA回路
クエン酸回路とも呼ばれ、この回路に入ったアセチルCoAが有機酸と結合し、呼吸による酸素の力を借りてクエン酸などができて、エネルギーを生み出す。
TCA回路
（酸素を使う代謝）
呼吸
二酸化炭素
呼気として排出。
酸素
吸気によって取り入れる。不足するとTCA回路が停止する。
エネルギー源になる物質の誕生
エネルギー発生
ATP
36分子
水
尿や汗、呼気として排出。
（172ページ参照）

脂質の代謝

脂質は肝臓で再合成され、脂肪組織に送られて貯蔵エネルギーになるほか、細胞膜などの材料にもなります。

中性脂肪の吸収法と脂質の運搬法

◆中性脂肪は乳化されて吸収

脂質のうち、リン脂質とコレステロールはそのまま小腸に吸収されますが、中性脂肪は十二指腸から出る胆汁によって乳化されたのち、膵液《すいえき》の消化酵素リパーゼによって脂肪酸とグリセロールに分解され、小腸に吸収されます。

◆脂質の集合体「キロミクロン」

脂肪酸とグリセロールは小腸壁ですぐに中性脂肪に戻り、コレステロールやリン脂質とともに「キロミクロン」というリポタンパク質粒子（水溶性で血液やリンパ液になじむ）になってリンパ管に入ります。リンパ管は首のつけ根あたりで静脈に合流し、キロミクロンはそこから静脈に入って、心臓、動脈を経て肝臓に運ばれます。

キロミクロンは肝臓で再合成されて全身へ

◆血液を循環するリポタンパク質

キロミクロンは、肝臓でＶＬＤＬというリポタンパク質に再合成されて血液中に出され、その中の中性脂肪が脂肪組織にとり込まれて貯蔵されます。そして、必要に応じて脂肪酸とグリセロールに分解されてエネルギーになります。中性脂肪が脂肪組織にとり込まれると、ＶＬＤＬはＬＤＬというコレステロールの割合が多いリポタンパク質になります。これは組織の細胞膜になるコレステロールを運ぶ重要な粒子ですが、増え過ぎると動脈硬化の原因になります。

肝臓ではＨＤＬも合成され、血液中に出されます。これは、動脈壁のコレステロールをとり込んで肝臓へ戻るので、ＨＤＬが多いと動脈硬化予防になります。

Close-up クローズアップ　コレステロールは体内でも合成される

体内のコレステロールは、食事から摂取したものだけではなく、主に肝臓など体内でも合成されます。合成量は摂取量の過不足に応じてうまく調節されていますが、何らかの原因でＬＤＬとＨＤＬの働きのバランスが崩れると、酸化ＬＤＬが増え、マクロファージが泡沫化し、動脈硬化を発症します。

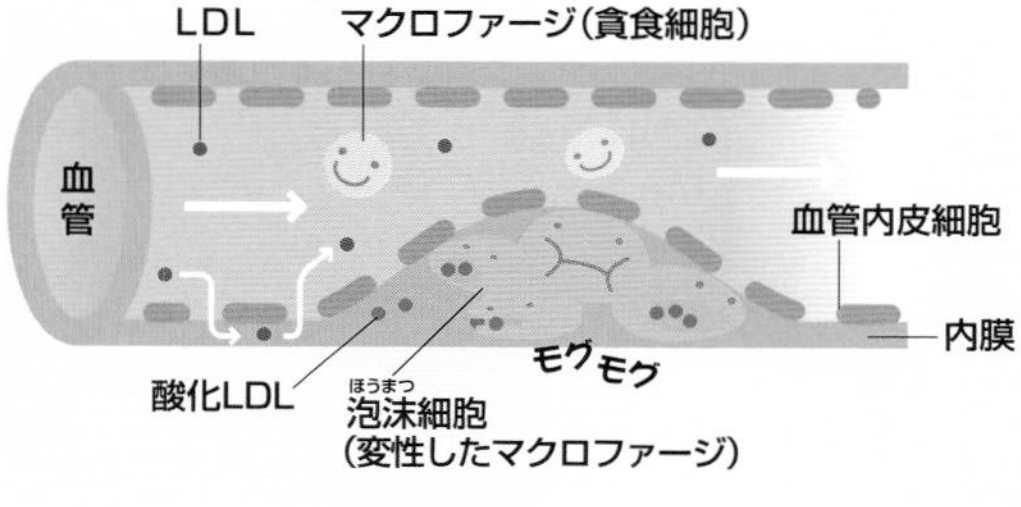

脂質の種類とその行方

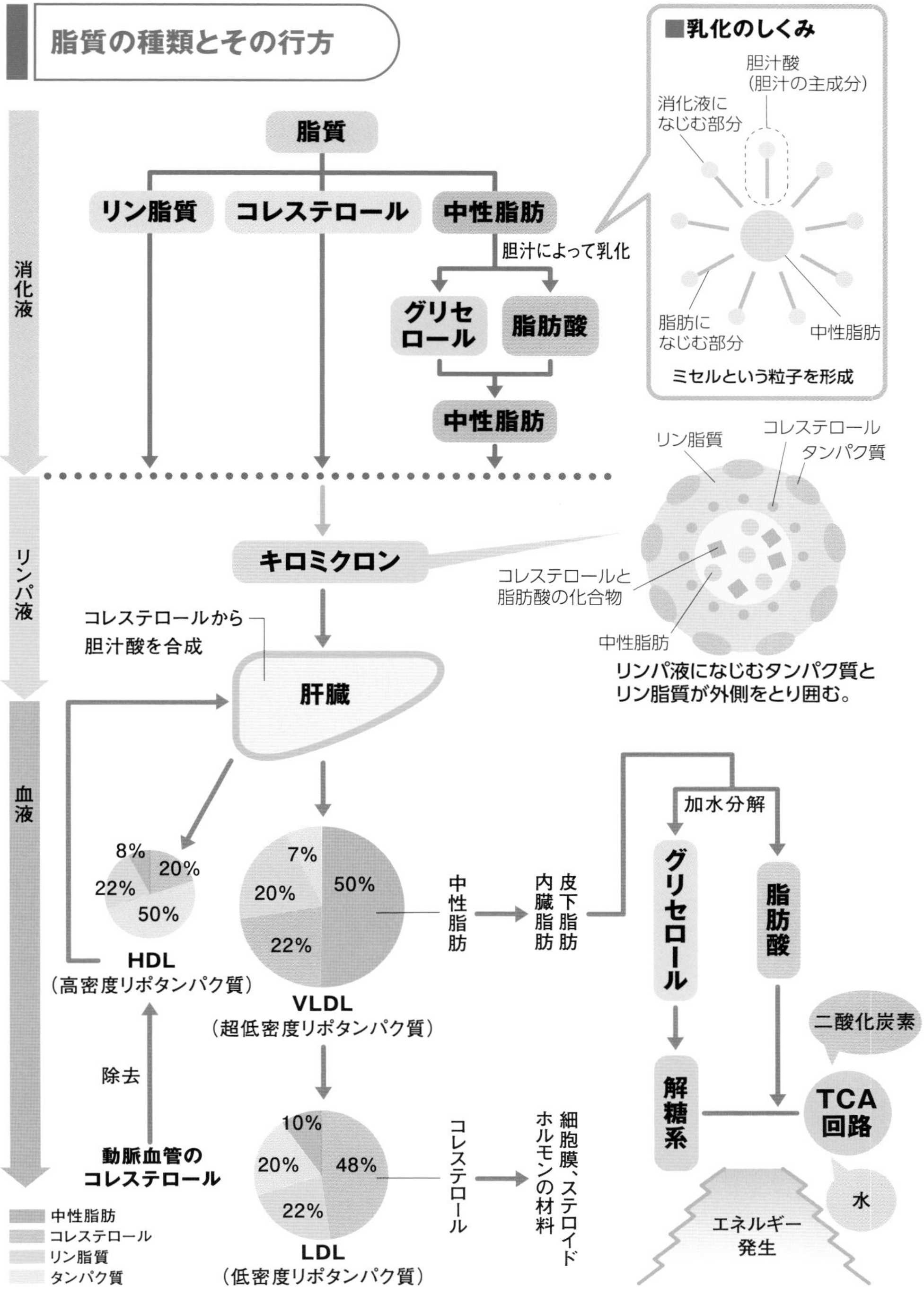
脂質
リン脂質
コレステロール
中性脂肪
胆汁によって乳化
グリセロール
脂肪酸
中性脂肪
消化液
リンパ液
血液
■乳化のしくみ
胆汁酸
（胆汁の主成分）
消化液に
なじむ部分
脂肪に
なじむ部分
中性脂肪
ミセルという粒子を形成
キロミクロン
リン脂質
コレステロール
タンパク質
コレステロールと
脂肪酸の化合物
中性脂肪
リンパ液になじむタンパク質と
リン脂質が外側をとり囲む。
コレステロールから
胆汁酸を合成
肝臓
8%
20%
22%
50%
HDL
（高密度リポタンパク質）
7%
50%
20%
22%
VLDL
（超低密度リポタンパク質）
中性脂肪
皮下脂肪
内臓脂肪
加水分解
グリセロール
脂肪酸
解糖系
TCA
回路
二酸化炭素
水
エネルギー
発生
除去
動脈血管の
コレステロール
10%
20%
48%
22%
LDL
（低密度リポタンパク質）
コレステロール
細胞膜、ステロイド
ホルモンの材料
中性脂肪
コレステロール
リン脂質
タンパク質

代謝のしくみ

タンパク質の代謝

アミノ酸やペプチドになって吸収され、肝臓から各組織へ送られて、体のタンパク質につくり替えられます。

タンパク質の立体構造が消化酵素によって分解

◆胃液と膵液《すいえき》で段階的に分解

タンパク質は、まず胃液の消化酵素ペプシンでペプチド結合が切断され、立体構造から鎖状のポリペプチドになります。

ポリペプチドが十二指腸に送られると、膵液中のトリプシン、キモトリプシン、カルボキシペプチダーゼといったタンパク分解酵素の働きによって、各種アミノ酸や小さなペプチド類になります。その後、小腸吸収上皮細胞の微絨毛《じゅうもう》膜から取り込まれる過程で、最終的にアミノ酸となって吸収されます。

タンパク質の新旧交代とアミノ酸の行方

◆タンパク質の分解と合成

吸収されたアミノ酸は肝臓に運ばれ、血液を経て各組織へ送られます。組織の細胞では、筋肉や爪などになる新しいタンパク質がアミノ酸からつくられ、同時に同量の古いタンパク質が分解されて血液に出されます。分解物の多くは肝臓でまた新しいアミノ酸につくり替えられて血液中に出ていきます。

各組織では、アミノ酸から酵素やホルモン、神経伝達物質などの材料になるタンパク質もつくられています。

◆アミノ酸はブドウ糖にも変化

不要になったアミノ酸からは窒素化合物の有毒なアンモニアが肝臓で遊離されますが、すぐに無毒な尿素にされて、尿として体の外へ排泄《はいせつ》されます。

窒素が除かれたあとのアミノ酸はエネルギー源になるほか、ブドウ糖に生合成されます（糖新生）。血糖が不足するときにブドウ糖になって血糖を補います。

うそ？ほんと？

アミノ酸は感情の材料になる？

人間の感情は、外部刺激などを神経伝達物質が脳に伝えることによっても生まれます。神経伝達物質はアミノ酸からつくられます。たとえば、おだやかな気持ちをつくる神経伝達物質セロトニンは、トリプトファンというアミノ酸からつくられます。トリプトファンは体内でつくることのできないアミノ酸で、食べ物からとらなければなりません。おだやかな気持ちになるには、食べ物も重要な働きをするのです。

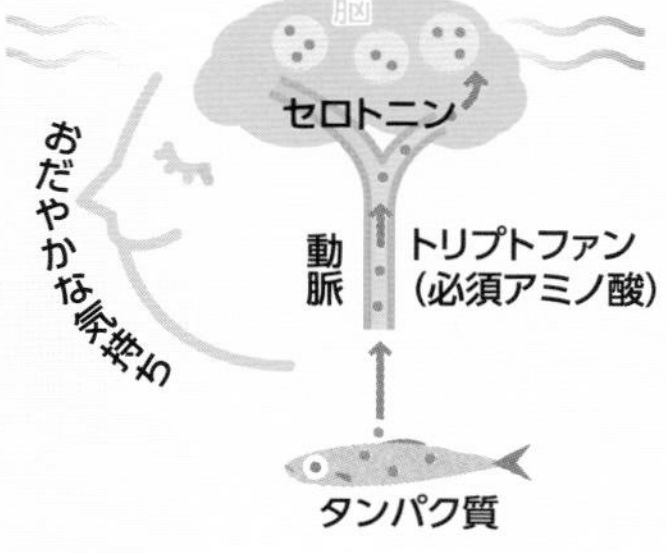

タンパク質の合成と分解のしくみ

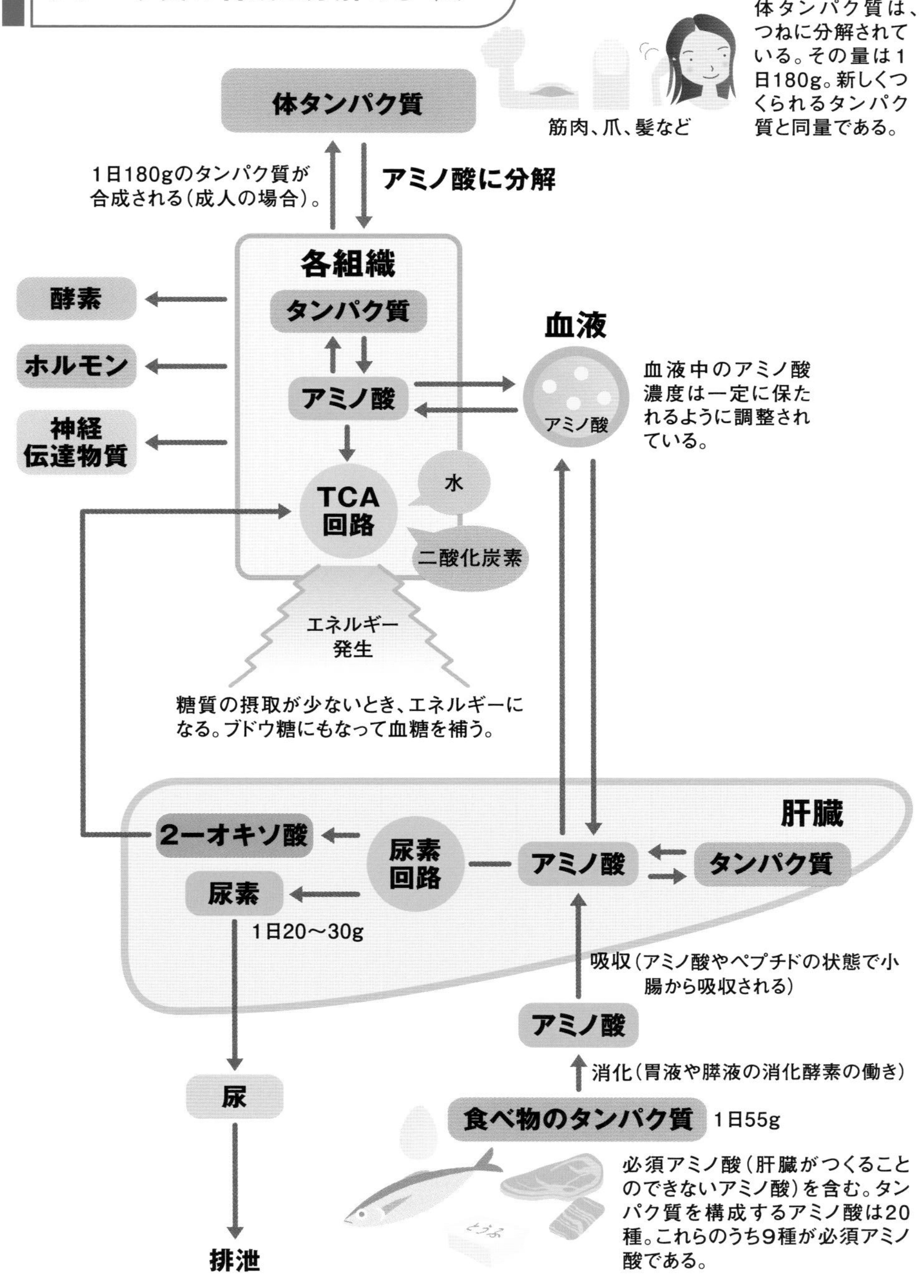
体タンパク質は、つねに分解されている。その量は1日180g。新しくつくられるタンパク質と同量である。
筋肉、爪、髪など
体タンパク質
1日180gのタンパク質が合成される（成人の場合）。
アミノ酸に分解
各組織
タンパク質
アミノ酸
TCA回路
水
二酸化炭素
酵素
ホルモン
神経伝達物質
血液
アミノ酸
血液中のアミノ酸濃度は一定に保たれるように調整されている。
エネルギー発生
糖質の摂取が少ないとき、エネルギーになる。ブドウ糖にもなって血糖を補う。
肝臓
2ーオキソ酸
尿素回路
アミノ酸
タンパク質
尿素
1日20〜30g
吸収（アミノ酸やペプチドの状態で小腸から吸収される）
アミノ酸
消化（胃液や膵液の消化酵素の働き）
食べ物のタンパク質
1日55g
必須アミノ酸（肝臓がつくることのできないアミノ酸）を含む。タンパク質を構成するアミノ酸は20種。これらのうち9種が必須アミノ酸である。
尿
排泄

代謝のしくみ

ビタミンの代謝

ビタミンは肝臓から血液を経て組織へ行き、栄養素がエネルギーになる手助けをしたり、体の機能を補助します。

水溶性ビタミンの体内での働き

◆ビタミンB群とビタミンC

消化液や血液に溶けるビタミンを水溶性ビタミンといい、B群とCがあります。これらは小腸から吸収されて肝臓に運ばれ、各組織で利用されます。

◆体内の化学反応に関与

ビタミンB群は酵素の手助けをします。酵素の中には、それ自身では働かなくても、ビタミンB群と結合することで初めて活性化するものがあります。

ビタミンCは酸化型と還元型の2つのタイプで体内に存在し、酸化型になりやすい性質があります。この性質は他の物質を還元する力になります。たとえば、消化液に溶けない酸化型の鉄を還元しますが、還元された鉄は消化液に溶けやすくなり、小腸からの吸収が高まります。

脂溶性ビタミンの体内での働き

◆脂質とともに吸収される

脂溶性ビタミン（A、D、E、K）は、脂質とともにリポタンパク質になって肝臓に運ばれます。

◆体の働きを助ける

ビタミンAは肝臓で脂肪酸と結合して貯蔵されます。必要に応じてタンパク質と結合して体内に運ばれ、細胞にとり込まれ、成長促進や粘膜維持に関与します。

ビタミンDは紫外線が当たることで皮膚からも合成されます。カルシウムの吸収を促す作用があります。

ビタミンEはリポタンパク質によって各組織の細胞に運ばれ、細胞膜の酸化を防ぎます。

ビタミンKは、大腸で腸内細菌からもつくられ、血液凝固などに関与しています。

耳よりな話

体内に蓄積されるビタミン、できないビタミン

脂溶性ビタミン（A、D、E、K）には蓄積性があります。たとえば、ビタミンAを大量にとり続けると、過剰症を引き起こすことが報告されています。水溶性ビタミン（B群、C）には蓄積性がなく、一定量以上のものは尿中に排泄されます。一方、脂溶性ビタミンも水溶性ビタミンも摂取不足が長期間続くと、さまざまな欠乏症を引き起こします。

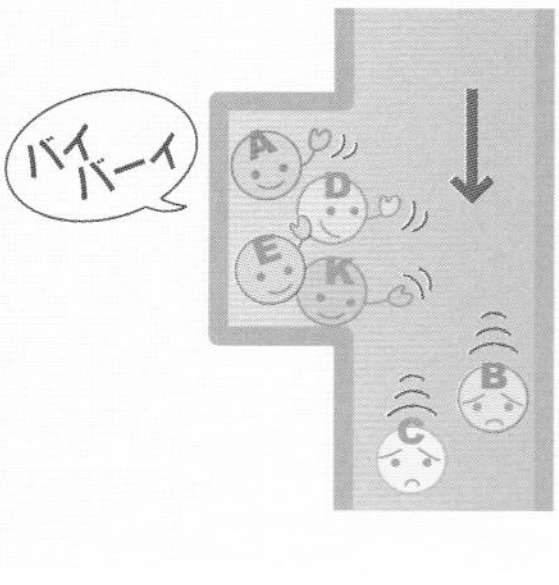

エネルギー発生ルートで働くビタミンB群

ビタミンB群はあらゆるところでエネルギー代謝にかかわっています。

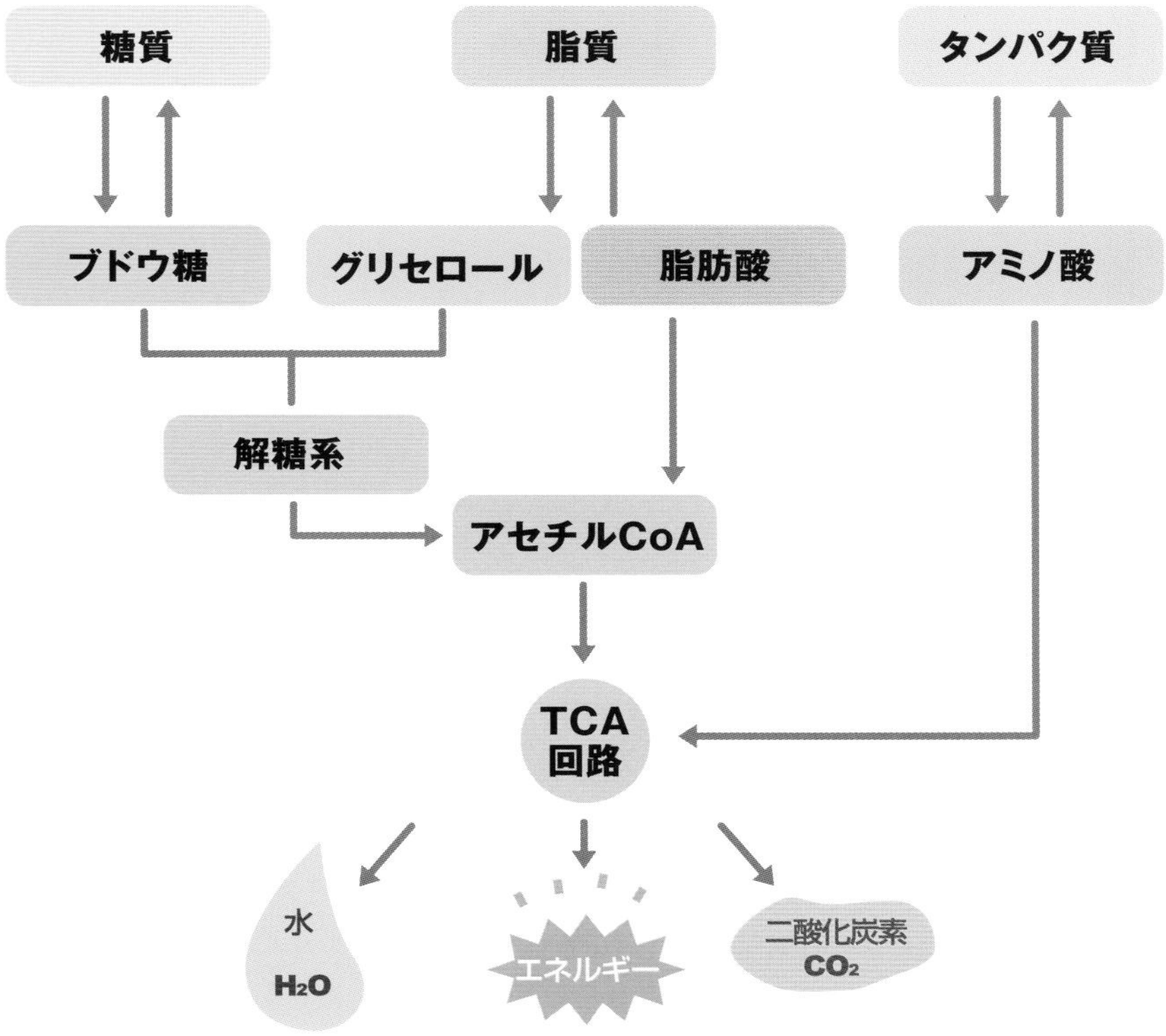

ビタミンB群は、酵素の働きを補う「補酵素」として働きます。

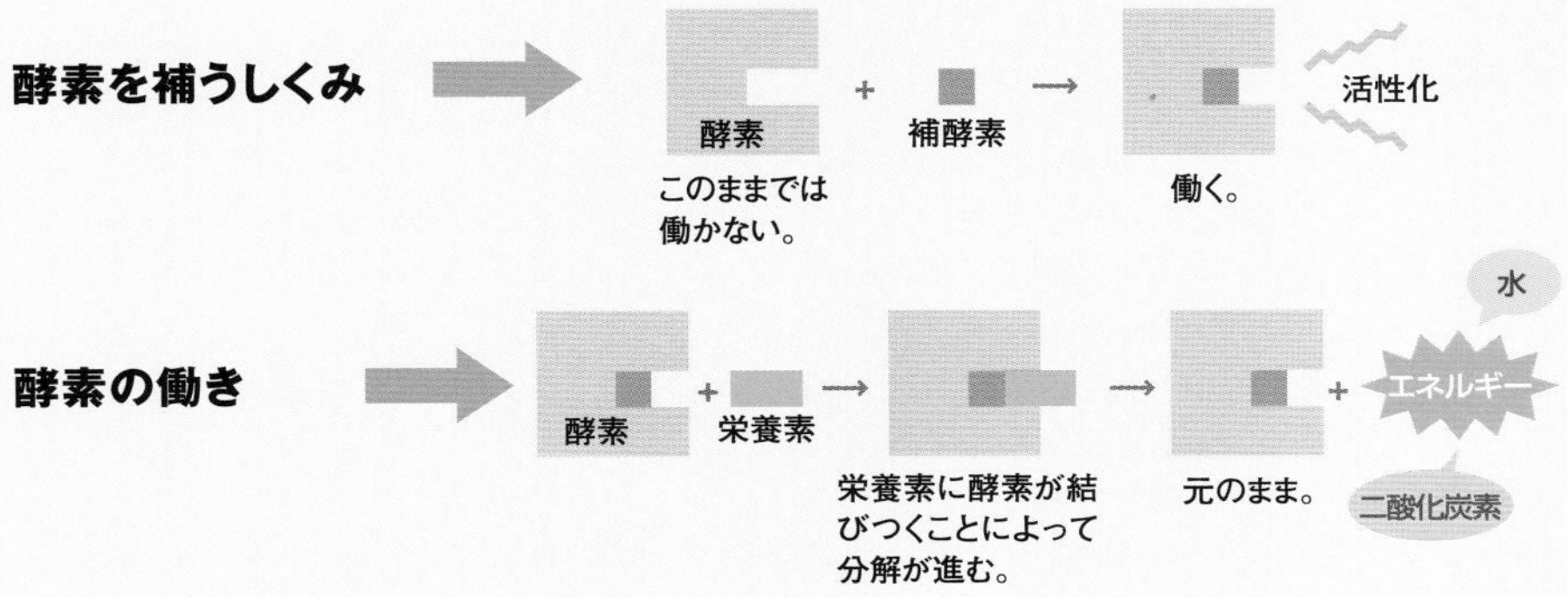

ミネラルの代謝

ミネラルは吸収後、他の物質と結合して体の成分になったり、イオンになって体液のバランスをとったりします。

ミネラルの正体と吸収のしくみ

◆胃腸の環境で吸収率が変化

ミネラルは体を構成する元素のうち酸素、炭素、水素、窒素以外をいいます。

多くは小腸で吸収されますが、亜鉛の一部は胃で、ナトリウムの一部は大腸で吸収されます。カルシウムの吸収率は、小腸にビタミンＤや乳糖などがあると増加します。鉄はビタミンＣがあると吸収率が増加します。

吸収後は肝臓へ送られ、血液によって各組織に運ばれて利用され、毎日一定量が尿や汗などに含まれて排泄《はいせつ》されます。

ミネラルの体内での働き

◆ミネラルの大部分は骨や歯にある

ミネラルの多くは骨や歯に存在します。骨や歯にはリン酸カルシウム、リン酸マグネシウムとして存在し、強さやかたさ、弾力を与えています。また、タンパク質などと結合して筋肉内にもあります。そのほか、エネルギーのもとであるＡＴＰ（１６１ページ参照）にリン酸として、細胞膜にリン脂質として、また酵素や補酵素の材料として存在しています。

◆イオンとしてバランス調節

ミネラルには、血液中や細胞内外の体液中でプラスやマイナスの電気を帯びてイオンになるものがあります。

細胞内外のイオン濃度のバランスは一定に保たれていますが、体がなんらかの刺激を受けると一時的に変化します。それは神経などを介して脳に伝わり、脳が変化に対する適切な指令を出すと、イオン濃度は元に戻ります。このようにミネラルは体のバランスを保つもとになっています。

耳よりな話

のどがかわくのは、なぜ?

塩分をとり過ぎるとのどがかわくのは、塩の成分のナトリウムが原因です。細胞の内外ではナトリウムイオンが一定の割合で存在していますが、そこへ塩のナトリウムイオンがやってくると細胞外のナトリウムイオン濃度が通常より高くなり、細胞内液が外へ出て濃度のバランスをとろうとします。その変化が脳の視床下部に伝わると、脳は細胞内外の状態を元に戻すために「水分を補給せよ」と指令を出します。そのため、のどがかわくのです。

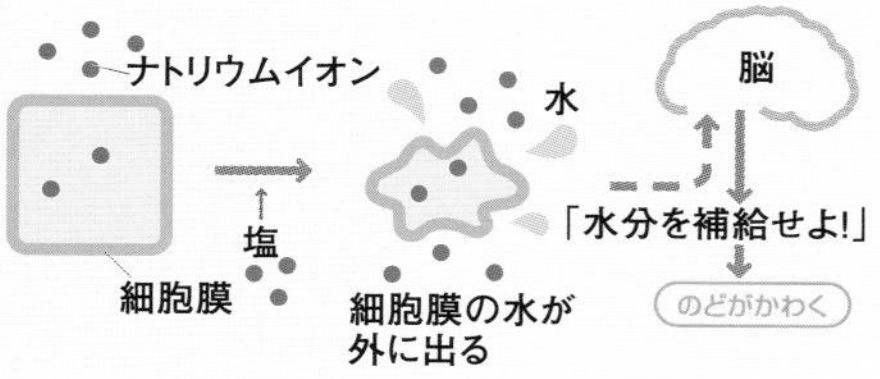

ミネラルのおもな存在場所

（　　内はミネラル）

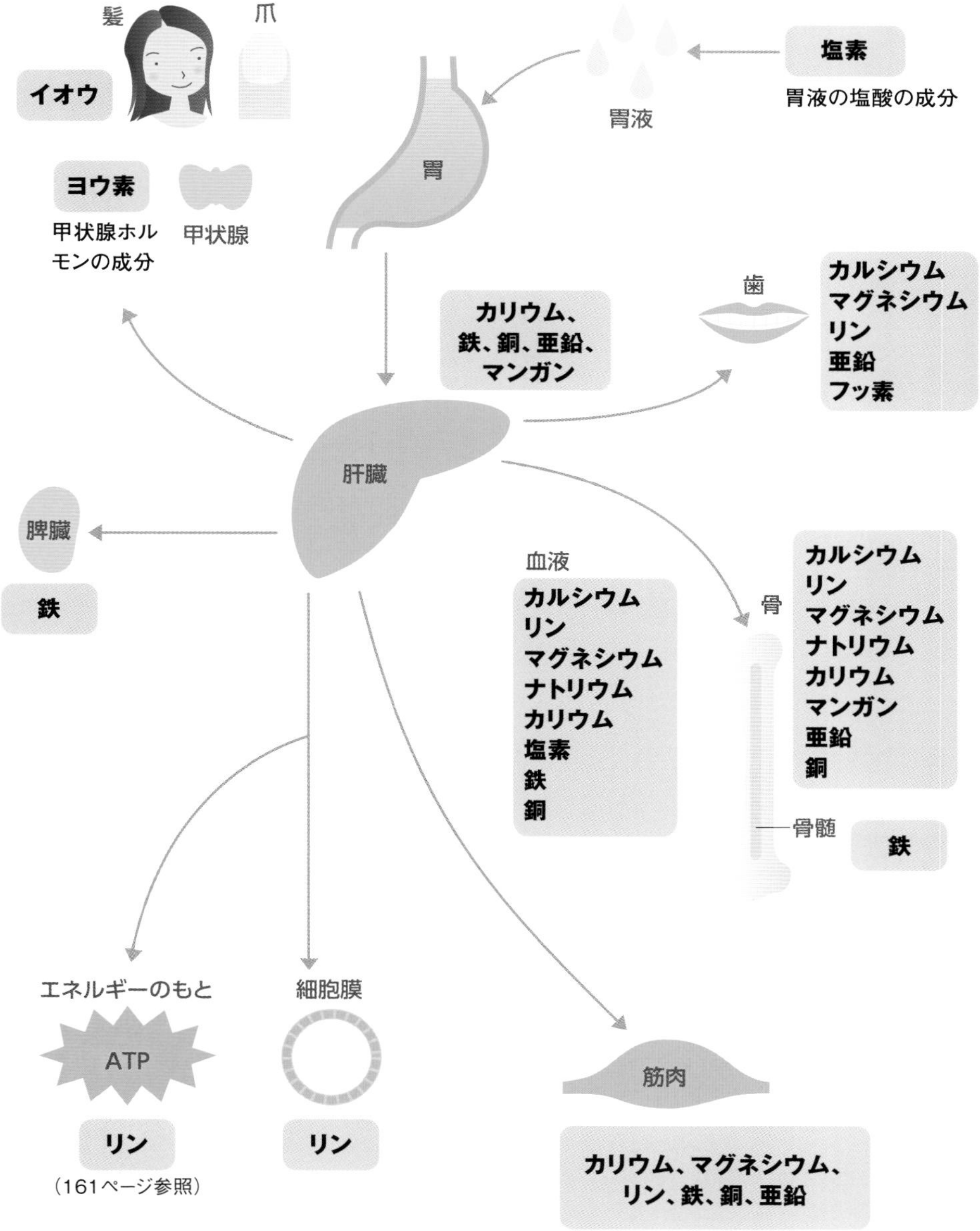
髪
爪
イオウ
塩素
胃液の塩酸の成分
胃液
胃
ヨウ素
甲状腺ホルモンの成分
甲状腺
カリウム、
鉄、銅、亜鉛、
マンガン
歯
カルシウム
マグネシウム
リン
亜鉛
フッ素
肝臓
脾臓
鉄
血液
カルシウム
リン
マグネシウム
ナトリウム
カリウム
塩素
鉄
銅
骨
カルシウム
リン
マグネシウム
ナトリウム
カリウム
マンガン
亜鉛
銅
骨髄
鉄
エネルギーのもと
ATP
リン
（161ページ参照）
細胞膜
リン
筋肉
カリウム、マグネシウム、
リン、鉄、銅、亜鉛

排泄のしくみ

消化吸収されなかった食べ物のかすは便として排泄《はいせつ》され、栄養素の代謝後の不要物は尿とともに排泄されます。

便の成分と排泄のしくみ

◆食物繊維が便の主成分

栄養素は小腸でほぼ吸収されますが、食物繊維は人の消化酵素で分解できないため、大腸へ送られて便の主成分になります。大腸に消化酵素はありませんが、腸内細菌がいて一部の食物繊維を分解し、酸などを生成します。酸は大腸の運動を盛んにし、便の排泄を促します。

◆便のにおいや色の正体

タンパク質は一部未消化のまま大腸に送られ、腸内細菌によって分解されます。分解物質にはアンモニアなどの有害なものが多く、便やおならが臭くなります。

また、十二指腸に分泌される胆汁の一部が大腸に送られ、排泄されます。胆汁はビリルビンという黄色い色素を含むので、便は黄色い色をしています。

◆便の形ができるまで

栄養素の95%は小腸で吸収され、水分と未消化物の食物繊維が大腸へ送られます。水分は大腸で少しずつ吸収され、未消化物はだんだん固形状になって直腸に入り、便として排泄されます。

尿の成分と排泄のしくみ

◆血液との連携で尿ができる

各種の栄養素は体内で利用されたあと、余分な栄養素や老廃物が血液によって腎臓に運ばれます。腎臓では糸球体で血液中の物質や水をろ過します。ろ過されたものの99%は尿細管で再吸収され、残りが尿として排泄されます。尿は水分のほかに尿素などが含まれています。尿素はタンパク質の代謝産物です。とり過ぎた水溶性ビタミンや不要になったミネラルも尿とともに排泄されます。

Close-up クローズアップ　腸内細菌叢《そう》（腸内フローラ）が健康を左右する

大腸には1000種類以上、600〜1000兆個もの腸内細菌が存在し、善玉菌もいれば悪玉菌もいます。これらの菌がバランスよく住みついているときには、免疫機能が高まったり腸の蠕動《ぜんどう》運動が促進したりします。一方、バランスがくずれると便秘や下痢を起こします。腸内細菌叢（腸内フローラ）は1つの臓器とも考えられています。

腸内フローラのバランスがくずれると、さまざまな不調や病気を引き起こす。

- 便秘
- 下痢
- 肌荒れ
- 体臭
- 腰痛
- 潰瘍
- 大腸がん
- アレルギー性疾患

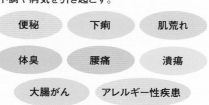

便排泄のしくみ

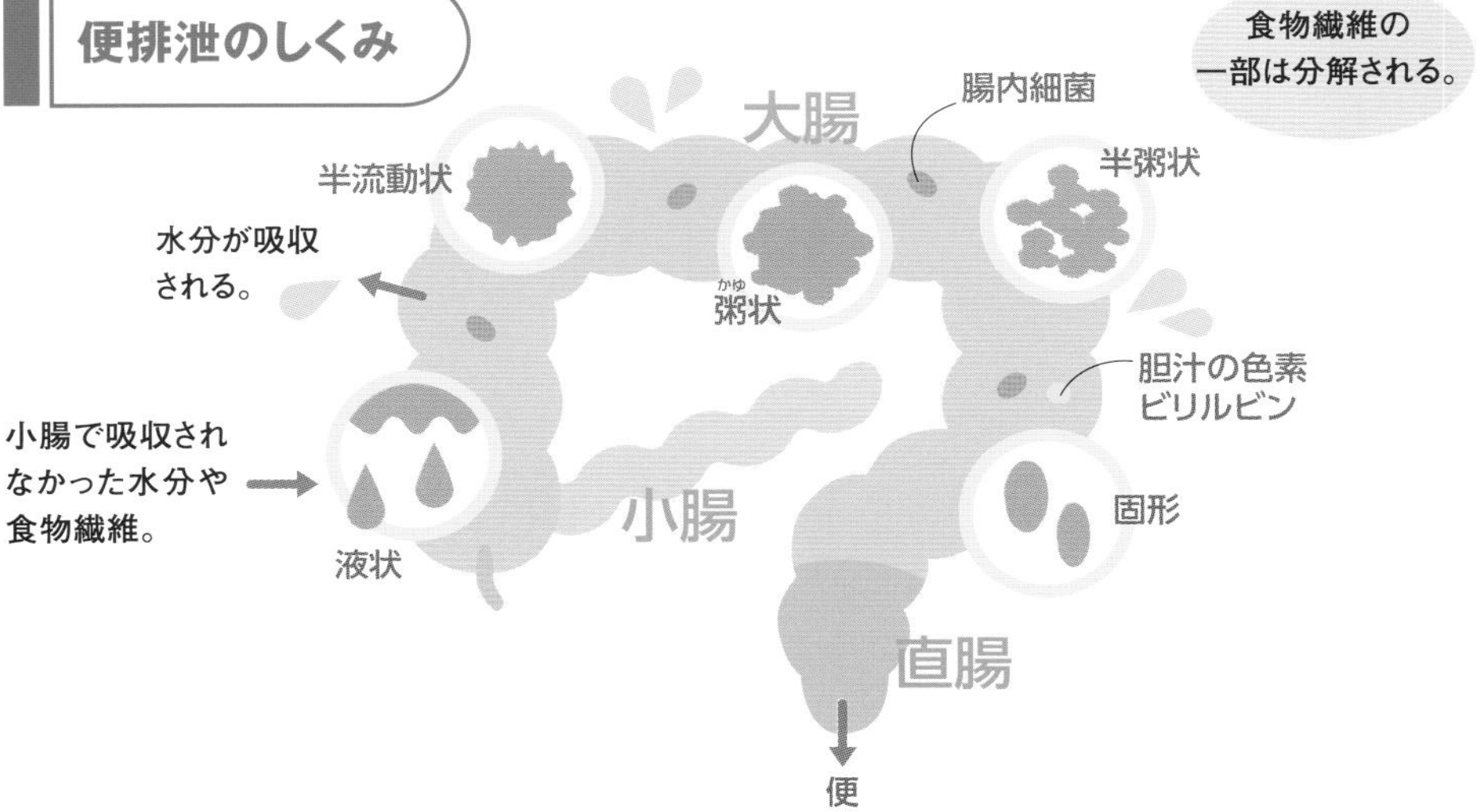
食物繊維の
一部は分解される。
大腸
腸内細菌
半流動状
半粥状
水分が吸収
される。
粥《かゆ》状
胆汁の色素
ビリルビン
小腸で吸収され
なかった水分や
食物繊維。
小腸
固形
液状
直腸
便

尿排泄のしくみ

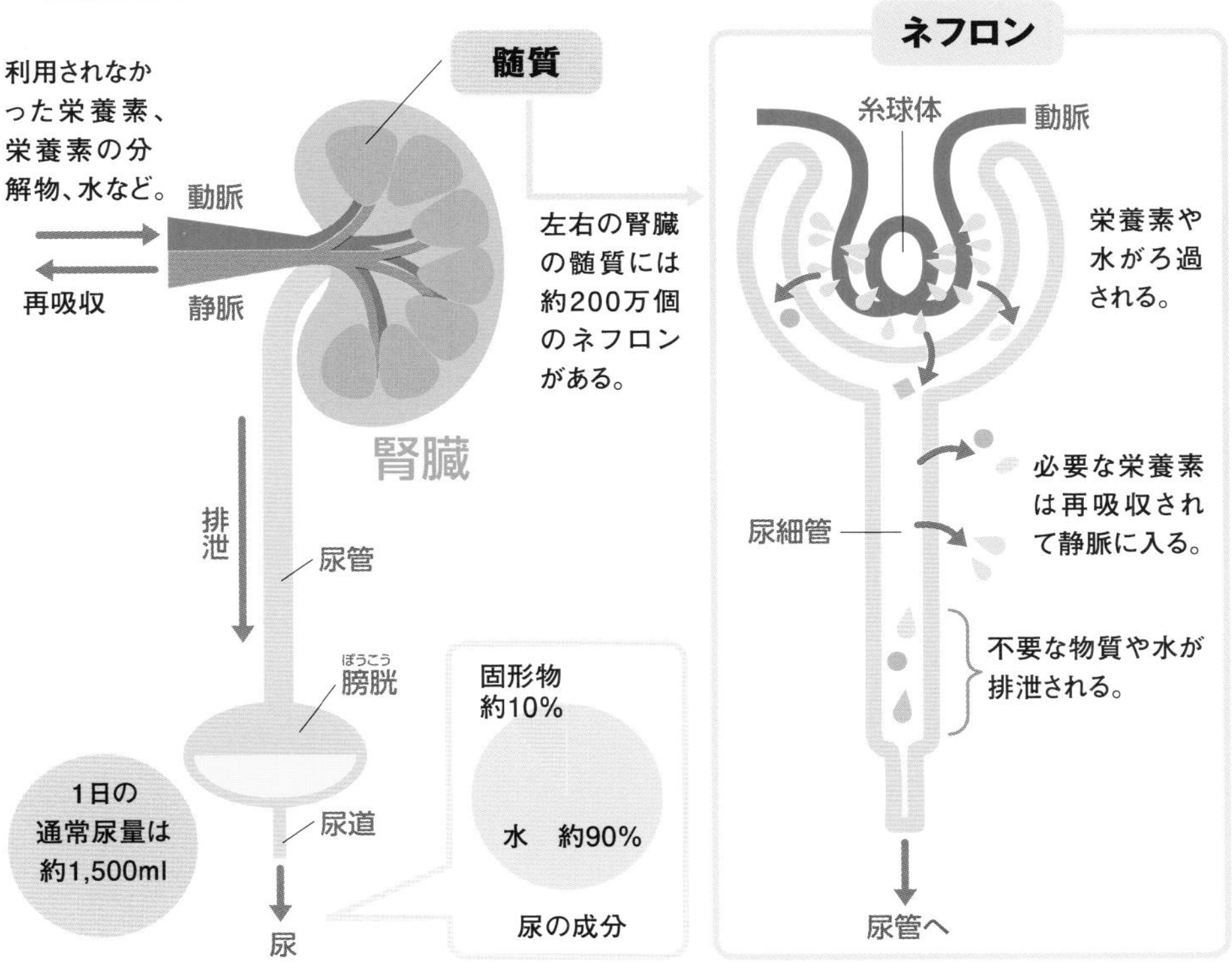
髄質
ネフロン
利用されなか
った栄養素、
栄養素の分
解物、水など。
動脈
再吸収
静脈
左右の腎臓
の髄質には
約200万個
のネフロン
がある。
腎臓
排泄
尿管
膀胱《ぼうこう》
1日の
通常尿量は
約1,500ml
尿道
尿
固形物
約10%
水　約90%
尿の成分
糸球体
動脈
栄養素や
水がろ過
される。
尿細管
必要な栄養素
は再吸収され
て静脈に入る。
不要な物質や水が
排泄される。
尿管へ

水の働き

栄養素の代謝は、すべて体液という水の中で行われます。水は栄養素を包括する生命の源です。

水と栄養素の密接な関係

◆栄養素は水に反応して分解

栄養素は体内ですべて水に溶けた状態で消化吸収、運搬されます。

糖質、脂質、タンパク質が消化されるときには、消化液に含まれる水に溶けて消化酵素の作用を受けます。中性脂肪は水に溶けませんが、水と油の両方になじむ胆汁の助けを借りて水に溶けます。

水に溶けた栄養素に消化酵素が作用すると、栄養素は水と反応して分解されます。これを「加水分解」といいます。たとえば、デンプンが麦芽糖やブドウ糖に分解されるのは加水分解の結果なのです。

◆体は水で満たされている

体重の約6割は水分で（標準体重の成人男性の場合）、これを体液といいます。体液は細胞内、細胞外（組織間、血漿《けっしょう》）、体腔（肺や心臓、胃腸や肝臓のすき間など）に存在しています。

栄養素は細胞外の体液に溶けて細胞内に入り、さまざまな代謝を営みます。ミネラルは体液に溶けてイオンになり、体を調整するもとになります。不要になった栄養素は体液に溶けて細胞外に出て、血液により腎臓《じんぞう》に運ばれて排泄《はいせつ》されます。

血液とリンパ液の液体成分は血漿です。血液は血球や栄養素、酸素などを運搬し、リンパ液は古い細胞や血球のかけらなどの老廃物や脂質を運搬します。

◆体液は体温を一定に保つ

体を動かすとき、筋肉グリコーゲンが分解されて、エネルギーが発生します。これは筋肉を動かすためのエネルギーだけでなく、熱を発生するエネルギーにもなります。この熱が体温になりますが、余分な熱は体液が汗や呼気となって気化熱を奪うので、体温は一定に保たれます。

■人体組織の水分含有量

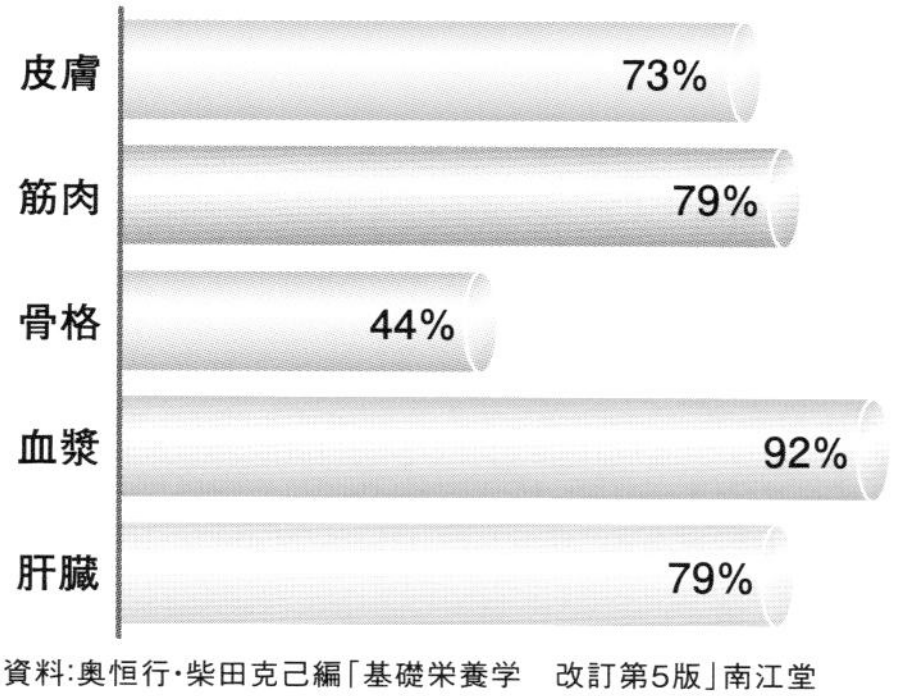

資料:奥恒行・柴田克己編「基礎栄養学　改訂第5版」南江堂

■水の出納（成人1日当たり2,400mlとした場合）

単位　ml

体に入る水		体から出る水	
食べ物の水分	1,000	尿	1,500
飲料	1,100	汗	500
代謝水※	300	呼気	300
		糞便	100
合計	2,400	合計	2,400

※糖質、脂質、タンパク質がエネルギーになるときに出る水のこと

食事対策

体重3%減を目標に食事を見直す

体重を1kgまたは腹囲を1cm減らすには、約7000kcalの消費が必要です。

●現在の体重（腹囲）

体重 ① ＿＿ kg　腹囲 ③ ＿＿ cm

●目標体重（腹囲）　（現在の3〜5%減が目安）

体重 ② ＿＿ kg　腹囲 ④ ＿＿ cm

●減らし方

□1か月に0.5kg（cm）のペース

①−②（または③−④） ÷0.5/月＝ ⑤ ＿＿ か月

□1か月に1.0kg（cm）のペース

①−②（または③−④） ÷1.0/月＝ ⑤ ＿＿ か月

●減らすべきエネルギー量

①−②（または③−④） × 7000kcal = ⑥ ＿＿ kcal

●1日に減らすエネルギー量

⑥ ＿＿ kcal÷ ⑤ ＿＿ か月÷30日＝ ⑦ ＿＿ kcal

食事で ⑧ ＿＿ kcal 摂取エネルギーを減らす

運動で ⑨ ＿＿ kcal 消費エネルギーを増やす

（例）体重80kgの場合

●現在の体重

体重 ① 80 kg

●目標とする体重（腹囲）

体重 ② 75 kg

●減らし方

1か月に1.0kgのペース

①−②（80−75） ÷1.0/月＝ ⑤ 5 か月

●減らすべきエネルギー量

①−②（ 5 ） ×7000kcal＝ ⑥ 35000 kcal

●1日に減らすべきエネルギー量

⑥35000 kcal÷ ⑤ 5 か月÷30日≒ ⑦233 kcal

食事で ⑧約150 kcal 摂取エネルギーを減らす

運動で ⑨約80 kcal 消費エネルギーを増やす

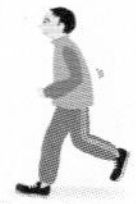

エネルギーダウンのヒント

	減らせるエネルギー量
ごはん大盛りを小盛りに	100kcal
ごはんをひと口減らす	30kcal
魚のフライを焼き物に	100kcal
豚ばら肉（100 g）をもも肉に	200kcal
ドレッシング（大さじ 1）をかけない	60kcal
パン 6 枚切り 2 枚を 1 枚に	150kcal
パンにバターを塗らない	75kcal

※数値は目安。食品の種類や量によって前後します。

食事のポイント

旬の野菜、きのこ、海藻、豆などをまんべんなくとる。

肉は低脂肪のものを選び、魚や大豆製品もとり入れる。揚げ物、炒め物は回数を減らす。

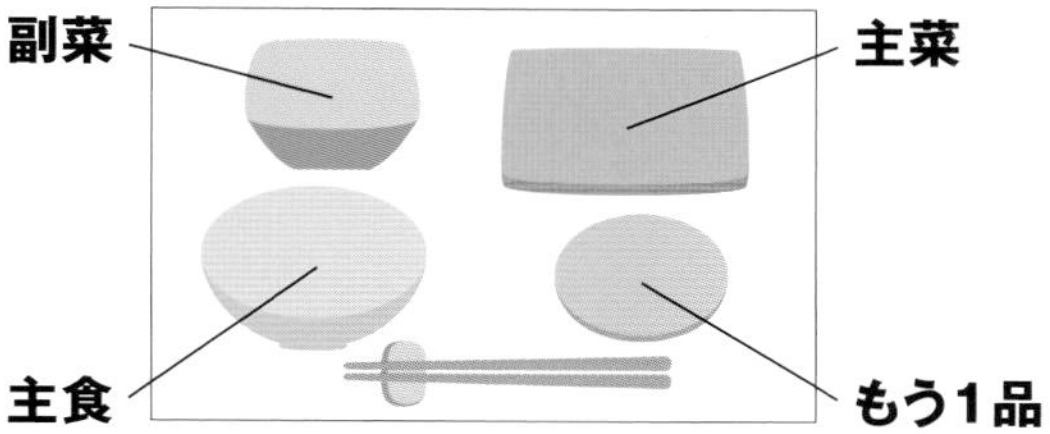

主食：適量にし、食物繊維の多い玄米や大麦をプラス。よくかんで食べる。

もう1品：汁物は野菜、海藻を増やし、汁は少なめに。乳製品、果物は適度にして、とり過ぎない。

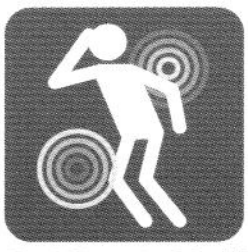

糖尿病

糖尿病はインスリンというホルモンの作用不足で高血糖状態になる病気です。放置すると合併症を引き起こします。

症状　糖尿病の初期はほとんど症状がない

◆進行しないと自覚症状が出ない

糖尿病がやっかいなのは、初期にはどこかが痛くなるなどの自覚症状がなく、放置すると症状が進行してしまう点です。典型的な症状は、のどがかわく、トイレが近くなる、水をよく飲む、体重減少などで、こうした症状が出たときには病気が進行していると考えられます。

◆神経障害、網膜症、腎症に

血糖が高い状態が続くと、毛細血管が傷ついたり、全身の細胞の働きが低下してさまざまな合併症が起こります。糖尿病神経障害、糖尿病網膜症、糖尿病腎症が3大合併症です。また、大きな血管の動脈硬化により脳梗塞や虚血性心疾患のリスクが高まります。感染症や歯周病、がん、認知症も発症しやすくなります。

要因　体質と生活習慣が誘因となる

◆日本人は糖尿病になりやすい体質

日本人はもともと糖尿病になりやすい体質です。とはいえ、日本人ならだれでも糖尿病になるかというと、そうではありません。なりやすい体質に加えて、食べ過ぎや運動不足といった悪い生活習慣が加わって初めて発症します。

◆糖尿病には1型と2型がある

糖尿病には2つのタイプがあります。血糖を低下させるインスリンが分泌されなくなるタイプは1型。肥満などが誘因となる糖尿病は2型で、インスリンの効きが悪くなるのが特徴です。日本人の糖尿病の9割以上は2型糖尿病です。1型はインスリン治療が不可欠ですが、2型は食事や運動の習慣を改善することが治療の第一歩になります。

topics トピックス　糖尿病の予防・改善に食物繊維が効果的

- 玄米や雑穀など穀物に含まれる食物繊維には糖尿病発症リスクを低減する効果があることがわかっています。穀物をはじめ野菜、きのこ、海藻、いも、豆など食物繊維が多い食品を積極的に食事にとり入れましょう。
- 食べる順序もポイント。食物繊維が多い野菜などのおかずを先に食べると、血糖値の急上昇を抑える効果があります。

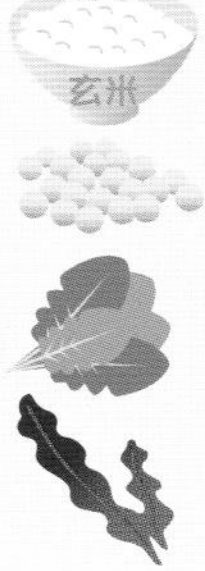

糖尿病型の判定

①空腹時血糖値
126mg/dL以上
②75g経口ブドウ糖負荷試験
2時間後の血糖値が
200mg/dL以上
③随時血糖値
200mg/dL以上
④HbA1cが6.5%以上

糖尿病かどうかは、糖尿病型の確認、糖尿病の典型的な症状や糖尿病網膜症の有無をもとに診断される。

※詳細は日本糖尿病学会「糖尿病診療ガイドライン2019」参照

食事対策

糖尿病予防食は適量とバランス

血糖値をコントロールするための食事は健康食の基本です。

■適量でバランスのとれた食事を、1日3回規則正しく

摂取エネルギーが守れても、一度にたくさん食べていたり栄養素のバランスが悪ければ、好ましくありません。

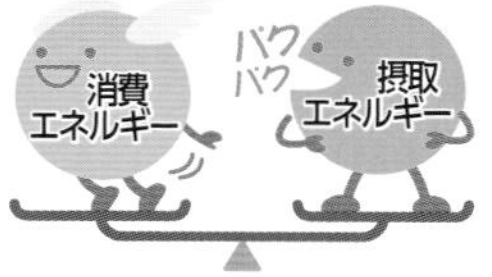

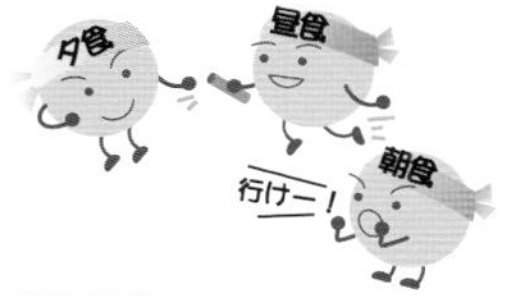

適量　自分に合った1日の摂取エネルギーを守る。

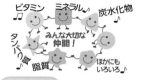

バランス　各種の栄養素を過不足なく。

リズム　3食のエネルギーを均等にし、規則正しく食べる。

■『食品交換表』を使ってエネルギーコントロールをじょうずに進める

適量でバランスのとれた血糖コントロール食が、簡単にできるように考えられたのが『食品交換表』です。

食品の分類と1日1600kcal（20単位）の場合の単位のふり分け例

食品群	表1	表2	表3	表4	表5	表6	調味料
食品	穀物、いも 炭水化物の多い野菜と種実 大豆以外の豆	果物	魚介、肉 卵 チーズ 大豆と大豆製品	牛乳とチーズ以外の乳製品	油脂 多脂性食品	野菜 海藻 きのこ こんにゃく	みそ 砂糖 みりんなど
特徴	おもに炭水化物源	おもに炭水化物源	おもにタンパク質源	おもにタンパク質源	おもに脂質源	おもにビタミン、ミネラル源	
1日合計	10	1	4.5	1.5	1	1.2	0.8
朝食	3		1			0.4	
昼食	3	1	1.5	1.5	1	0.4	0.8
夕食	4		2			0.4	

1単位は80kcal分

資料:日本糖尿病学会編『糖尿病食事療法のための食品交換表第7版』文光堂

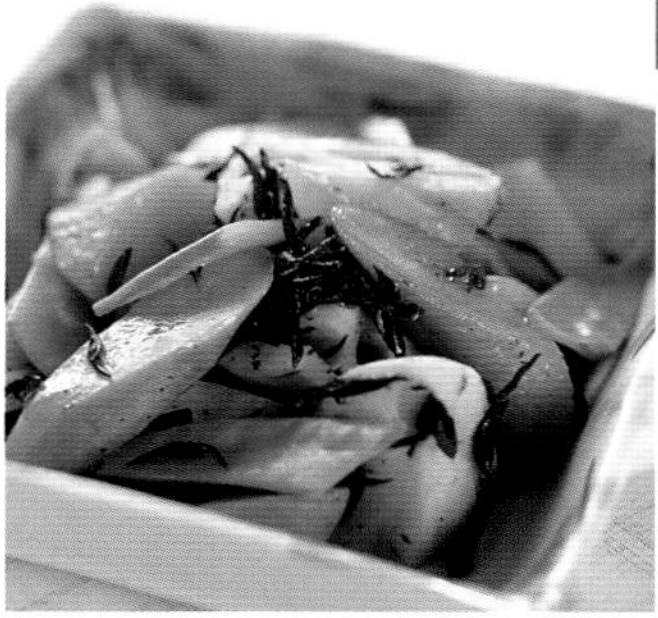

食物繊維には、食後の急激な血糖値の上昇を抑制する効果が期待されている。

食事のポイント

食物繊維の多い野菜・きのこ・海藻を充分に。

脂肪の多い肉や魚は避け、油を多く使う揚げ物・炒め物はやめる。

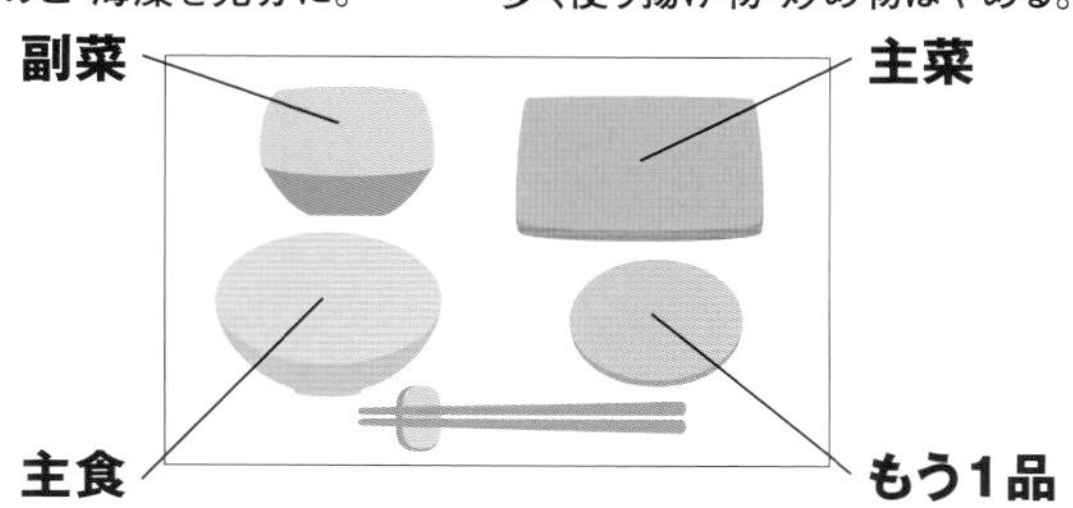

ごはんは玄米や雑穀を混ぜて食物繊維をとる。

アルコールや砂糖入りの飲み物、菓子類は避ける。

がん

食べ物やタバコなど、危険因子の多くは口から入るもの。個人レベルで実践できる予防法はたくさんあります。

特徴

突然変異で増殖するがん細胞

◆がん細胞はもともと体の一部

傷ついた遺伝子が正常細胞に作用することによって、がん細胞は発生します。がん細胞は、ウイルスのように外部から侵入してきた「敵」ではなく、もともと自らの体の一部です。増殖したり、体のあちこちに転移するのが特徴です。

◆高齢になるほど確率が高まる

がんになる確率は、男女ともに50歳代くらいから高くなり、高齢になるほど高まります。60歳代以降になると男性のほうが著しく高くなります。

部位別にみると、胃がん、大腸がん、肺がんの罹患率が高く、男性は前立腺がん、女性は乳がんも高めです。特に大腸がんは、食生活の洋風化による肉類摂取の増加や食物繊維摂取の低下などの食生活の変化も大きくかかわっていると考えられています。

要因

生活習慣や感染など予防できるものも多い

◆食習慣もがんの発症リスクに関与

がんはさまざまな要因によって発症しますが、生活習慣や感染など予防できるものも多くあります（181ページ参照）。

生活習慣のうち主要因は喫煙で、何らかのがんになるリスクが高まることが確実とされています。次の危険因子は飲酒です。また、食塩は胃がん、熱い飲食物は食道がん、肥満は大腸がんや肝臓がんの発症リスクを高めるとされています。

食べ物で確実にがんになるとされるものは少ないですが、牛・豚などの赤肉や加工品は大腸がんのリスクが高まる可能性があるとされています。一方、リスクを下げる食品としては野菜や果物があります。食べ物以外に運動も大腸がんのリスク低下に関係しています。

食べ物とがんとの関連

リスクを上げるもの

確実	飲酒（全部位のがん）
ほぼ確実	食塩・塩蔵食品（胃がん）
	熱い飲食物（食道がん）
可能性あり	赤肉・加工肉（大腸がん）

リスクを下げるもの

ほぼ確実	野菜（食道がん）
	果物（食道がん）
	コーヒー（肝臓がん）

資料：国立がん研究センターウェブサイトより一部抜粋

食事対策

がん抑制効果のある食品選び

日常生活に潜むがんの原因を追放し、がん抑制効果のある食品を。

■日本人のためのがん予防法 ～現状において日本人に推奨できる科学的根拠に基づくがん予防法～

国立がん研究センターでは、日本人にとってがんを予防するために重要な6つの要因（禁煙、節酒、食生活、身体活動、体形の維持、感染検査と適切な措置）を提言しています。

1 喫煙
タバコは吸わない。
他人のタバコの煙を避ける。

2 飲酒
飲むなら、節度のある飲酒をする。

3 食事
食事は偏らずバランスよくとる。
＊塩蔵食品、食塩の摂取は最小限に。
＊野菜や果物不足にならない。
＊飲食物を熱い状態でとらない。

4 身体活動
日常生活を活動的に。

5 体形
体重を適正な範囲内に。

6 感染
肝炎ウイルス感染検査と適切な措置を。
機会があればピロリ菌検査を。

1～**5**を実践するとがんリスクはほぼ半減

■デザイナーフーズ・ピラミッド

アメリカで作成された、がん予防の可能性のある食品のリスト。上部の食品ほど効果が高いと考えられています。野菜や果物には、がん予防のほか、免疫力を高めたり、生活習慣病予防の効果も。

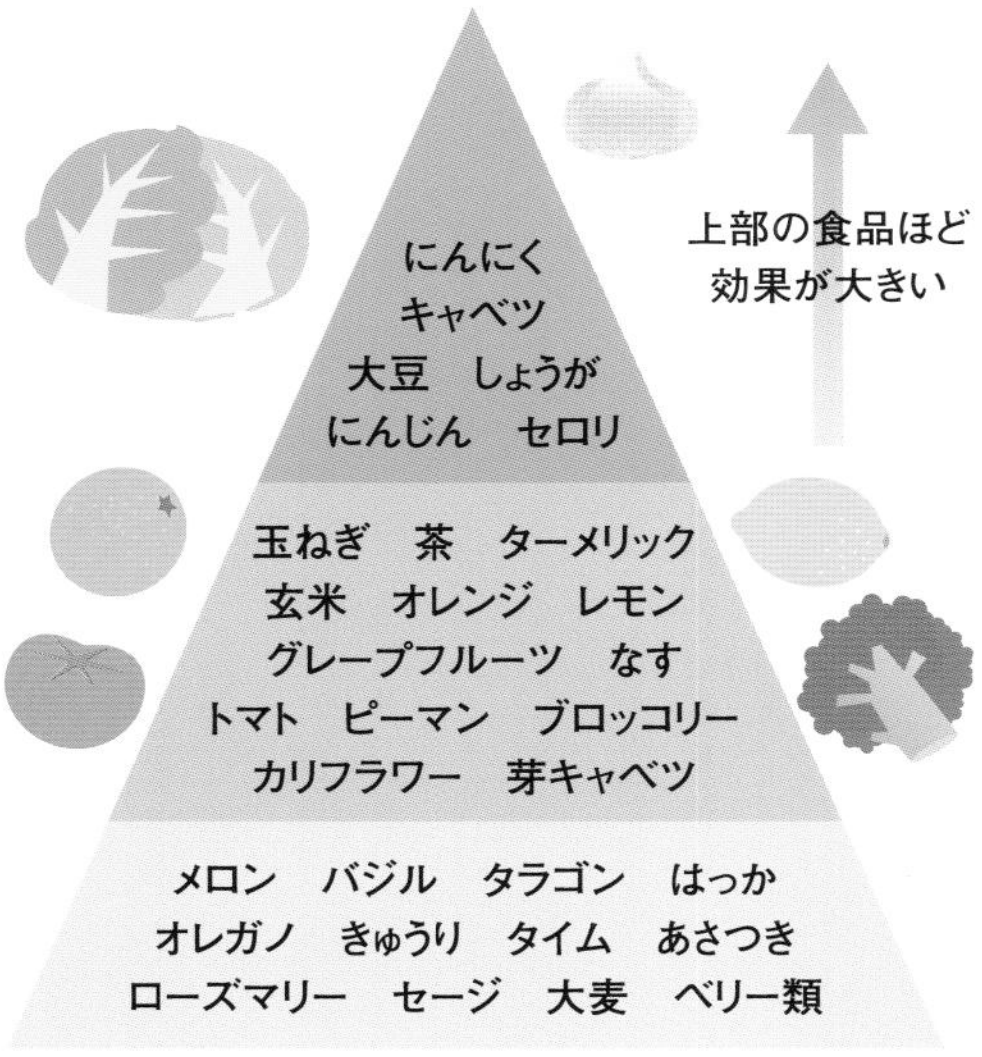

資料:アメリカ国立がん研究所（一部略）

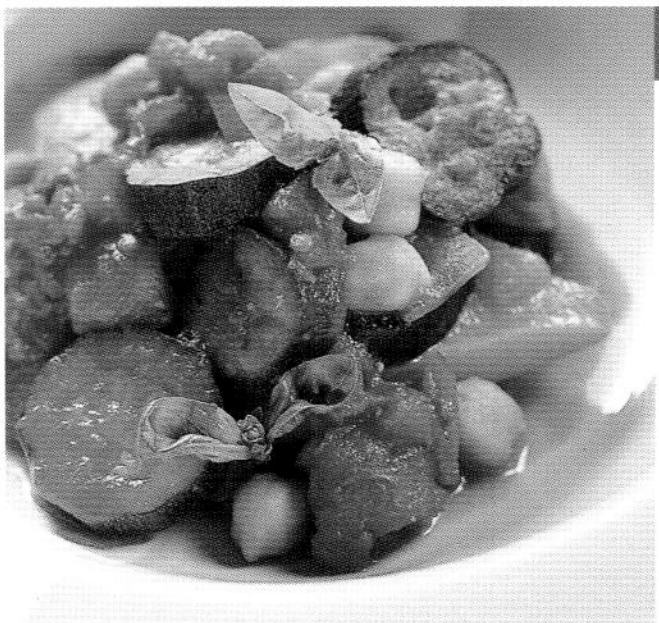

緑黄色野菜など色とりどりの植物性食品には抗酸化物質が多く、抗がん作用が期待されている。

食事のポイント

副菜
色とりどりの野菜、きのこ、海藻を充分に。

主菜
魚介、肉は低脂肪のものを。塩辛いもの、熱いものは避ける。

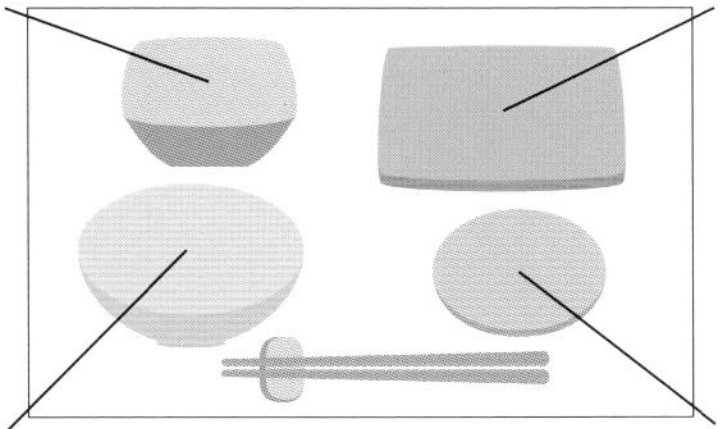

主食
適量を。食べ過ぎに注意。

もう1品
汁はうす味で、野菜など具だくさんに。酒類は控えめに。

症状別栄養

動脈硬化

動脈硬化は血管の老化。なってしまうともとの状態には戻りません。進行を遅らせる食生活が大切です。

症状

血管の内側が狭くなり血流が悪くなる

◆ヒトは血管とともに老いる

動脈は、新鮮な血液を体全体に運ぶパイプ役です。子どもの動脈はゴムのように弾力性がありますが、中高年になるにつれ弾力性は低下していきます。そして血管壁の中にコレステロールなどの脂質がたまり、プラークというこぶのような膨らみができて血管が狭くなります。これが動脈硬化です。この結果、血液の流れが悪くなり、さらにプラークが破れて血栓ができやすくなります。40歳以上ではほとんどの人が動脈硬化を起こしているといわれています。動脈硬化にはほとんど自覚症状がありませんが、進行すると、血流が悪くなったり、血栓が詰まったりして、狭心症や心筋梗塞《こうそく》、脳梗塞などにつながります。

要因

メタボリックシンドロームがハイリスク

◆危険因子が重なるとさらに危険に

加齢現象と考えられていた動脈硬化ですが、長年の研究から動脈硬化を引き起こす危険因子がわかってきました。それが、内臓脂肪型肥満、高血圧、脂質異常症、糖尿病、高尿酸血症（痛風）、喫煙、ストレス、運動不足などです。特に、内臓脂肪型肥満（ウエスト周囲径が男性85cm以上、女性90cm以上）に加え、血圧、血清脂質、血糖のうち2つ以上で診断基準を超えている場合（メタボリックシンドローム。176ページ参照）、動脈硬化のリスクが高く、減量が重要です。

◆食生活の改善で動脈硬化は防げる

高血圧は塩分のとり過ぎ、脂質異常は動物性脂肪のとり過ぎなど、動脈硬化の危険因子の多くは食生活とかかわっています。したがって、毎日の食事を改善することで動脈硬化の予防につながります。高血圧なら塩分を控える、脂質異常症なら動物性脂肪やコレステロールを多く含む食品を減らすなど、健康診断の結果を参考に食事を改善していくことが大切です。

topics トピックス

ストレスで動脈硬化に

強いストレスを受けると交感神経の活動が高まり、副腎皮質ホルモンが盛んにつくられ、血圧や血糖値、血中コレステロール濃度が上昇します。ストレスを回避するために過食・過度の飲酒・喫煙などを続けていると、動脈硬化の進行をさらに助長することに。自分に合った健康的なストレス解消法を見出しましょう。

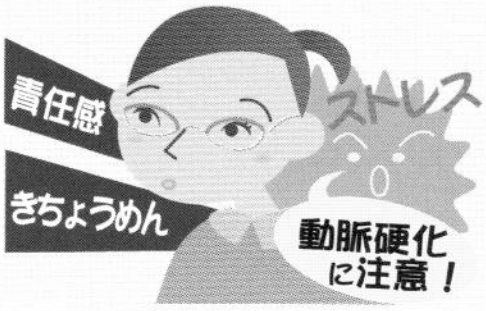

食事対策

合併症状をまず改善する　進行を遅らせるには、危険因子が重ならないようにすることがポイントです。

■動脈硬化をもたらすリスクファクターを1つでも少なくする

脂質異常症
高血圧
糖尿病
肥満
高尿酸血症
喫煙
死の四重奏

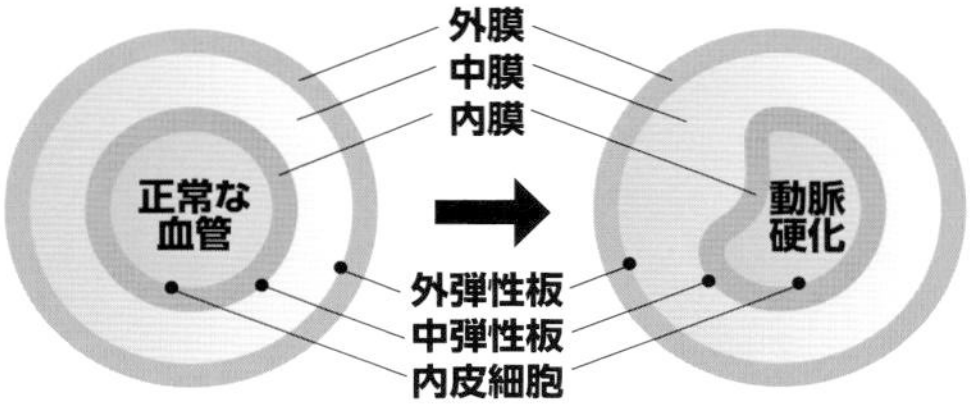

左図は血管の断面図です。悪玉のLDLコレステロール（184ページ参照）が血液中に増えると、酸化LDLとなって血管壁にたまり、動脈硬化を起こします。動脈の内側が狭くなって、そこに血小板が集まって血栓ができ、血液が流れにくくなります。

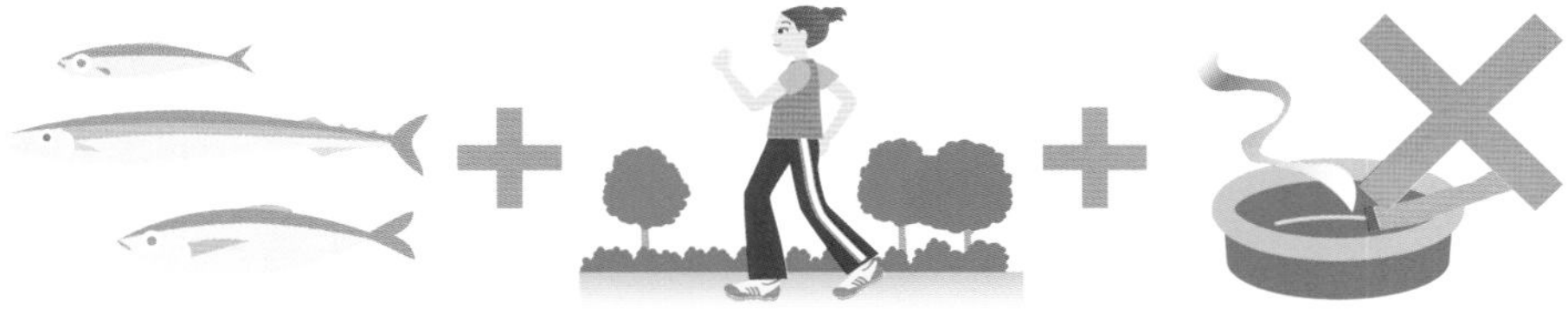

食生活の改善
食べ過ぎ、塩分や脂肪、コレステロールのとり過ぎは禁物。青背魚は積極的にとる。

運動
適度な運動で中性脂肪が減り、善玉のHDLが増える。

禁煙
ニコチン、一酸化炭素、窒素化合物は血管を傷つけ、中性脂肪やLDLを増やす。

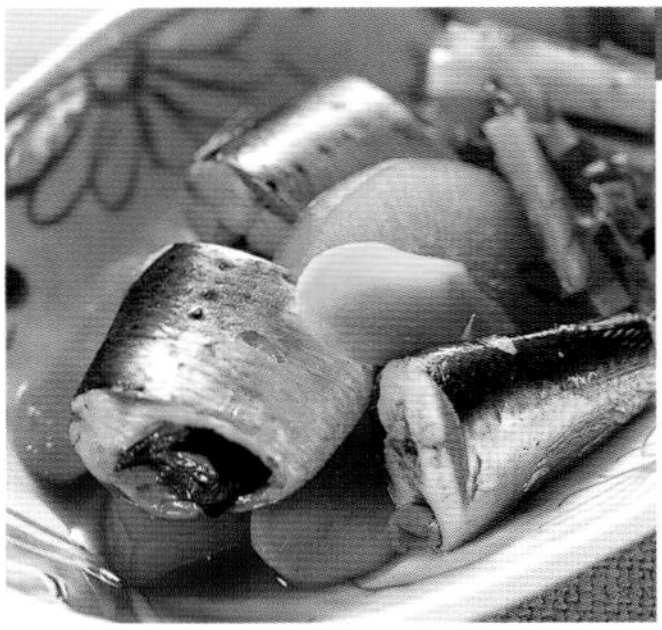

イワシ、アジ、サンマなどの青背魚、納豆などには、血栓を防ぐ効果が期待されている。

食事のポイント

ビタミンA・C・Eなど抗酸化成分が豊富な野菜類を。

飽和脂肪酸やコレステロールの多い食品、塩蔵品を減らす。

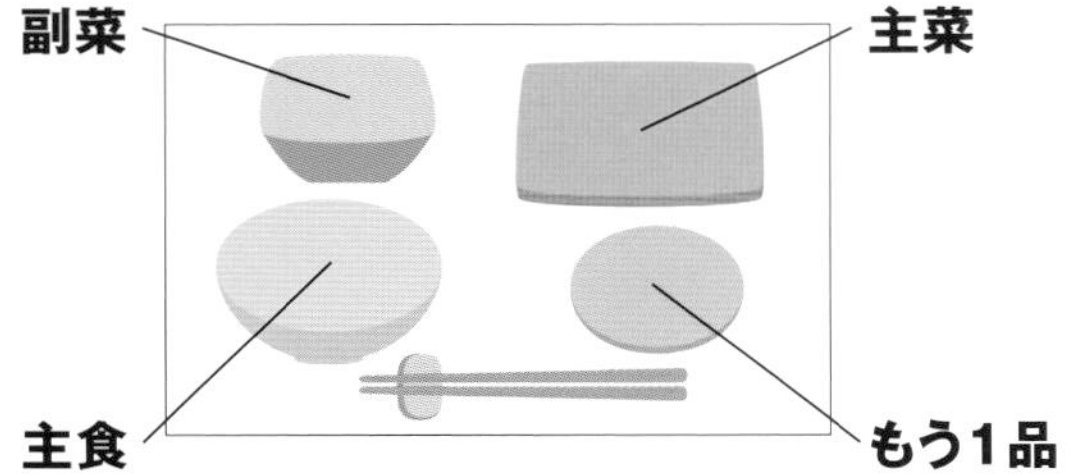

適正体重を維持できる量に。

菓子、清涼飲料、アルコール飲料は控えめに。

症状別栄養

脂質異常症

血液中の脂質の割合が異常になる病気。動脈硬化が進み、心筋梗塞や脳梗塞の危険が高まります。

症状

自覚症状はないが重大な病気に直結

◆必要な成分も、増え過ぎは困る

血液中には、コレステロールやリン脂質、中性脂肪、遊離脂肪酸などの脂質が溶けています（血清脂質という）。コレステロールとリン脂質は細胞膜やホルモンなどの材料として、中性脂肪や遊離脂肪酸は活動エネルギーとして欠かせませんが、これらが血液中に増え過ぎると、さまざまな悪影響を及ぼします。

◆放置しておくと心筋梗塞などに

コレステロールには、「悪玉」と呼ばれるLDLコレステロールと「善玉」と呼ばれるHDLコレステロールがあります。LDLは増え過ぎると血管壁に入り込んでたまり、動脈硬化の原因になります。一方、HDLは余分なコレステロールを回収し、動脈硬化を防ぐ働きがあります。

LDLコレステロール、HDLコレステロール、中性脂肪（トリグリセライド）、non-HDLコレステロール（下表参照）のうち、一つでも異常があると脂質異常症と診断されます。

脂質異常症は自覚症状がほとんどありません。しかし、放っておくと動脈硬化が進み、狭心症・心筋梗塞、脳梗塞などの重い病気を引き起こしかねません。

要因

食べ過ぎや肥満のほか女性ホルモンの減少も

◆食生活の乱れも大きな要因

脂質異常症は、遺伝的な要因や食習慣の欧米化、運動不足、肥満（特に内臓脂肪型肥満）などが原因で起こります。

LDLコレステロールを増やすものには、食べ過ぎ、飽和脂肪酸やコレステロール、トランス脂肪酸の過剰摂取などがあります。また、中性脂肪は、食べ過ぎたり、アルコールや炭水化物をとり過ぎたりすると増加しやすくなります。善玉のHDLは、肥満や運動不足、喫煙が原因で減ることがわかっています。

◆女性ホルモンが減る更年期は要注意

女性は、閉経前は女性ホルモンのエストロゲンの働きにより、動脈硬化が進行しにくいのですが、更年期になるとエストロゲンが減少し、LDLコレステロール値が上昇しやすくなります。

脂質異常症の診断基準

（空腹時採血）

LDLコレステロール	140mg/dL 以上	高ＬＤＬコレステロール血症
	120～139mg/dL	境界域高LDLコレステロール血症
HDLコレステロール	40mg/dL 未満	低ＨＤＬコレステロール血症
トリグリセライド	150mg/dL 以上	高トリグリセライド血症
non-HDLコレステロール ※	170mg/dL 以上	高 non- HDLコレステロール血症
	150～169mg/dL	境界域高non-HDLコレステロール血症

※non- HDLコレステロール：総コレステロールからHDL コレステロールを引いた値。
血液中の悪玉コレステロールの総量を表している。
資料：「動脈硬化性疾患予防ガイドライン 2017 年版」（日本動脈硬化学会）

食事対策

食べ過ぎ・飲み過ぎをしない

摂取エネルギーの適量を守り、飽和脂肪酸やコレステロールにも注意。

■エネルギーをとり過ぎない

肥満の人は、減量すると脂質異常症が改善します。菓子類や清涼飲料、アルコールは中性脂肪を増やすので控えて。

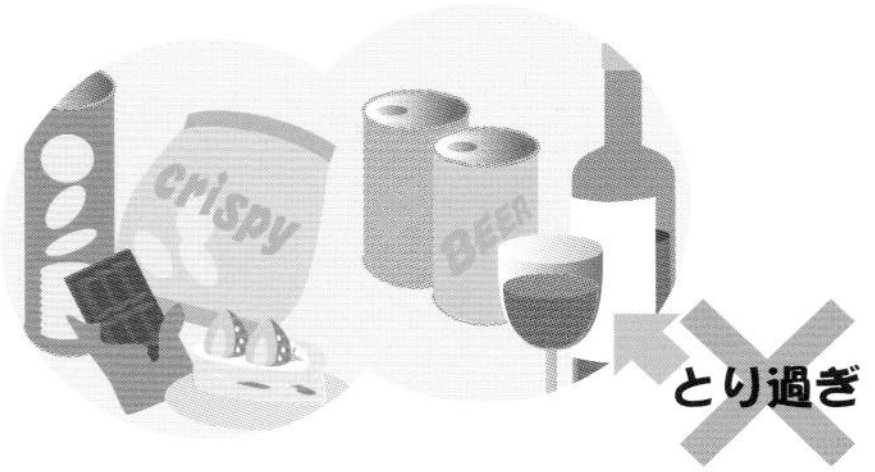

■飽和脂肪酸の多い食品をとり過ぎない

バターや肉類などの動物性脂肪に多い飽和脂肪酸のとり過ぎに注意。植物油や魚に多い不飽和脂肪酸の摂取とのバランスが大切です。

飽和脂肪酸 ＋ 一価不飽和脂肪酸 ＋ 多価不飽和脂肪酸

■食物繊維をたっぷりとる

血液中のLDLコレステロール値を下げる効果がある水溶性食物繊維の多い野菜や果物、豆、きのこ、海藻類をたっぷりとります。

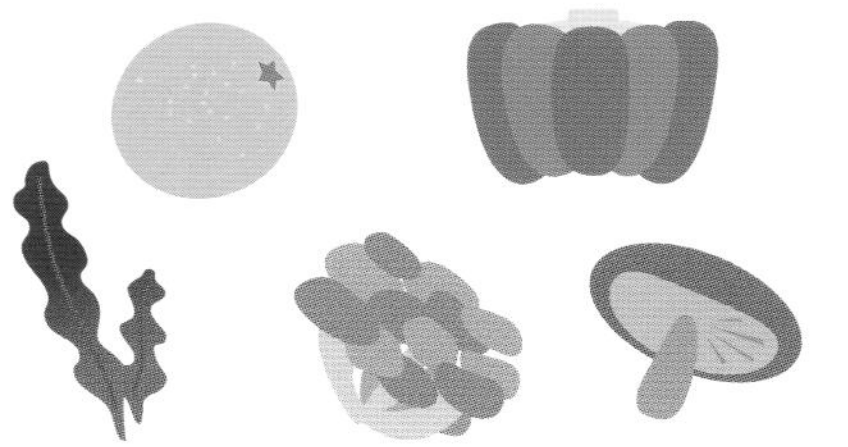

■コレステロールの多い食品を控える

LDLコレステロール値が高い人は、コレステロールが多い食品（卵、レバー、魚の内臓や卵など）をとり過ぎないようにします。

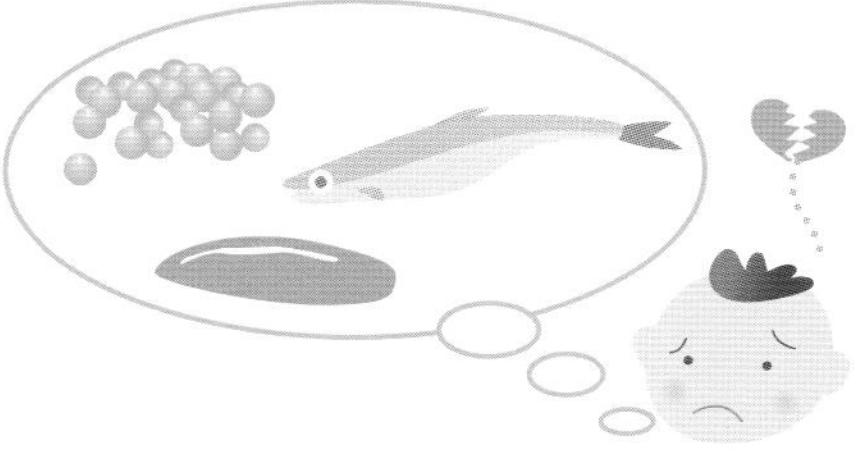

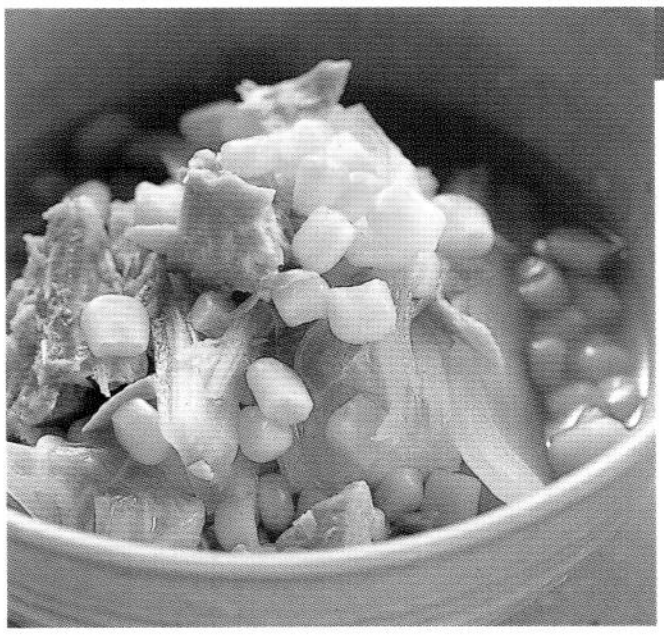

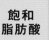

毎食、野菜100g以上の副菜を。コレステロールを減らすだけでなく、摂取エネルギーを抑える効果もある。

食事のポイント

野菜、きのこ、海藻を充分に。トロトロ・ネバネバした水溶性の食物繊維は特に有効。

コレステロールや飽和脂肪酸の多い食品を控える。

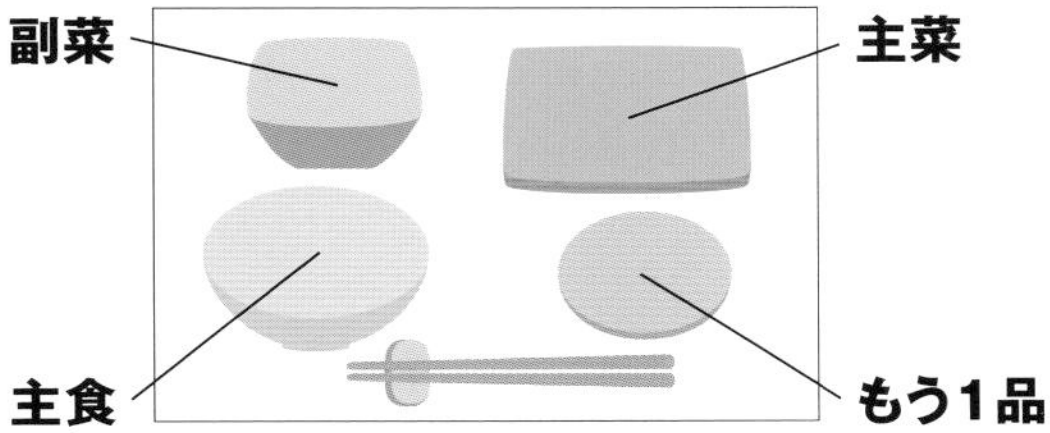

主食を適量にするだけで減量できることも多い。

嗜好飲料やデザートは、中性脂肪になりやすいので控えめに。

症状別栄養

高血圧

動脈硬化を進行させて心臓病や脳卒中を引き起こす血管の「レッドカード」が高血圧。減塩食が予防のポイントです。

症状 目立った症状がない サイレントキラー

◆最大血圧・最小血圧が異常値

心臓は、毎分4～5リットルもの血液を全身に送り続けています。血圧とは、この血液の流れによって動脈壁にかかる圧力のことです。診察室にて最大（収縮期）血圧140㎜Hg以上、または最小（拡張期）血圧90㎜Hg以上の場合、高血圧と診断されます。生活習慣の改善や、状況に応じて降圧薬の治療が必要になります。この診断基準に該当する人は推計で約4300万人ともいわれています。

◆軽視すると重いツケが

高血圧の多くは、「血圧が高い」ほかには特に目立った症状がないため、つい軽視されがちですが、放置しておくと、脳卒中をはじめ、狭心症、心筋梗塞《こうそく》、腎《じん》不全など命にかかわる大きな病気の引き金になります。

高度の高血圧では、頭痛やめまい、肩こり、耳鳴りなどの自覚症状が出る場合もあります。

要因 遺伝的素因や生活習慣が影響

◆内臓脂肪型肥満の人は特に注意

腎臓や心臓の病気などが原因で血圧が高くなることもありますが、高血圧の90％以上は、遺伝的素因に加えて、喫煙や飲酒、塩分のとり過ぎ、運動不足といった生活習慣が原因で起こるといわれています。

内臓脂肪型肥満の人は、通常の人に比べて高血圧になるリスクが高まります。食塩に含まれるナトリウムも高血圧の原因となるので、減量のほか、減塩を中心とする食生活の改善は効果的な高血圧対策といえます。

◆ストレスも大きな原因

ストレス（224ページ参照）も高血圧の原因になるので、自分なりのストレス解消法を持つことが大切です。ただし、「ストレス発散」を理由に、お酒を飲み過ぎたり、タバコを吸ったりするのは禁物です。余計に血圧を上昇させることになってしまいます。

topicS トピックス 高血圧の予防には カリウム摂取も大切

カリウムにはナトリウムを排泄する働きがあります。高血圧の予防には減塩とともに、カリウムを積極的にとると効果的です。カリウムは幅広く食品に含まれますが、特に野菜、いも、果物、豆、海藻、きのこなどの植物性食品に豊富。日頃の食事にできるだけ多くとり入れましょう。

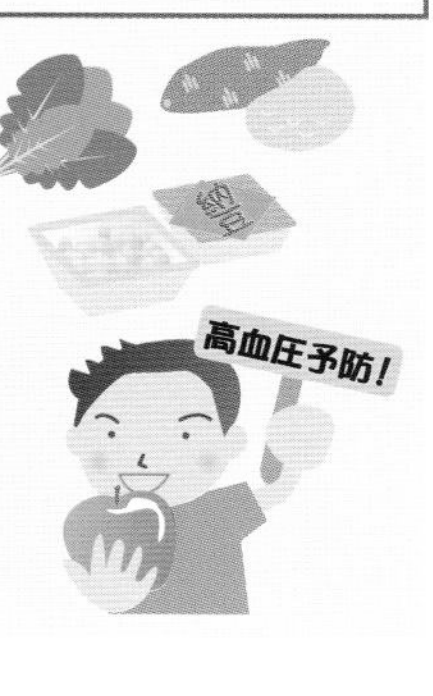

食事対策

食塩摂取量を減らす

塩分の多い食品は控え、カリウムを多く含む食品を積極的に！

■塩分は1日6.5g未満（女性）、7.5g未満（男性）、高血圧の人は6.0g未満

血圧が上がるのを抑えるには、毎日塩分を6.5g（女性）、7.5ｇ（男性） 未満に抑える、ナトリウムを排泄する働きのあるカリウムが多い野菜類350gと果物200gを毎日とる、タンパク質を適量とる、肥満を防ぎ適正体重を守ることなどが大切です。

塩分の摂取量は1日6.5～7.5g未満が目標ですが、すでに血圧が高い人は、1日6.0g未満にします。うま味、酸味、香辛料、ごま、にんにく、しょうが、ねぎ、ハーブなどで、うす味をカバーするとおいしく食べられます。

塩分 ＝ 生鮮食品のナトリウム ＋ 調味料の塩分 ＋ 市販加工品の塩分 ＋ 嗜好品の塩分

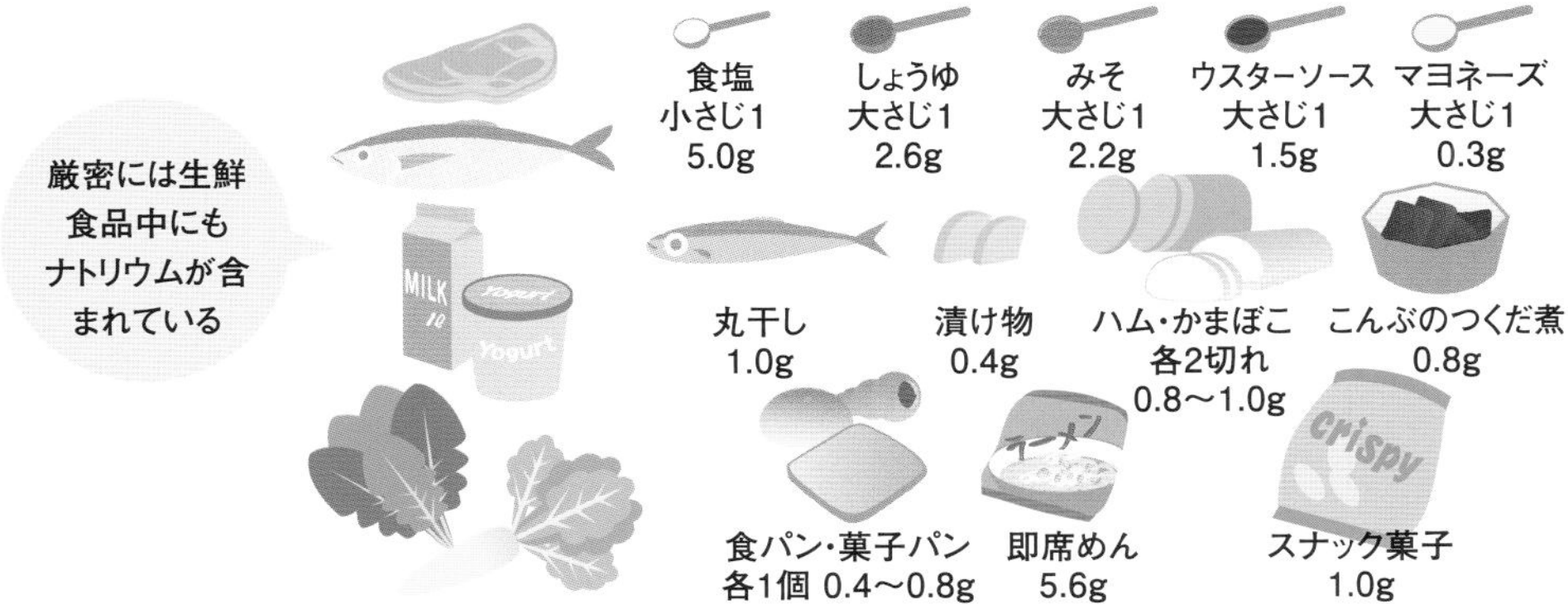

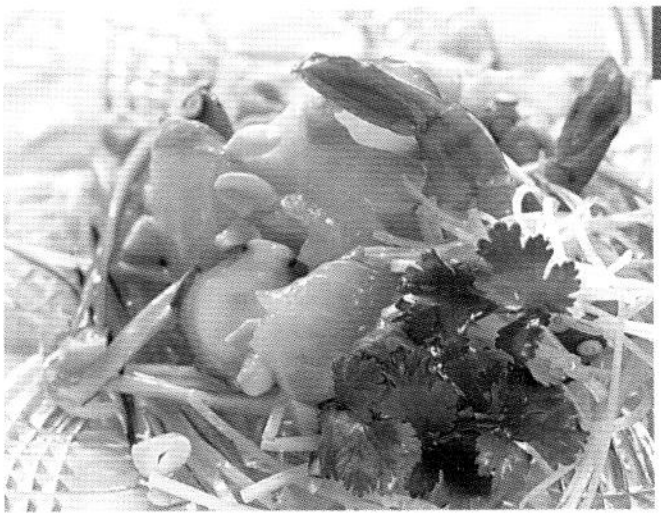

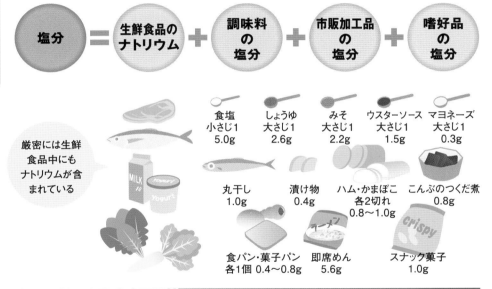

主菜は、じょうぶな血管をつくる良質タンパク質食品に、カリウムが豊富な野菜や海藻、きのこ、いも類などを組み合わせる。

食事のポイント

カリウムの多い野菜類を充実させる。

魚や大豆製品、低脂肪の肉をうす味に調理。干物や塩蔵品は控える。

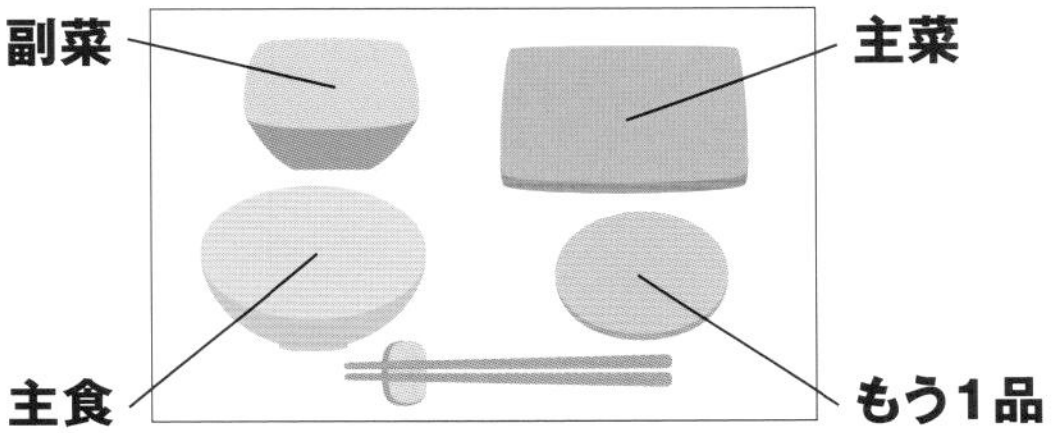

塩分ゼロのごはんがおすすめ。おにぎりや炊き込みごはんは避ける。

みそ汁は具だくさんにし、おかわりはしない。漬け物やつくだ煮などは避ける。果物を積極的にとる。

症状別栄養

脳卒中

「卒中」とは「突然起こる」の意味。脳卒中には、脳血管が詰まる脳梗塞《こうそく》と、破れる脳出血とがあります。

症状

脳血管が詰まったり破れたりする

◆脳卒中は「突然」発症する

脳卒中は、脳の血管が詰まったり、破れたりして、体の麻痺や言語障害などの神経症状が現れる病気の総称です。脳梗塞、脳出血、くも膜下出血の3つに分類されます。

◆血管が詰まる「脳梗塞」

脳梗塞には、脳の太い血管の動脈硬化に血栓が詰まるアテローム血栓性梗塞、細い血管が詰まるラクナ梗塞、心臓でできた血栓が脳の血管に入って詰まる心原性脳塞栓症の3つがあります。いずれも脳に血液が行かなくなり、脳にダメージを与えます。

◆血管が破れる「脳出血」

脳出血の多くは、高血圧や動脈硬化でもろくなった血管が破れて起こり、出血によって脳の働きに異常が現れます。

脳梗塞や脳出血が起こると、突然、顔や手足の片側がしびれる、力が入らなくなる、舌がもつれる、言葉が出ない、片目が見えない、めまい、頭痛などの症状が現れます。治療後も運動障害や言語障害などの後遺症が残ることがあります。

要因

動脈硬化と高血圧が大きな引き金に

◆脳梗塞の原因の多くは動脈硬化

脳梗塞のおもな原因は動脈硬化です。動脈硬化の危険因子は高血圧、糖尿病、脂質異常症、喫煙など。高エネルギー・高コレステロール・高脂肪の食生活は血圧や血糖値、血中脂質を高め、動脈硬化が進み、脳梗塞が起こりやすくなります。

また、タバコに含まれるタールやニコチンの成分は血管に負担を与えるほか、コレステロールの酸化を促します。

◆脳出血の最大原因は高血圧

脳出血は、もろくなった血管に何らかの原因で血圧が急に上がったときに起こりやすいため、血圧のコントロールが重要です。動脈硬化を予防・改善する生活習慣と合わせて、血圧が高い人は減塩や減量（肥満の場合）を行い、禁煙、ストレス軽減にも努めるようにします。

topics トピックス

夏に脳梗塞、冬に脳出血が多いワケ

脳梗塞は夏、脳出血は冬に発生しやすいとされています。夏は汗で水分が失われ、血液が濃くなり、血栓ができやすい状態になるため。冬は暖かい室内から、急に寒い戸外へ出て、脳の血管が収縮し血圧が上昇しやすくなるからです。季節に合わせた対策が大切です。

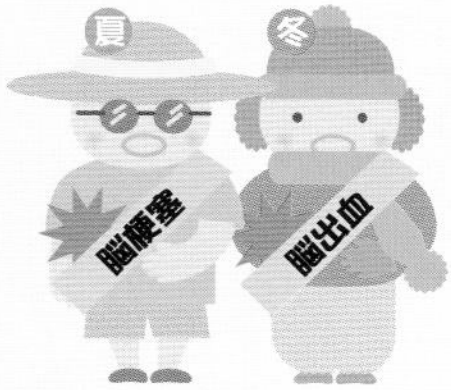

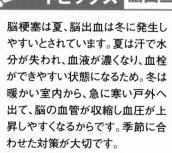

食事対策

動脈硬化や高血圧を防ぐ　血圧のコントロールと、血中脂質をためないことが課題です。

■血圧を下げる食事を

塩分は1日6.5g未満（女性）、7.5g未満（男性）、高血圧の人は1日6.0g未満を目標に。高血圧予防に有効なカリウムを多く含む植物性食品を。

■コレステロールや中性脂肪を増やさない

コレステロールの多い食品や、肉の脂身やバターなど動物性脂肪の多い食品を控えます。エネルギーのとり過ぎも中性脂肪を増やすので注意。

■じょうぶで、しなやかな血管を

脂肪の少ないタンパク質食品を不足しないようにとります。血管を活性酸素の害から守る、緑黄色野菜などの抗酸化食品を積極的にとります。

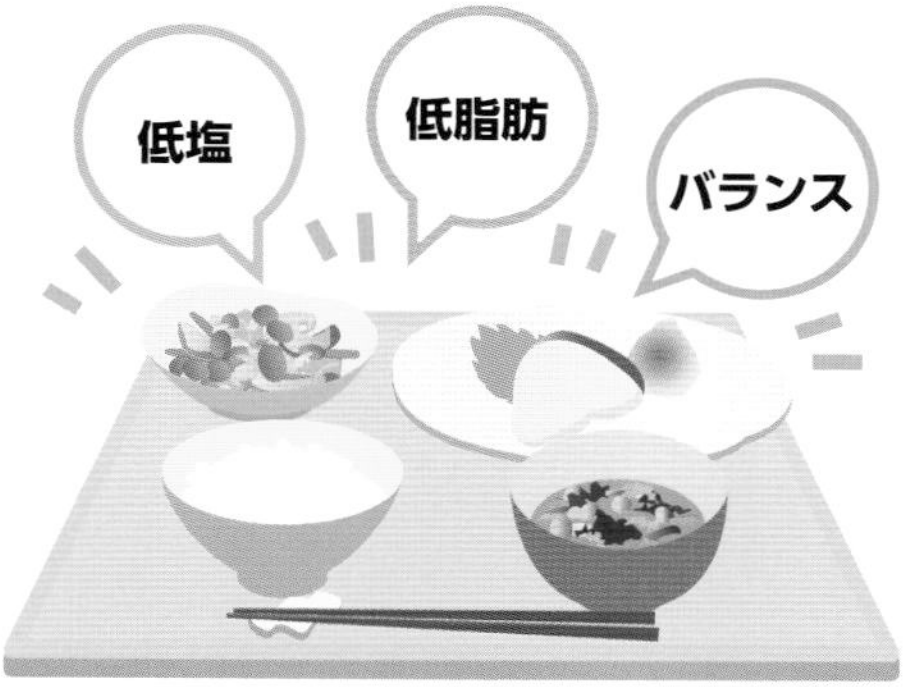

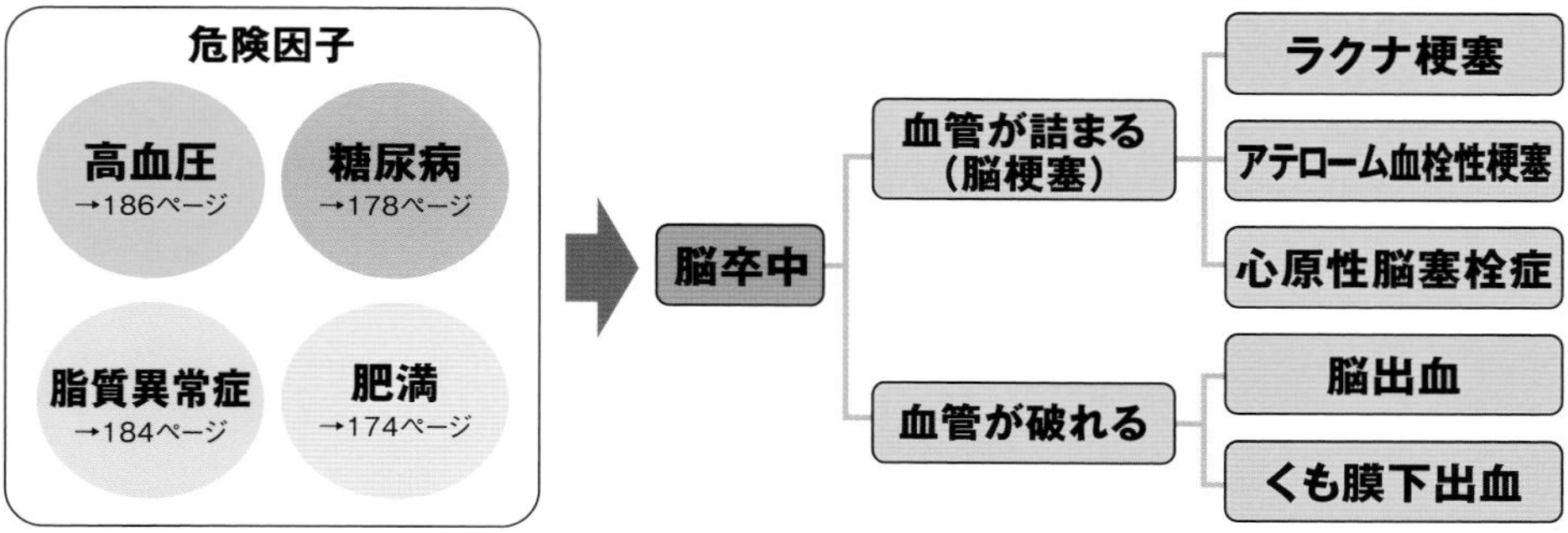

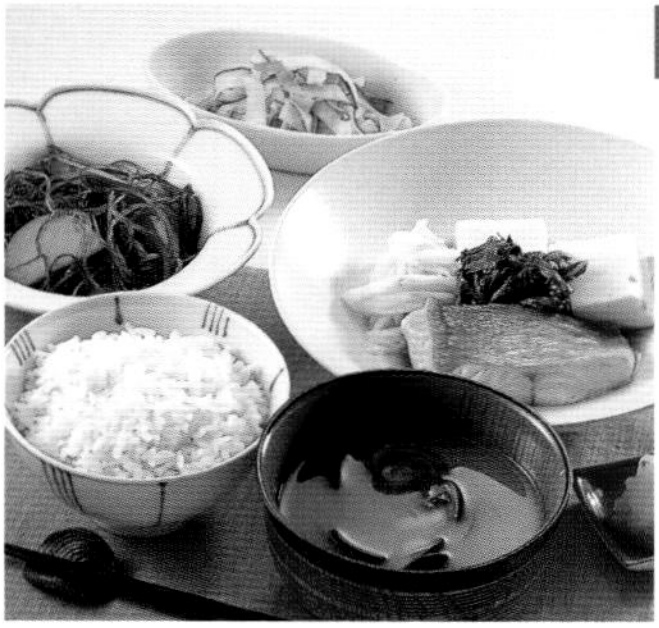

1食500〜600kcalで低塩の和食献立がおすすめ。主菜は魚介や低脂肪の肉50〜80g程度で充分。

食事のポイント

カリウムの多い野菜・きのこ・海藻・いもなどを充分に。

魚介、大豆製品、低脂肪の肉をメインに。味つけはうす味に。

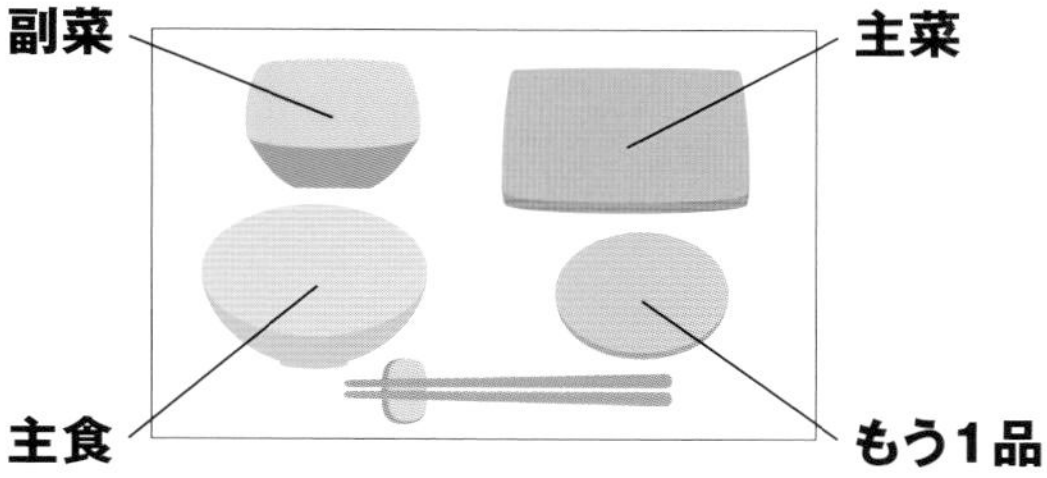

塩分ゼロのごはんがおすすめ。ただし食べ過ぎないように。

塩分の多い漬け物、つくだ煮、ふりかけ、みそ汁などは控える。

症状別栄養

虚血性心疾患

心臓を取り巻く冠状動脈が硬化することにより、心臓に充分な血液を送れなくなり、狭心症や心筋梗塞《こうそく》を起こします。

症状

冠状動脈の老化現象が原因で酸欠状態に

◆心臓が酸欠状態に

心筋に血液を供給しているのが、心臓の周囲を冠状に取り巻いている左右２本の冠状動脈です。この冠状動脈に動脈硬化が生じ、血液の流れが悪くなったり、止まったりして生じる心臓病を虚血性心疾患といいます。血液が循環しなくなり、各臓器に酸素と栄養素を運ぶことができなくなる重大な病気です。

◆狭心症と心筋梗塞

虚血性心疾患には、狭心症と心筋梗塞があります。

狭心症は、冠状動脈の血液の流れが一時的に悪くなり、心筋への酸素供給が不足する病気です。胸痛などの症状が出ますが、数分から長くても15分以内でおさまるのが特徴です。

一方、心筋梗塞は、冠状動脈の動脈硬化が進み、血管が狭くなっているか、血液のかたまり（血栓）が詰まって、血液がほとんど流れなくなったために、心筋への酸素の供給ができなくなり、細胞の壊死が起こった状態です。激しい胸痛が数十分続き、吐きけ、嘔吐《おうと》、冷や汗などの症状が出てきます。

要因

高血圧、脂質異常症、糖尿病、喫煙が要因

冠状動脈のある心臓部分は、脳や腎臓《じんぞう》などと同じように血管が集中しており、動脈硬化が起こりやすい部位です。動脈硬化の危険因子には、高血圧、脂質異常症、肥満、糖尿病、高尿酸血症、喫煙、ストレス、運動不足などがありますが、特に高血圧、糖尿病、脂質異常症、喫煙は、動脈硬化の大きな危険因子になります。

塩分のとり過ぎや肥満などによる高血圧、脂質のとり過ぎによる脂質異常症は、動脈硬化を起こしやすく、狭心症や心筋梗塞につながります。

危険因子が重なると、冠状動脈の硬化が進行しやすくなるため、一つでも危険因子を減らすことが大切です。

topics トピックス

青背の魚は、鮮度のチェックを忘れずに！

アジ、イワシ、サバ、サンマなどの青背の魚に含まれるEPAやDHA（71ページ参照）は血栓予防に役立つといわれていますが、それは新鮮なものに限ってのこと。これらの不飽和脂肪酸は、鮮度が落ちると酸化しやすく、有害物質になります。身に弾力性があり、目の澄んだ、新鮮な青背の魚を選びましょう。

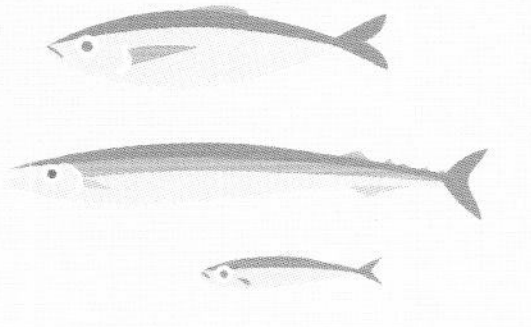

食事対策

危険因子を防ぐ食品選びを

食塩、動物性脂肪を控え、ビタミンや食物繊維をたっぷりと。

■野菜や海藻、魚、大豆・大豆製品などを

脂質異常症、糖尿病、高血圧、肥満を防ぐことが先決です。
摂取エネルギーは、適正体重が守れる量にします。
脂質は、おもに魚や植物油など不飽和脂肪酸の多い食品からとり、肉の脂身やバターなど飽和脂肪酸の多い食品からは少なめに。アルコールも控えめにします。
たっぷりとりたいのが、抗酸化作用のあるビタミンや、食物繊維などを含む野菜類です。

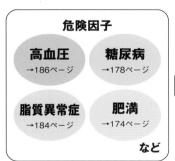

危険因子

- **高血圧** →186ページ
- **糖尿病** →178ページ
- **脂質異常症** →184ページ
- **肥満** →174ページ

など

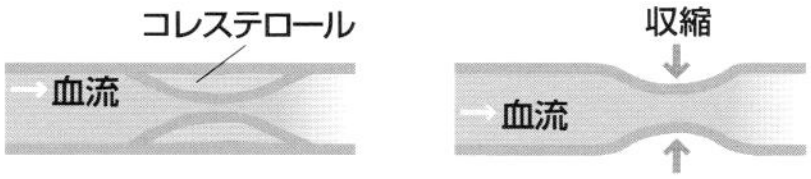

血管にコレステロールが沈着したり、収縮したりして、冠状動脈の血液の流れが一時的に悪くなる。

狭心症

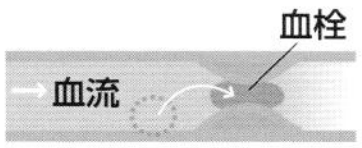

血液のかたまり（血栓）が詰まって、血液がほとんど流れなくなる。

心筋梗塞

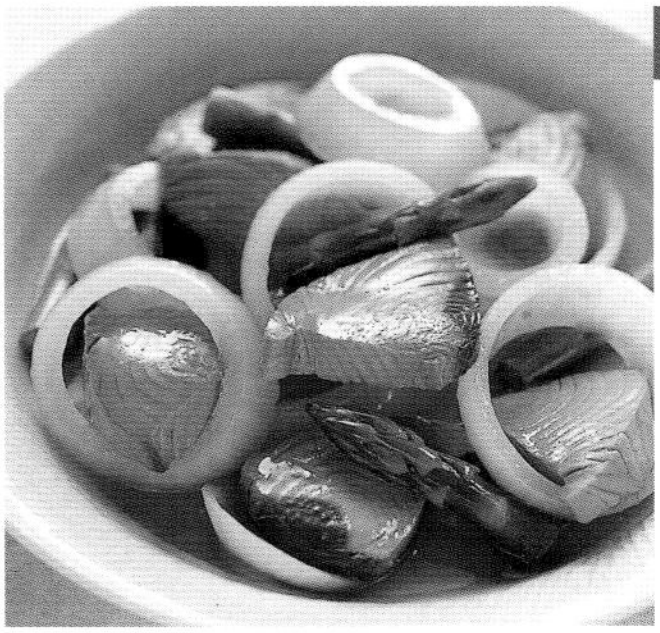

野菜・海藻・きのこはたっぷり食べたい！カサも増えて満足感が得られます。

食事のポイント

ビタミンA・Cや食物繊維の多い野菜・きのこ・海藻を。

脂身の多い肉やレバー、魚卵を控え、魚介や大豆製品を。

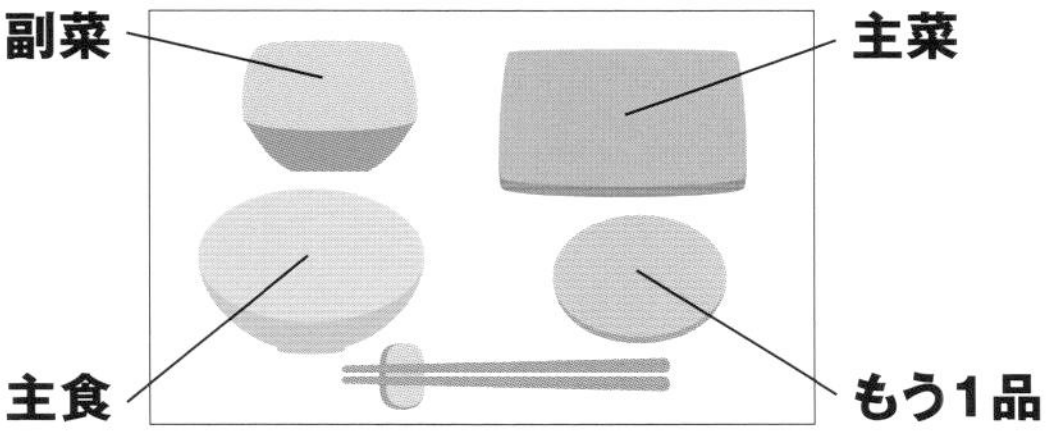

おかずをうす味にすると食べ過ぎが防げる。

漬け物、甘い飲み物やデザートは控える。汁は具だくさんで、うす味に。

肝機能低下

体の「化学処理工場」である肝臓は、24時間黙々と働き続けるタフさが特徴。栄養補給など日ごろのケアが大事です。

症状　ダメージを受けても症状が出ない

◆栄養代謝や解毒のパワーが低下

肝臓は、栄養代謝や解毒、胆汁分泌といった「肝心かなめ」の重要な働きを日々黙々とこなしています。肝機能が低下し、悪化すると、疲労感や倦怠感といった自覚症状が現れてきます。肝臓のおもな病気には急性肝炎と慢性肝炎があり、肝硬変や肝臓がんへと進行することがあります。

肝臓は「沈黙の臓器」といわれるように、かなり悪くなっても症状が現れにくいので、肝機能に異常がないか定期的に検査することが大切です。

要因　ウイルス感染や暴飲暴食

◆肝炎のおもな原因はウイルス感染

肝炎とは、肝臓に急性の炎症が生じ、機能低下に陥る病気です。薬剤やお酒の飲み過ぎでも起こりますが、おもにウイルス感染によって起こります。

肝炎の原因となるウイルスは、おもにC型とB型の肝炎ウイルスです。感染が考えられる場合は、保健所などでウイルス検査を受けることが大切です。

◆脂肪肝の原因は暴飲暴食

脂肪肝は、アルコールのとり過ぎや肥満が要因となります。また、糖尿病や脂質異常症などの生活習慣病も脂肪肝を招きます。

肥満によって体脂肪が増えると、それに伴い肝臓に蓄積される脂肪も増えます。

アルコールは肝臓で解毒されるため、お酒を飲み過ぎると肝臓に負担をかけます。その結果、肝機能が低下し、栄養素の代謝が悪くなり、代謝されないブドウ糖などが脂肪として肝臓にたまるという悪循環を起こします。

topics トピックス　純アルコール量の計算法とお酒の適量

●お酒によってアルコール度数が異なります。実際に飲んだアルコールの量を知るには、[飲んだ量×アルコール度数（%）×比重（0.8）]の式で計算できます。アルコール度数5%のビールを中びん（500ml）1本飲んだとすると20gとなります。

●節度ある適度な飲酒量の目安は、1日当たり純アルコール約20g。日本酒なら1合、焼酎なら0.6合、ワインなら1/4本となります。アルコールの肝臓での処理能力には個人差があるので、お酒に弱い人や、女性や高齢者はこれよりも少なめを適量と考えます。

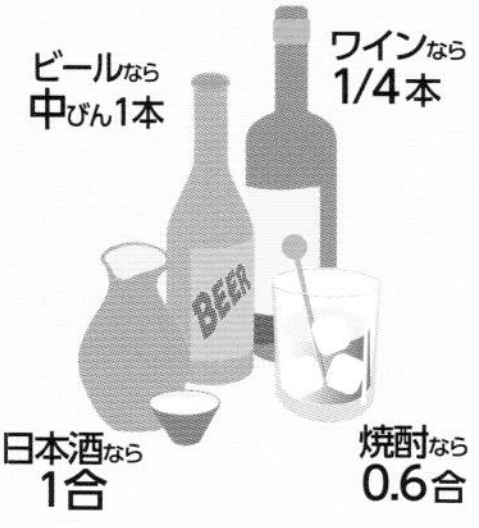
ビールなら中びん1本
ワインなら1/4本
BEER
日本酒なら1合
焼酎なら0.6合

食事対策

肝臓に負担をかけない食事を

ウイルス感染を予防し、食べ過ぎ、飲み過ぎの食生活を改善します。

■タンパク質を毎日「適量」とる

タンパク質は肝細胞の再生のために重要な栄養素。必須アミノ酸をバランスよく含む魚介、肉、卵、乳製品をメインに、大豆製品など植物性タンパク源もバランスよくとりましょう。

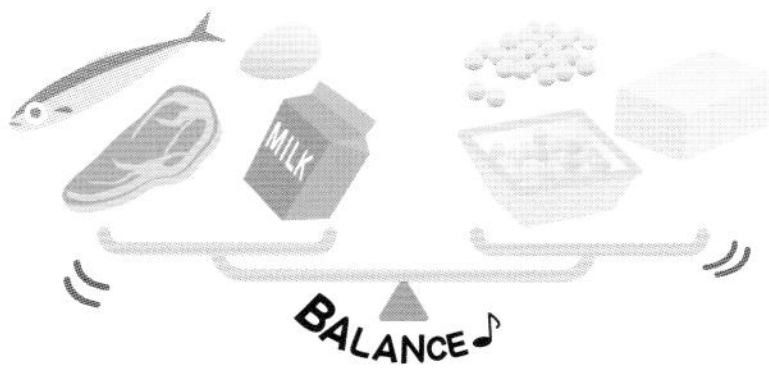

■アルコールはできるだけ控える

アルコールのとり過ぎは肝臓にダメージを与えます。1日の許容量は純アルコール量で約20g（日本酒なら1合、ビールなら中びん1本、焼酎なら0.6合）。症状が出たら禁酒！

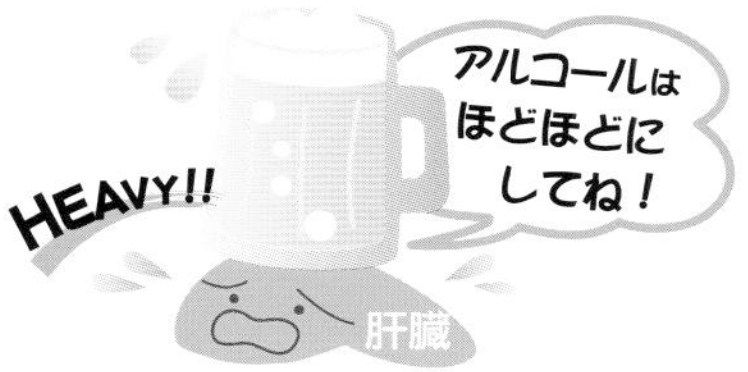
アルコールは
ほどほどに
してね！
HEAVY!!
肝臓

■ビタミンをしっかりとる

タンパク質、脂質、炭水化物のエネルギー産生栄養素の代謝が活発に行われるのが肝臓。代謝にはビタミンのサポートが欠かせません。ビタミンの代謝も肝臓で行われます。

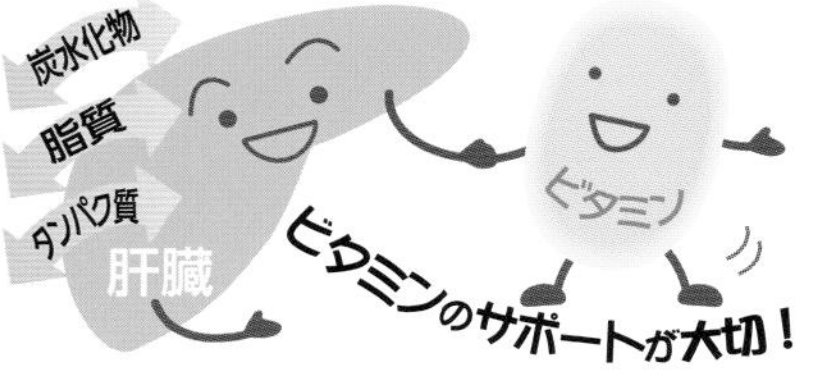
炭水化物
脂質
タンパク質
肝臓
ビタミン
ビタミンのサポートが大切！

■3食規則正しくとり、食べ過ぎ防止

1日3回の食事をできるだけ規則正しく、できるだけ均等の量に分けて食べると、肝臓に負担をかけません。夜遅い飲食や朝食抜き、ドカ食いなど、日周リズムを乱す食生活は、肝臓に負担をかけます。

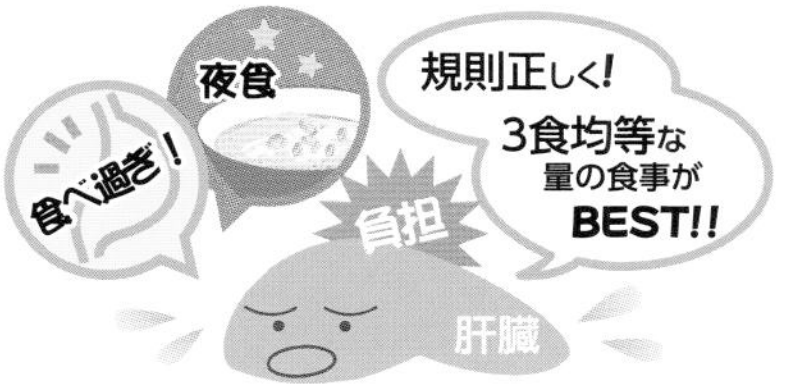
夜食
食べ過ぎ！
規則正しく！
3食均等な
量の食事が
BEST!!
負担
肝臓

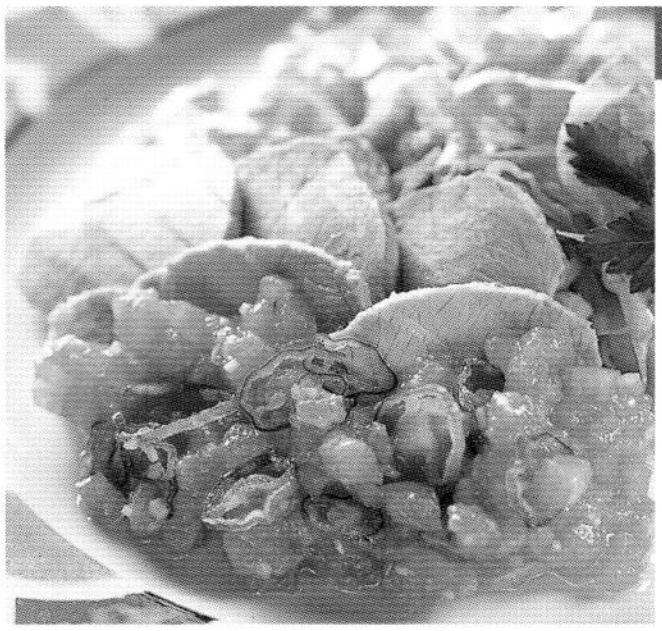

適量と栄養バランスを心がけて。脂肪肝が気になる場合はエネルギーのとり過ぎに注意。

食事のポイント

ビタミン、ミネラル、食物繊維の多い野菜を充分に。

魚、肉、大豆製品、卵など質のよいタンパク質をきちんととる。

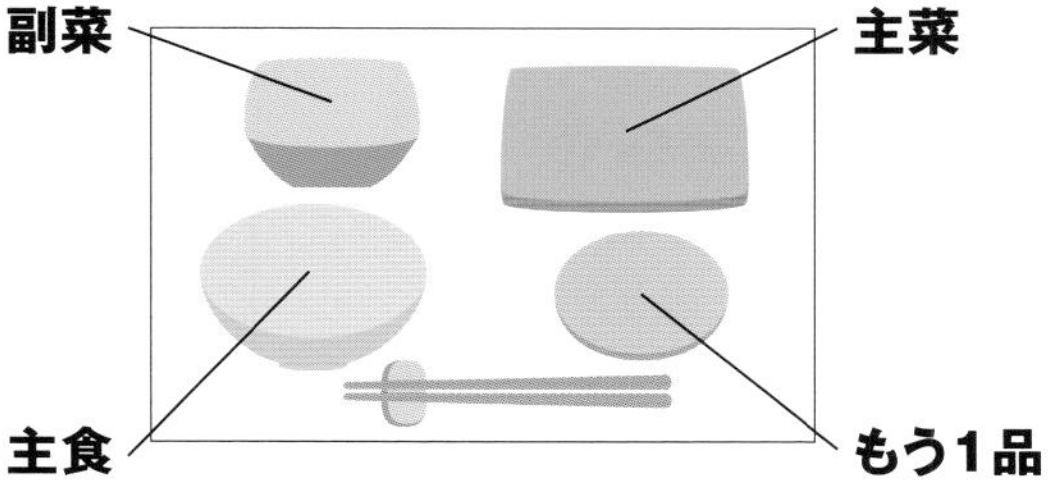

食べ過ぎないように適量を守る。

ごはんの代わりにアルコールはダメ。

症状別栄養

胃・十二指腸潰瘍

強力な胃酸の攻撃から胃腸の粘膜を守るには、暴飲暴食をやめ、1日3食、規則正しい食生活を続けることです。

症状　胃酸と粘液の攻守バランスの乱れ

◆胃酸の攻撃による自己消化

胃・十二指腸潰瘍《かいよう》とは、内壁の一部がただれて出血したり、傷ついてえぐれる病気です。胃や十二指腸は、つねに胃酸など強いタンパク質分解作用を持った消化液にさらされていますが、不思議なことに臓器自身を消化しません。この自己消化をブロックしているのが粘膜や粘液などです。しかし、さまざまな理由から胃の粘膜や粘液を中和する働きに異常が起こると、消化液の攻撃を守りきれず、潰瘍ができます。胃・十二指腸潰瘍は、粘膜の防御と消化液の攻撃のバランスがくずれることから起こります。いったんバランスがくずれると、粘液が薄くなり、胃壁に潰瘍ができ、ひどいときには穴があくことさえあります。

要因　多くはヘリコバクター・ピロリ菌による感染

◆おもにヘリコバクター・ピロリ菌

潰瘍のおもな原因はヘリコバクター・ピロリ菌による感染です。本来は強酸性下にある胃の中では生育できないのですが、ピロリ菌は消化液を中和するアンモニアをつくり出して、胃の中に住みつきます。

次に多い原因は、非ステロイド性消炎鎮痛薬などの薬剤によるものです。

◆ストレスや喫煙でさらに悪化

ストレスや喫煙が胃・十二指腸潰瘍の直接的な原因になることはほとんどありません。ただし、ヘリコバクター・ピロリ菌に感染していたり、非ステロイド性消炎鎮痛薬を服用していたりすると、ストレスや喫煙によって潰瘍になりやすくなることがあります。

ストレスを受けると血管が収縮して狭くなり、血液の流れが悪くなり、粘液が充分に供給されません。すると、粘液の防御機能が低下し、潰瘍ができやすくなります。過度のストレスは消化液の分泌を盛んにする作用もあるため、胃酸過多となり、胃の粘膜を傷つけます。

topicS トピックス　ピロリ菌感染の有無は検査をすればわかる！

ヘリコバクター・ピロリ菌による感染は、胃・十二指腸潰瘍だけでなく慢性胃炎や胃がんのリスクも高めます。感染しているかどうかは、内視鏡検査のほか、血液や尿、便、呼気などで調べる方法があります。もし感染していた場合は、除菌治療（除菌薬を服用）が行われます。

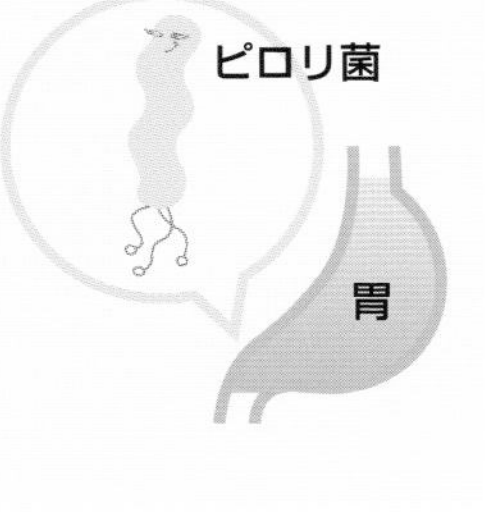

食事対策

胃に負担をかけない食事を

ゆっくりとよくかんで腹八分目。1日3回、規則正しい食事を。

■胃・十二指腸にやさしい食事を

不規則な食事、暴飲暴食をやめ、1日3回の規則正しい食事が基本です。消化のよいものがおすすめ。

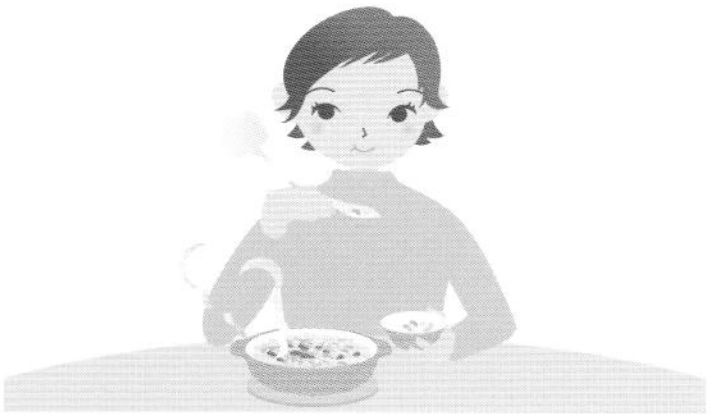

胃・十二指腸潰瘍のできやすい部分

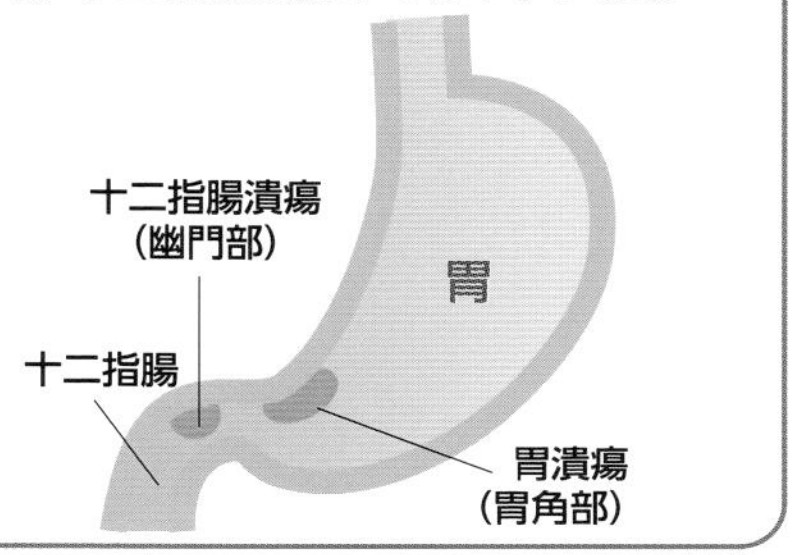

■刺激の少ない食品を選ぶ

とうがらし、梅干し、酢、レモンなど、辛味や酸味の強いものは胃を刺激するので控えます。また、熱すぎるものや冷たいもの、アルコールも避けます。

■低脂肪の食材・調理法で

高脂肪の食事は消化に時間がかかります。つまり胃の中の滞留時間が長く、胃液の分泌が増え、胃に負担がかかります。低脂肪の食事が安心です。

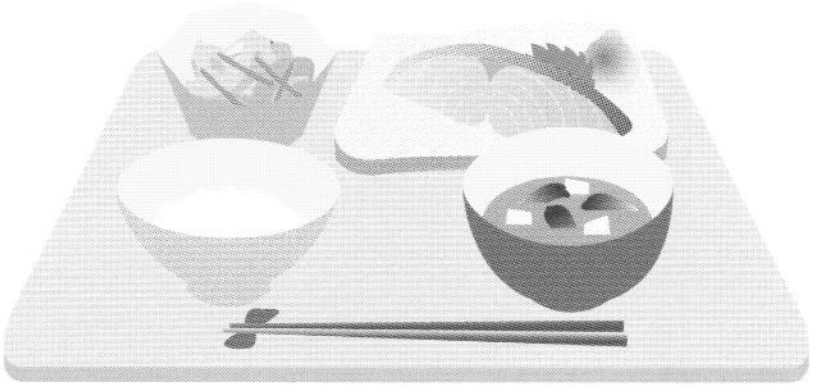

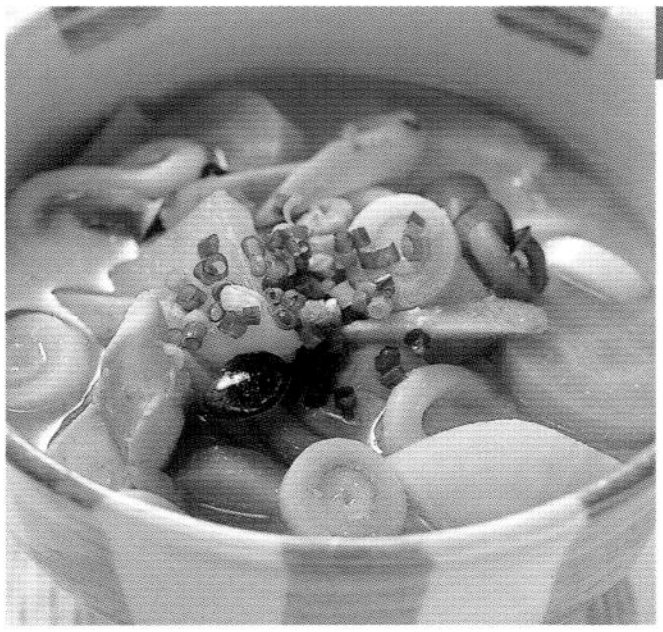

やわらかく煮るなど胃に負担をかけない調理法がおすすめ。

食事のポイント

野菜やいもなどはやわらかくうす味に調理。

低脂肪の魚や肉、卵、大豆製品などタンパク質食品をきちんと。

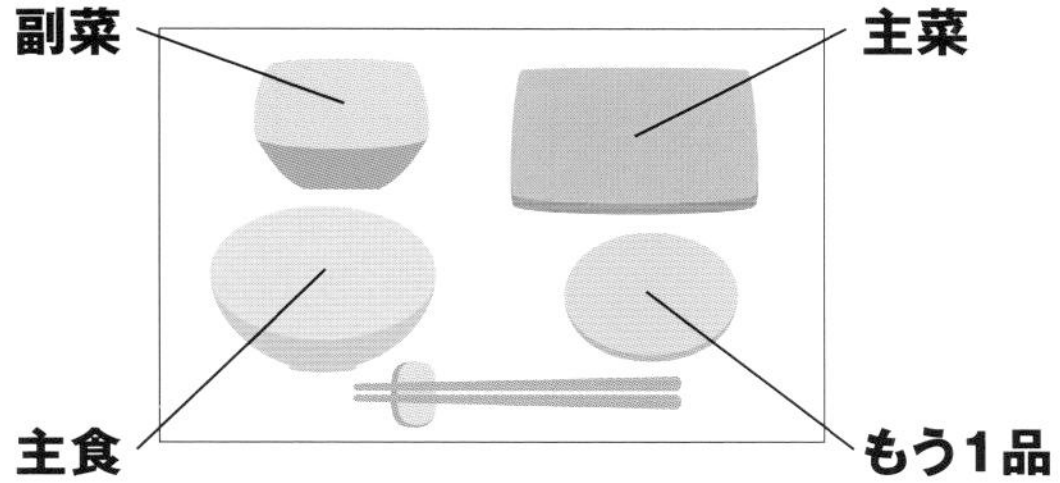

よくかんで食べる。

胃の粘膜を保護する牛乳やヨーグルトをとる。

胆石・胆のう炎

肥満ぎみの中年女性に多い胆石は、ほとんどがコレステロール結石が原因。低脂肪のバランス食で防げます。

症状

結石ができると激しい腹痛に襲われることも

◆症状の出ないサイレントストーン

肝臓でつくられた胆汁が、肝臓を出て十二指腸に送られるルートを胆道といいます。胆道は、胆汁を運ぶ水道管のような役割をする胆管と、胆汁を貯蔵する胆のうという袋から成り立っています。

食事をすると、胆のうが収縮して胆管が開き、胆汁が十二指腸に流れ込むしくみになっています。この胆汁の成分が何らかの原因で固まったものが胆石です。

胆石にはコレステロール結石や色素結石がありますが、最も多いのはコレステロール結石。胆汁中のコレステロールと胆汁酸のバランスが崩れると、コレステロールが結晶化し、コレステロール結石になります。一方、色素結石は、細菌感染などによってできます。

胆石はサイレントストーンとも呼ばれるように、胆石を持っていても無症状であることが多いですが、食事の刺激で胆石が動いたり、胆のう炎になったりすると、腹痛発作を起こすこともあります。

◆胆石症から胆のう炎・胆管炎へ

無症状だからといって胆石をそのまま放置しておくと、胆管に詰まり、胆汁の流れが滞ることで細菌に感染し、胆のう炎や胆管炎を引き起こします。症状は、おもに腹痛や発熱、黄疸《おうだん》などで、突然、寒けや吐きけ、高熱に襲われ、右あばら骨の下あたりからみぞおちにかけて激しい痛みを感じます。

要因

高エネルギー・高脂肪食、肥満、特に女性は注意

◆過食や高脂肪食が誘因

高エネルギー・高脂肪の食事を続けていると、胆汁中のコレステロール濃度が高まり、胆石がつくられやすくなります。

これを防ぐには、食べ過ぎない、脂質（脂肪、コレステロール）をとり過ぎない、水溶性食物繊維を多くとるなど、適量でバランスのよい食習慣が大切です。

◆肥満の人や女性に起こりやすい

肥満は、体内のコレステロール合成や胆汁へのコレステロール分泌の増加を招き、胆石症のリスクが高まります。

また、女性は、閉経前後から女性ホルモンが減少することで、血中コレステロールが増え、肥満傾向になり、胆石ができやすくなります。

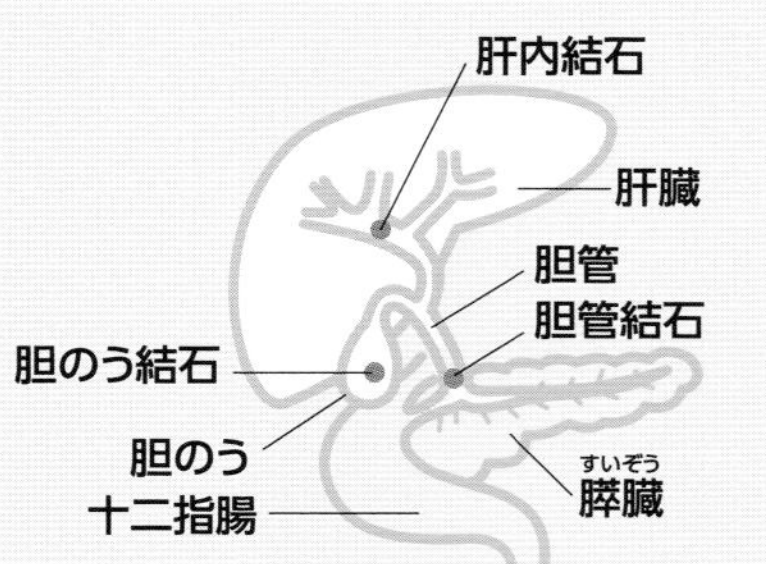

胆汁の通る胆道（胆管と胆のう）にはどこでも結石ができる。

食事対策

低エネルギーのバランス食事を

水溶性食物繊維はたっぷり、揚げ物や生クリームなどの高脂肪食品は控えめに。

■低脂肪の食材選びと調理法

高脂肪・高エネルギーの食事を続けていると、胆石ができやすくなります。肉は脂肪の少ない赤身肉や鶏肉（皮なし）を選びましょう。魚や大豆・大豆製品、野菜、きのこ、海藻などを積極的にとるようにして、焼く・煮る・蒸すなど、できるだけ油脂を使わない調理法を活用しましょう。

種類・部位・調理法によるエネルギーの変化（可食部70g当たり）

- **豚もも肉**（脂身つき）**120kcal**
  - → **豚もも肉**（皮下脂肪なし）**97kcal**
    - ゆでる（冷しゃぶなど）**72kcal**
    - 網焼き **70kcal**
    - フライパン焼き（しょうが焼きなど）**90kcal**
    - 衣揚げ（豚カツなど）**125kcal**
  - → **豚もも肉**（赤身）**83kcal**
  - → **鶏もも肉**（皮なし）**90kcal**

■野菜、いも、海藻、果物などから水溶性食物繊維をたっぷりと

水溶性食物繊維には、体内のコレステロール吸収を抑制し、体外へ排出されやすくする働きがあります。

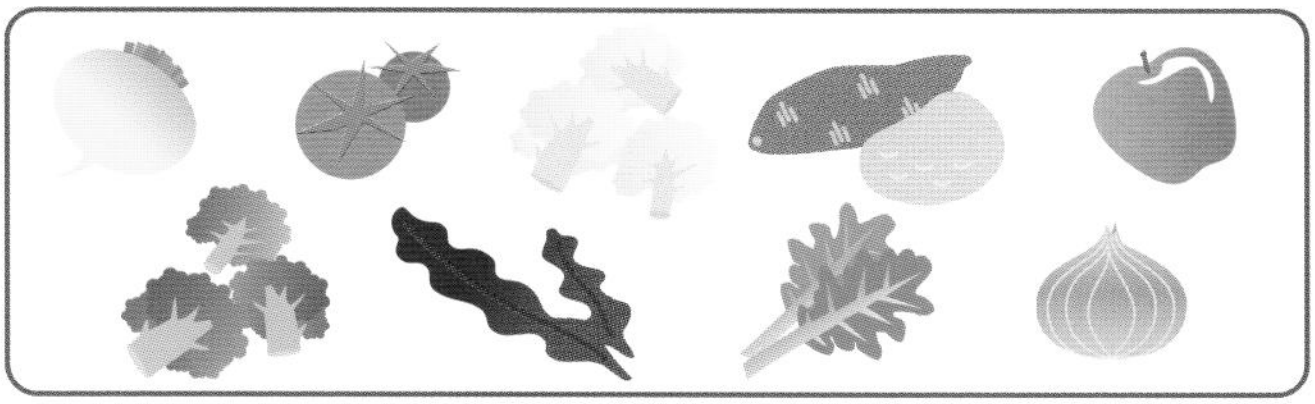

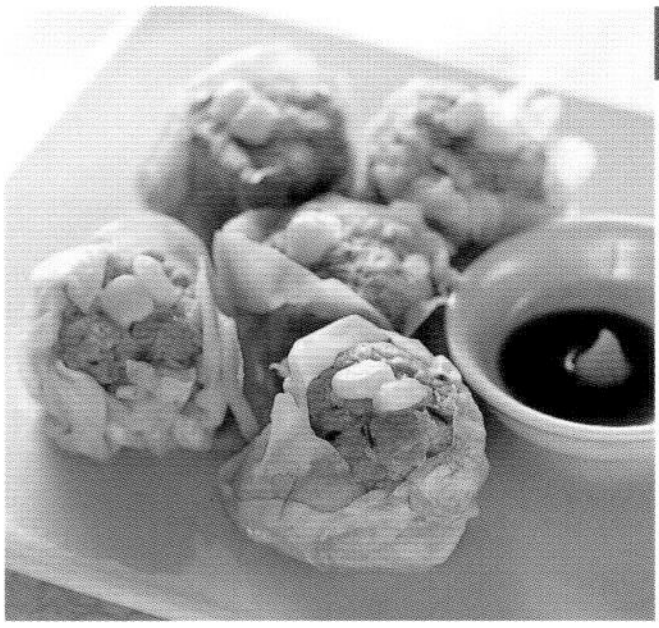

炒め物や揚げ物は避け、油の使用量を減らします。蒸す、煮る、網焼きなどがおすすめ。

食事のポイント

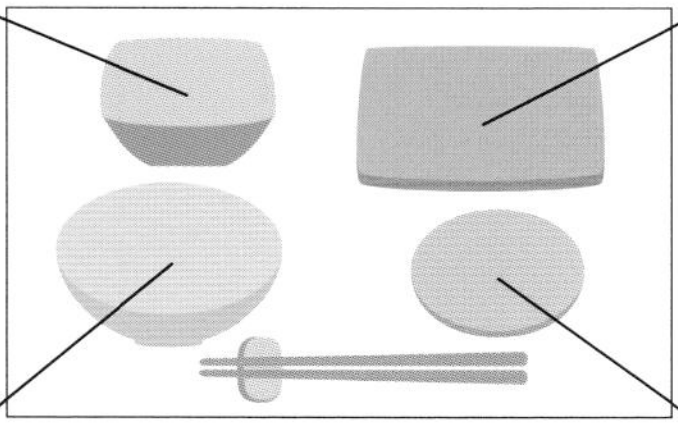

副菜 野菜類をゆでる・煮るなどの加熱調理で、量をたっぷり。

主菜 魚、低脂肪の肉、豆腐などを。揚げ物、炒め物は避ける。

主食 適正体重を維持できる量に。

もう1品 高脂肪の生クリーム、ナッツ類やアルコールに注意。

腎機能低下

腎臓《じんぞう》は体内の重要なライフラインの一つ。腎機能の低下は生活習慣病ともかかわっているので、適量でバランスのとれた食生活を。

症状　症状が出るころにはかなり悪化

◆尿にタンパク質が出る

腎臓の働きは、老廃物など体の中の不必要な物質をろ過し、尿とともに排泄《はいせつ》することです。体の水分量を一定に保ったり、体液に必要な成分を再吸収したり、血圧を正常に保つホルモンを分泌する機能もあります。

腎機能が低下すると、タンパク質が吸収されないまま、尿に排泄されてしまいます。また、水分や老廃物、電解質がたまったり、ホルモン異常が起きたりして、むくみ、高血圧、尿毒症、低ナトリウム血症、高カリウム血症などを招きます。腎臓は自覚症状が現れにくいのが特徴です。症状が出るころには腎臓の病気が進行している場合が多いので、注意が必要です。

要因　慢性腎臓病は生活習慣病が引き金に

◆慢性腎臓病は生活習慣から

腎臓の病気には、慢性糸球体腎炎、慢性腎不全、ネフローゼ症候群、糖尿病腎症などがあり、これらの慢性的な腎臓病を総称して、慢性腎臓病（ＣＫＤ）といいます。免疫異常や原因不明のものもありますが、高血圧、糖尿病、脂質異常症、肥満、メタボリックシンドロームや家族に腎臓病の人がいる場合、慢性腎臓病になりやすいことがわかっています。

慢性腎臓病は無症状のうちに腎機能が低下し、末期になると透析治療が必要になることもあります。透析導入のおもな原因は、糖尿病による慢性腎臓病です。心筋梗塞や脳卒中を合併するリスクも高まるので、早期に発見して、病気のステージに応じた食事療法や薬物療法を行い、進行を遅らせることが重要です。

◆慢性腎臓病は生活改善で予防できる

慢性腎臓病は、生活習慣病を起こさないように、日ごろから適量でバランスのよい食事をとる、塩分をとり過ぎない、適度な運動を心がけることで予防することができます。肥満の人は減量をして、適正体重を目指します。

topics トピックス　慢性腎臓病の危険因子

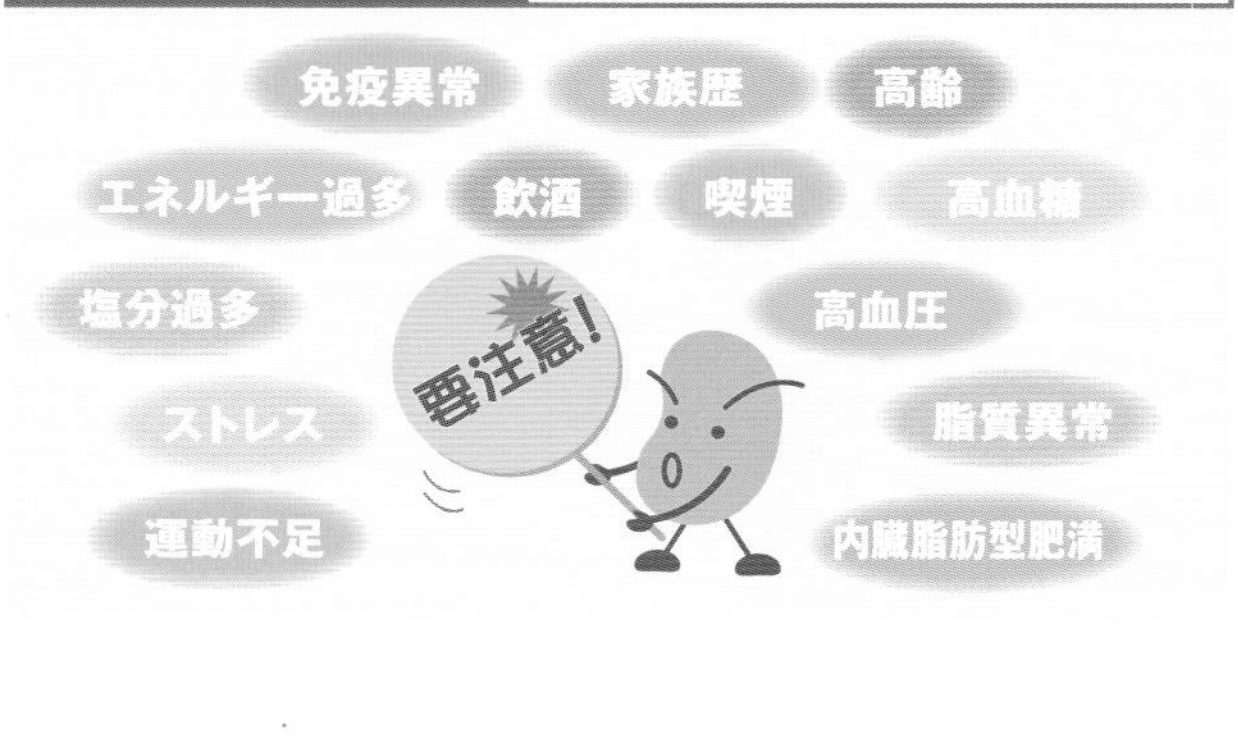
免疫異常
家族歴
高齢
エネルギー過多
飲酒
喫煙
高血糖
塩分過多
要注意!
高血圧
ストレス
脂質異常
運動不足
内臓脂肪型肥満

食事対策

腎臓に負担をかけない食事を

**適量・適塩で
バランスのよい食生活を。**

■タンパク質を「過不足なく」とる

タンパク質のとり過ぎも不足も、腎臓に負担をかけます。1食に卵なら1個、アジなら中1尾、低脂肪の肉なら50〜80gぐらいが適量です。

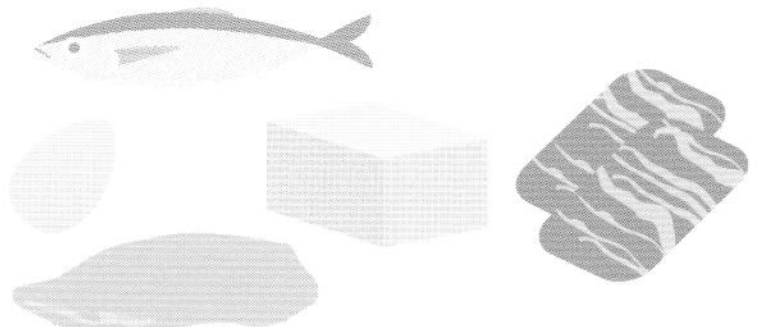

■エネルギーの過不足にも注意

エネルギーが不足すると、体タンパク質が分解されて腎臓に負担をかけます。一方、エネルギーのとり過ぎは慢性腎臓病の引き金になるので適量とることが大切です。

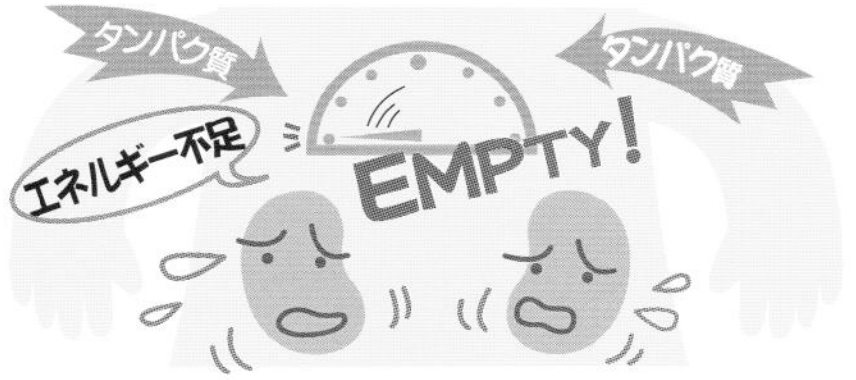

■塩分をとり過ぎない

塩分のとり過ぎは高血圧、そして腎機能の低下を助長します。塩蔵品や漬け物、加工食品など塩分の多い食品に注意。香辛料や香味野菜を利用しておいしい減塩料理を。

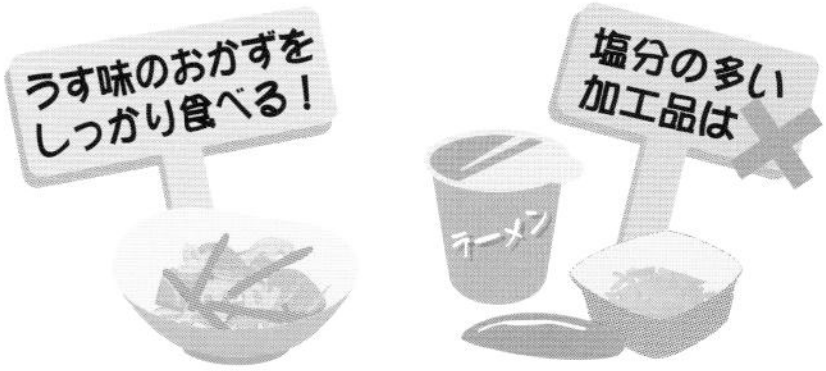

慢性腎臓病になってしまったら

医師の指導のもと、食事療法が不可欠になります。腎機能のレベルに応じて、エネルギー、タンパク質、食塩、カリウムの摂取量を調整します。

食事療法が必要

エネルギー	25~35kcal/kgBW/日
タンパク質	ステージに応じて異なる
食　塩	3g以上6g未満/日
カリウム	ステージに応じて異なる

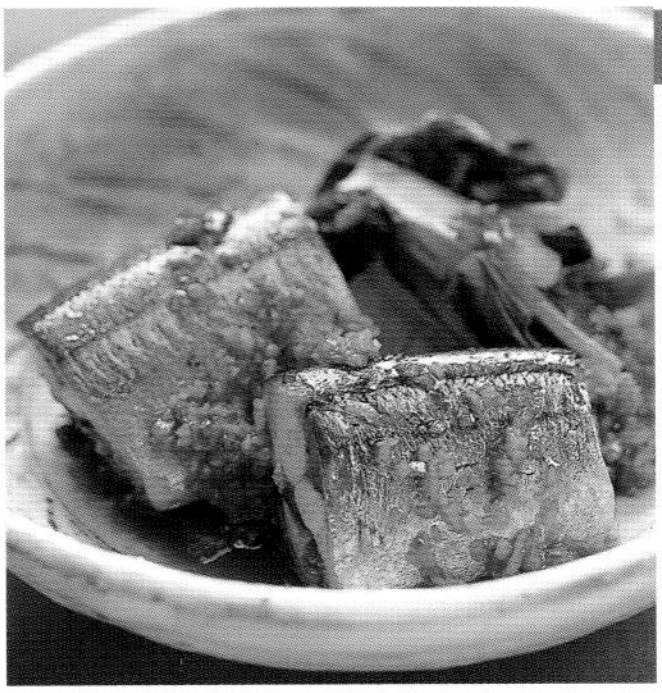

魚、肉、卵、大豆製品などの良質なタンパク質を適量とることが大切。

食事のポイント

野菜、きのこ、海藻は充分にとる。

魚、肉、卵、大豆製品などの良質なタンパク質食品を適量とる。

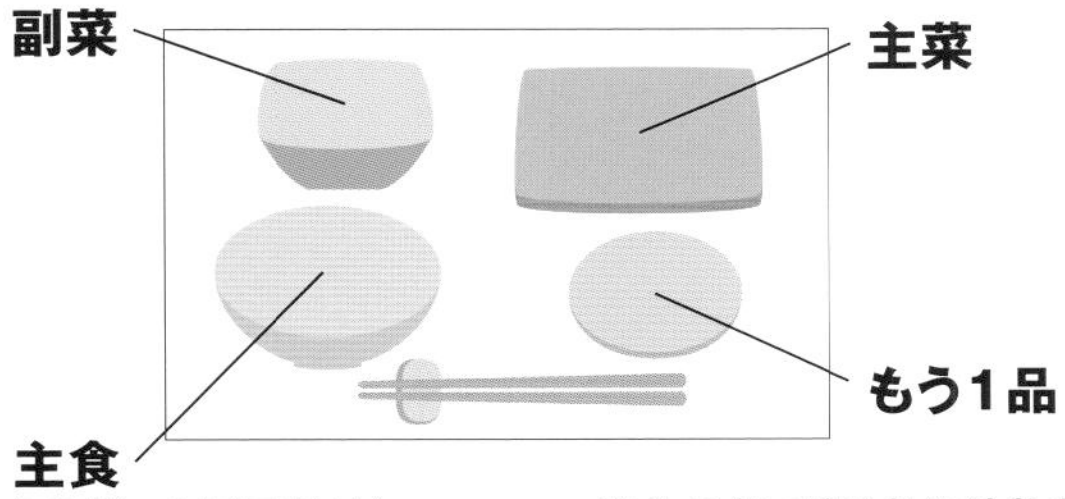

エネルギーの過不足がないように適量を食べる。

塩分の多い漬け物や汁物をとり過ぎない。

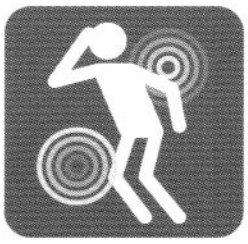

症状別栄養

高尿酸血症

40～50歳代の肥満傾向の男性に多いのが特徴。適正体重の維持とバランスのとれた食生活が課題です。

症状

尿酸が関節内に蓄積されて結晶化

◆風が吹いても痛い「痛風発作」

尿酸は、細胞の核酸を構成するプリン体が分解されてできる老廃物で、腎臓《じんぞう》から尿とともに排泄《はいせつ》されます。しかし、尿酸が過剰につくられたり、排泄されにくくなると、血液中の尿酸がどんどん増えてしまいます。尿酸は溶けにくい物質で、過剰に蓄積されると、尿酸塩という結晶になって関節内にたまります。男女ともに血液中の尿酸値が7mg／dℓ以上になると「高尿酸血症」と診断されます。

高尿酸血症は痛風や尿路結石の原因に。痛風の典型的な症状は、その名のとおり「風が吹いても痛い」といわれるほどの関節の激痛です。痛みはおもに足の親指のつけ根部分に現れて、赤く腫《は》れ上がります。痛風患者の多くは男性です。

要因

暴飲暴食など食事の影響も大きい

◆尿酸の産生と排泄のアンバランス

高尿酸血症は、体質や性別、年齢、食習慣など、さまざまな要因が関係して起こるとされています。

血液中に尿酸が増える原因には、尿酸が異常に多くつくられる、尿酸の腎臓からの排泄が悪くなることがあげられます。尿酸が異常に多くなるのは、体内のプリン体が増えたか、プリン体が分解されて尿酸になる量が増えた場合に起こります。

◆プリン体、アルコールが悪さをする

尿酸の原料となるプリン体は、肉や魚介類に多く含まれているので、かつて痛風は〝ぜいたく病〟といわれていました。また、エネルギーのとり過ぎで肥満ぎみになると、尿酸を代謝する機能が衰えて高尿酸血症を起こし、痛風につながります。

アルコールも大きな要因です。アルコールは代謝の過程で大量の尿酸をつくり出し、尿酸の排泄も滞らせます。特にビールにはプリン体が多く含まれています。

果糖のとり過ぎも高尿酸血症につながることが報告されています。清涼飲料水は控え、果物は適量を守って食べることも大切です。

topics トピックス

あの人も高尿酸血症だった?!

この病気は古くから知られ、王侯貴族など暴飲暴食ができる人に多発していたので「帝王病」「ぜいたく病」と呼ばれていました。アレキサンダー大王、ルイ14世、ダーウィン、ニュートン、マルチン・ルターなど多くの著名人たちが、痛風に悩まされていたといわれています。

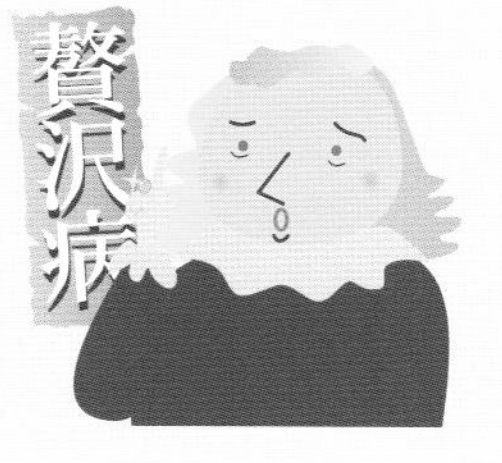

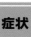

食事対策

低プリン体、低エネルギー食を

食べ過ぎ・飲み過ぎ・プリン体のとり過ぎの「3過ぎ」を防ぎます。

■プリン体の多い食品をとり過ぎない

適正エネルギーを守って食べ過ぎないことが一番。その上で、プリン体を含む食品をとり過ぎないように。食品からとり入れるプリン体の許容量は「1日400mg以内」を目安に。

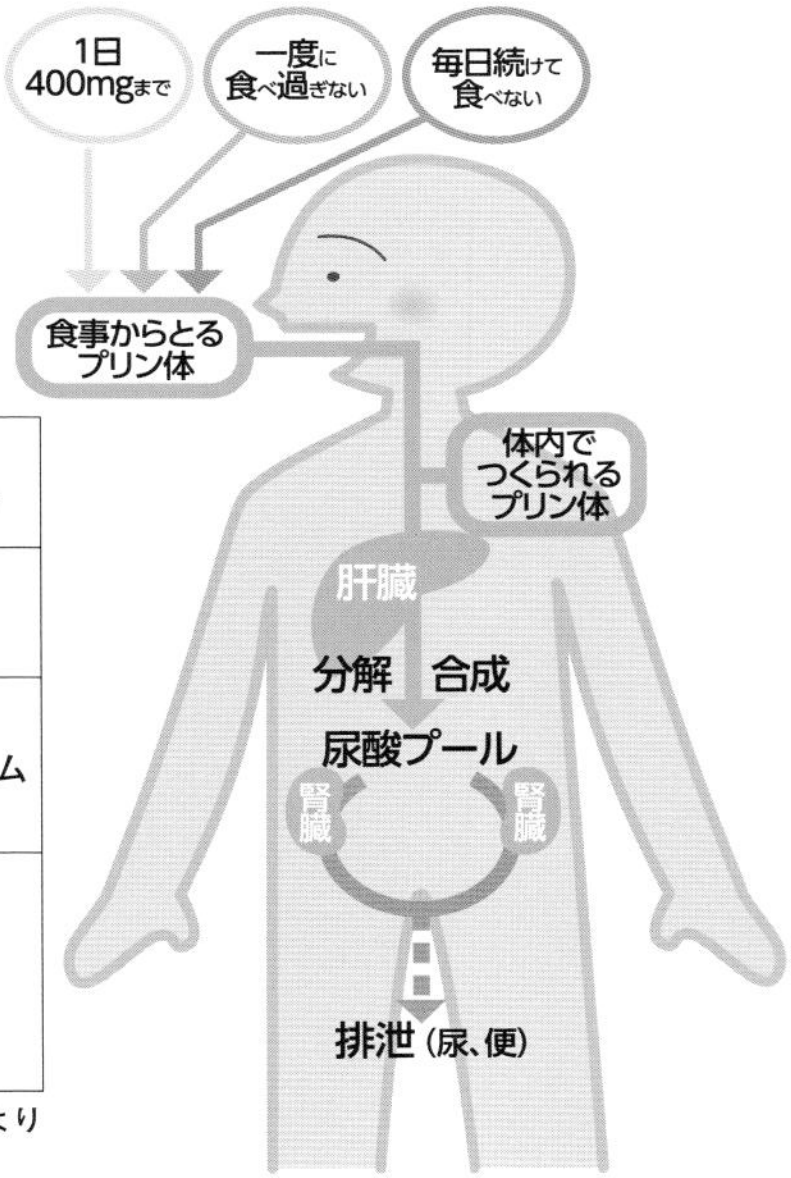

食品100g当たりのプリン体含有量（総プリン体表示）

極めて多い（300mg以上）	鶏レバー　マイワシ干物　イサキ白子　アンコウ肝酒蒸し　カツオ節　煮干し　干ししいたけ
多い（200〜300mg）	豚レバー　牛レバー　カツオ　マイワシ　大正エビ　マアジ干物　サンマ干物
少ない（50〜100mg）	ウナギ　ワカサギ　豚ロース　豚バラ　牛肩ロース　牛肩バラ　牛タン　マトン　ボンレスハム　プレスハム　ベーコン　つみれ　ほうれん草　カリフラワー
極めて少ない（〜50mg）	コンビーフ　魚肉ソーセージ　かまぼこ　焼きちくわ　さつま揚げ　かずのこ　すじこ　ウインナソーセージ　豆腐　牛乳　チーズ　鶏卵　米　小麦粉　枝豆　もやし　オクラ　なめこ　ピーナッツ　アーモンド

日本痛風・尿酸核酸学会「高尿酸血症・痛風の治療ガイドライン」より

■水分の補給を

甘い嗜好飲料やビールではなく、水やお茶などから水分を充分にとり、尿酸を尿といっしょに排泄します。

■お酒を飲み過ぎない

尿酸の排泄を妨げるアルコールは日本酒なら1合、ビールなら中びん1本まで（個人差あり）。休肝日も必要です。プリン体の多いおつまみは避けます。

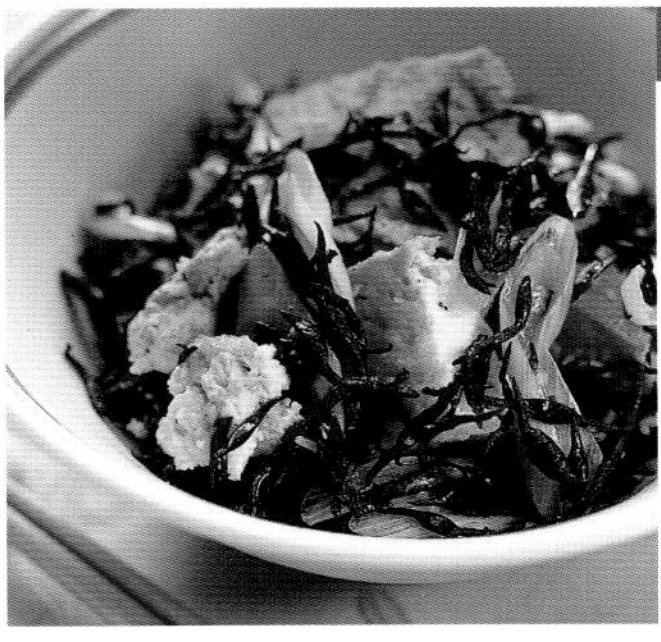

1食献立の適量が500〜600kcalの人の場合、主菜は、「少ない」と思えても、これくらいが適量。

食事のポイント

野菜・きのこ・海藻を充分に。

プリン体の多い食品を控える。

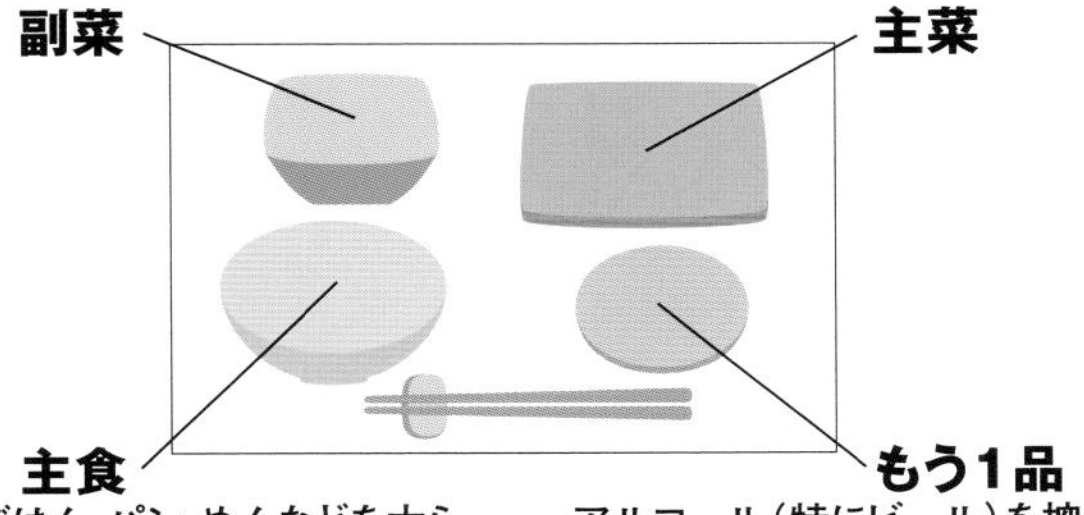

ごはん・パン・めんなどを太らないように適量とる。

アルコール（特にビール）を控える。水分は充分に（1日2ℓ）。

骨粗しょう症

骨強度が低下して骨折しやすくなり、寝たきりの原因に。特に女性は、日ごろから骨量を蓄えるための栄養補給を。

症状　骨強度が低下して骨がもろくなる

◆骨がもろくなり骨折しやすくなる

骨粗しょう症は、骨強度が低下し、骨に「す」が入ったようなもろい状態に変化し、骨折しやすくなる病気です。年をとるとともにかかりやすく、特に女性に多い点も特徴です。

骨はおもにカルシウム、リン、タンパク質などでできていますが、このうち骨をかたくする成分がカルシウムです。食べ物から充分な量のカルシウムをとらないと、骨の中のカルシウムが溶け出してしまいます。骨はカルシウムの貯蔵庫ともいえます。カルシウムの摂取量が不足した状態が続くと、貯金を切りくずすように骨のカルシウム量が減っていきます。

◆転倒から寝たきりになることも

骨粗しょう症になると、ちょっとしたはずみで骨折しやすくなります。高齢者では、転倒が原因で骨折し、体を動かさない間に筋肉が衰え、寝たきりになるケースも少なくありません。背中の骨がつぶれる圧迫骨折を起こし、身長が低下したり、背中が曲がることもあります。

要因　年をとるにつれ骨量が減少する

◆食事のカルシウム不足

骨粗しょう症の原因の一つはカルシウム不足です。ダイエットで食事量を減らすと不足しやすいので注意が必要です。

骨量は、骨格の成長とともに20歳ぐらいまで増加し、成人期にピークを迎え、中高年期はしだいに減少していきます。高齢者に骨粗しょう症が多いのは、老化により生理的にカルシウムの吸収率が低下しているためと考えられます。カルシウムを充分にとれば、血液中に溶け出すカルシウム量を抑えられます。成長期からしっかりとることが最善策ですが、高齢期を迎えてからでも遅くありません。

◆女性ホルモンの影響も

女性ホルモンはカルシウムの吸収を助ける働きをします。閉経後、女性ホルモンの分泌が低下するので、高齢者の女性は特にカルシウムが不足しがちです。

topics トピックス　骨強度をアップさせる運動の効果

食べ物からとったカルシウムを骨に蓄えるためには運動が必要。適度な運動は骨の新陳代謝を活発にし、カルシウムが骨に定着するのを助けます。運動を続けることにより、骨強度が高まった実例もあります。手軽なウォーキングやひざへの負担の少ない温水プール浴がおすすめです。

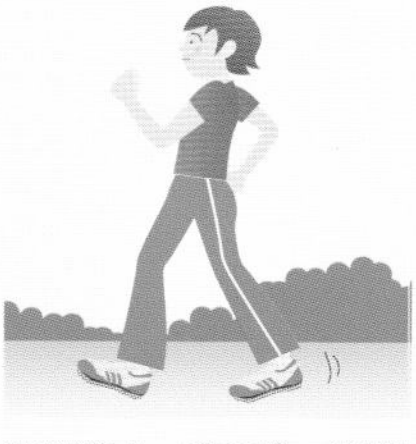

週3回以上、1回30分～1時間ぐらい行いたいもの。

食事対策

カルシウムたっぷりの骨太生活を

バランスのよい食事と適度な運動で骨をじょうぶに!

■骨をじょうぶにする栄養素

カルシウム　とりやすさ、吸収のよさから牛乳・乳製品がおすすめ。小魚、野菜、大豆製品にも多い。

ビタミンD　魚類や干しきのこに多い。皮膚でも合成されるので、適度な日光浴も大切。

ビタミンK　納豆、緑の葉物野菜に多い。ただし血液凝固阻止薬を服用している人は避けること。

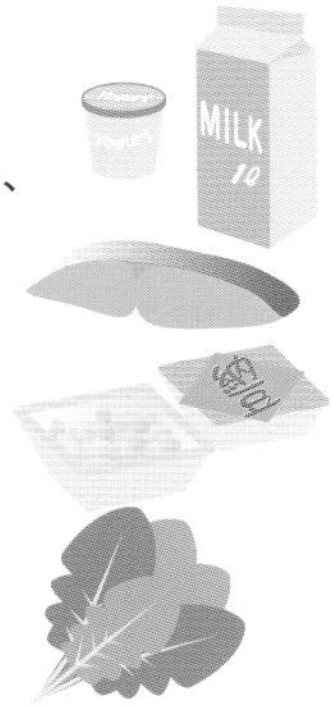

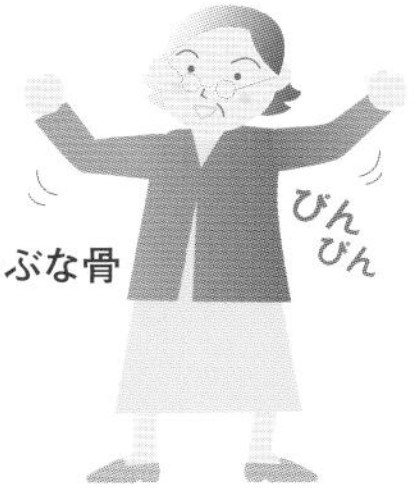

じょうぶな骨

骨をつくる栄養素は適度な運動によって吸収がよくなり、じょうぶな骨ができる。

■骨を弱くする成分

塩分　塩分をとり過ぎると、カルシウムの利用が悪くなる。減塩を!

リン　加工食品に多く含まれるリンは、カルシウムの吸収を妨げる。

アルコール　アルコールはカルシウムの吸収を悪くしビタミンDの働きも抑える。

カフェイン　カフェインはカルシウムの吸収を悪くする。コーヒーや紅茶に多い。

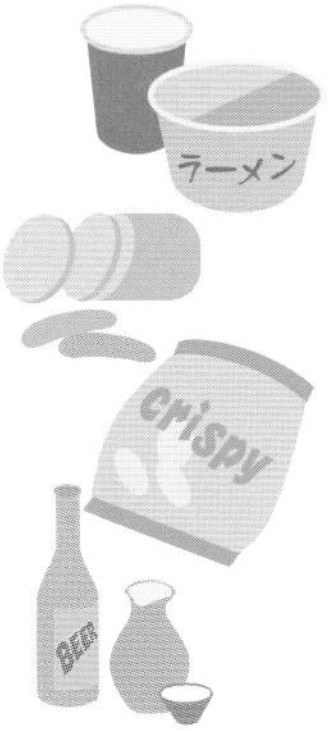

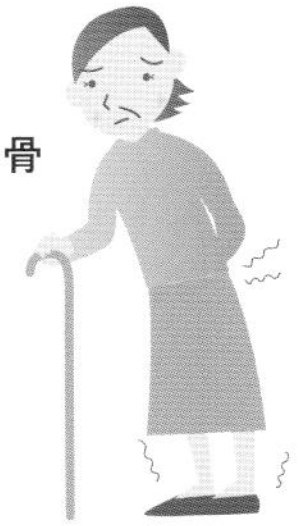

スカスカな骨

カルシウム摂取量が不足すると、骨のカルシウムが溶け出し、骨強度が低くなる。

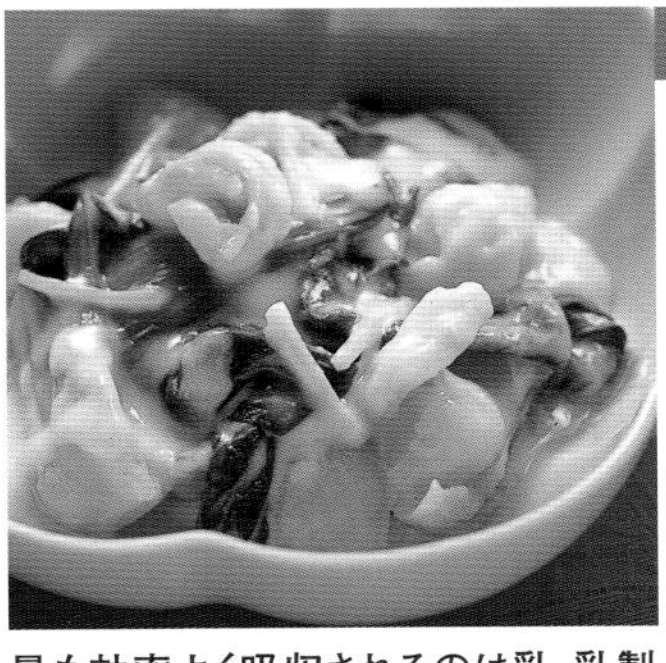

最も効率よく吸収されるのは乳・乳製品中のカルシウム。料理にじょうずにとり入れて。

食事のポイント

各種ビタミンが豊富な野菜をたっぷりと。

副菜

タンパク質も適量をとる。小魚や大豆製品にはカルシウムも豊富。

主菜

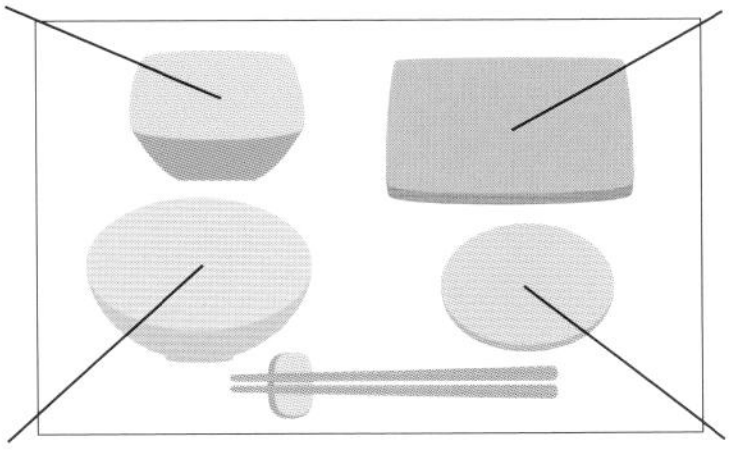

主食

太り過ぎないように、ごはん類は適量を。

もう1品

1日のどこかで牛乳・乳製品をとり入れて。

症状別栄養

サルコペニア

加齢に伴い、筋肉量が減少すると、筋力や身体機能が低下して要介護リスクが高まります。食事と運動で予防を。

症状　転倒などにより、要介護になることも

◆全身の筋肉量が低下する

サルコペニアは、ギリシャ語のサルコ（筋肉）とペニア（減少）を組み合わせた、筋肉減少を意味する造語で、加齢に伴い筋肉量が減少することをいいます。筋肉量は加齢とともに減少しますが、高齢になると加速します。このため、筋力や身体能力が低下し、立ち上がりにくい、歩行時につまずくなどの症状が目立つようになります。その結果、転倒などをきっかけに要介護状態に陥ることも。

◆食事対策と運動対策が基本

筋肉量を保つには、充分なタンパク質の摂取と運動が必要です。運動はレジスタンス運動（スクワットやダンベル体操など筋肉に負荷をかける運動）が有効です。食事はバランスよく、特にタンパク質の摂取が重要です。筋タンパク質の合成を促す作用のある必須アミノ酸のロイシンを含む動物性食品もとりましょう。

要因　原発性と二次性によるものがある

◆筋肉合成と分解のバランスが崩れる

筋肉は合成と分解を繰り返していますが、合成量より分解量が多くなると筋肉は減少していきます。サルコペニアは多くの要因が複雑に関係して進行すると考えられています。

◆病気や不活発な生活が原因のことも

サルコペニアは、加齢が原因で起こる原発性と、病気などが影響する二次性のものがあります。二次性は、寝たきり、不活発な生活、運動不足などの活動に関連するもの、臓器不全、がんなどの病気に関連するもの、吸収不良、消化器疾患などの栄養に関するものがあります。

topics トピックス　ロコモティブシンドロームって？

ロコモティブシンドローム（ロコモ）とは、運動機能が低下することをいい、筋肉や骨、関節などの障害により、立つ、歩くなどの動作に支障が出た状態です。ロコモがあると転倒や骨折、引いては要介護につながります。ロコモ予防には、サルコペニアを防ぐ食事と運動で、筋肉を維持することが大切です。

1つでも当てはまれば、ロコモの心配があります

①片脚立ちで靴下がはけない
②家の中でつまずいたりすべったりする
③階段を上がるのに手すりが必要である
④家のやや重い仕事が困難である
⑤2kg程度（1Lの牛乳パック2個程度）の買い物をして持ち帰るのが困難である
⑥15分くらい続けて歩くことができない
⑦横断歩道を青信号で渡りきれない

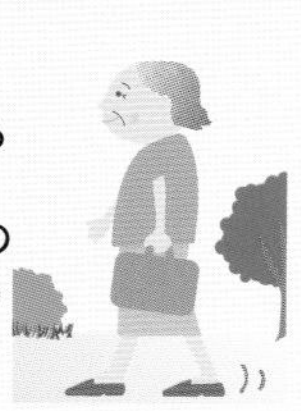

資料：日本整形外科学会公式　ロコモティブシンドローム予防啓発公式サイト

食事対策

筋肉や骨をじょうぶにする栄養素をしっかりとる

バランスよく食べて、筋肉・骨に関与する栄養素も充分にとります。

■筋肉・骨をじょうぶにする栄養素

タンパク質

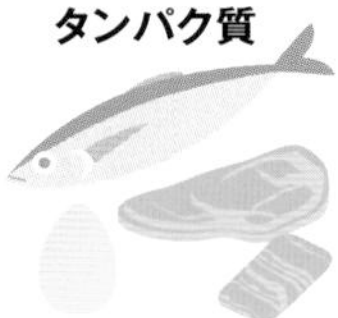

動物性タンパク質には、筋肉合成に有効なロイシンも豊富。

ビタミンD

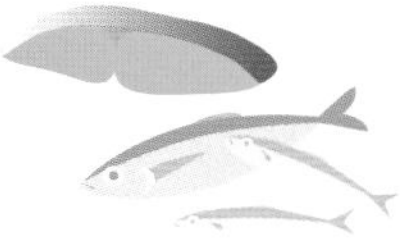

カルシウムの吸収を促す。魚類に多い。日光浴により皮膚でも合成できる。

ビタミンK

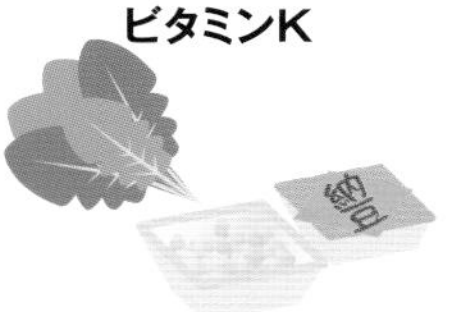

骨の形成を助ける。納豆や緑の葉物野菜などに多い。

カルシウム

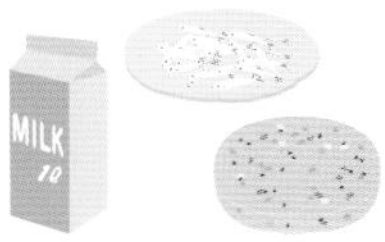

骨の材料になる栄養素。牛乳・乳製品、大豆製品、小魚、野菜に多い。

タンパク質不足に注意する

主食・主菜・副菜がそろった食事を基本に。タンパク質源となる料理を必ず一品。

■めん類などの単品料理にはタンパク質食品もプラス

1日2食など欠食をしたり、おかずが少ない食事だったりすると、必要なタンパク質が充分にとれません。毎食、肉・魚・卵・大豆製品のいずれかをとり入れましょう。

◎

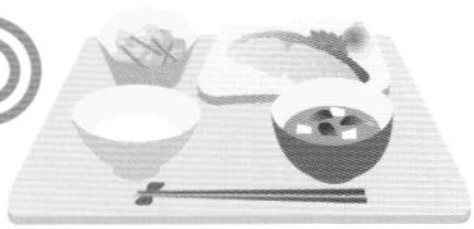

タンパク質充実

主菜がそろっている

△

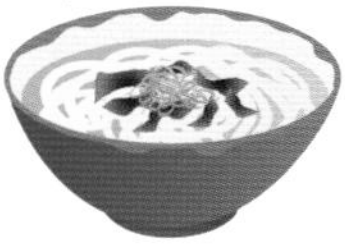

タンパク質不足

対策　かまぼこ、卵、油揚げなどを加える。

△

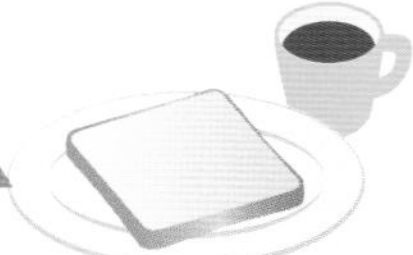

タンパク質不足

対策　ゆで卵、ハム、チーズ、牛乳などをプラス。

便利なタンパク質食品

調理を簡単に済ませたいときは、すぐに食べられるタンパク質食品を活用します。お刺し身やお惣菜などを買ってきてもよいでしょう。

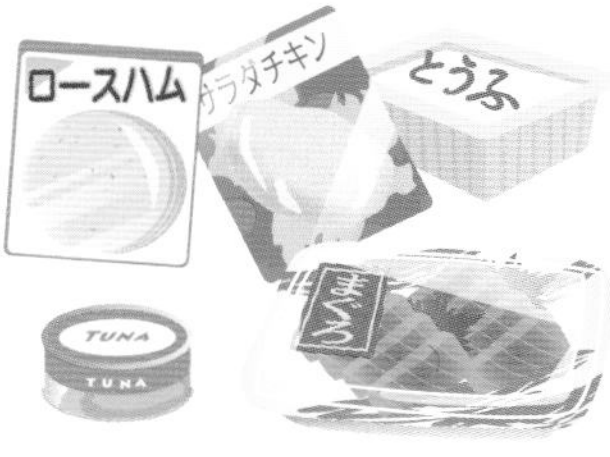

食事のポイント

おひたしやあえ物にしらす干し、チーズ、ちくわなどを加えても。

魚や大豆製品のほか、肉や卵を使ったおかずも登場させて。

副菜

主菜

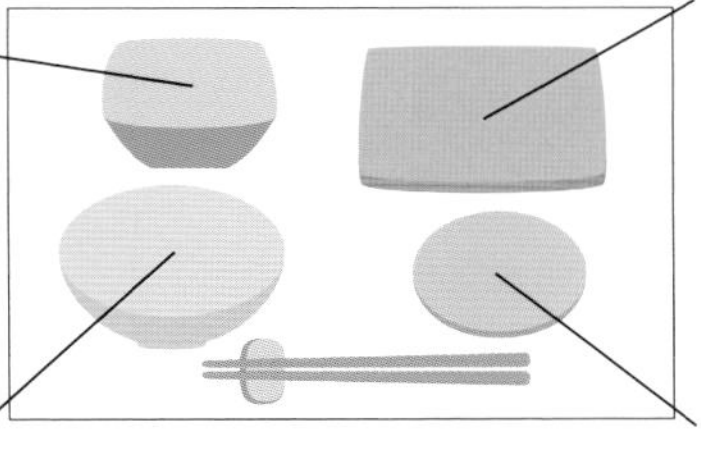

主食

もう1品

めん類やパンだけにならないように、おかずも必ず添えて。

汁物は肉や豆腐を加えて栄養価アップ。牛乳やヨーグルトなども積極的にとりたい。

フレイル

加齢により筋力だけでなく心身の力も衰え、要介護リスクが高まるフレイル。負のスパイラルに陥る前に早めの対策を。

症状
体の機能が低下し健康障害を招きやすい

◆健康な状態と要介護の中間の状態

フレイルとは、英語で「虚弱」を意味し、加齢によってさまざまな機能が低下することで、健康障害に陥りやすい状態を指します。具体的には、筋力や認知機能、社会とのつながりが低下した状態で、要介護の一歩手前と位置づけられます。

フレイルが問題なのは、歩行や食事、着替え、排泄などの日常生活動作（ADL）が低下したり、要介護状態になるリスクが高まることです。軽度の感染症や事故、手術などをきっかけに要介護状態になりやすく、転倒や入院、死亡のリスクが高くなることもわかっています。

◆早めの対策で健康に戻ることができる

フレイルは、老い衰えてもとに戻れない状態ではなく、適切な対策をすれば、健康な状態に戻ることができます。健康障害が起こったあとではもとに戻ることが難しくなるため、早めの対策が重要です。

要因
転倒などにより要介護になることも

◆加齢に加え、さまざまな要因が関係

体の機能は、成人期以降、加齢とともに徐々に低下していきます。それに加えて、食欲の低下、体重減少、サルコペニア（204ページ参照）、認知機能低下、うつ、社会的問題（引きこもり、孤独）などが重なると、日常生活の維持が難しくなります。

フレイルの大きな原因は筋肉量の減少にありますが、身体的なものだけでなく精神的、社会的な要因もあるため、社会性を保つことも大切です。趣味やボランティアなど社会的活動への参加もフレイルの予防や改善に有効とされています。

トピックス　低栄養が引き金となるフレイル・サイクル

低栄養の状態にあるとサルコペニアにつながり、それが筋力や活力の低下を招き、活動度の減少によってさらに食欲が低下し、低栄養状態が悪化する…といった負の循環に陥ります。そうなる前に、どこかで正の循環に変えることが大切です。

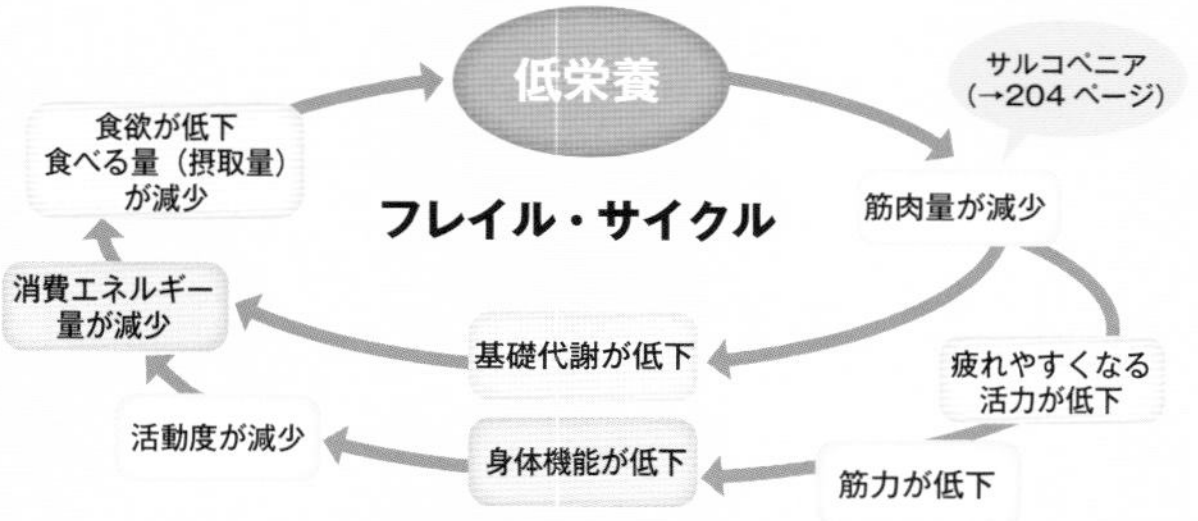

資料：厚生労働省「日本人の食事摂取基準（2020年版）」を改変

食事対策

エネルギーと各種栄養素を充分に

筋肉の合成や活動的な生活のためにエネルギー・栄養素をしっかりとります。

■フレイル予防のためには「適量」と「バランス」

＜目標BMIを維持できる食事量を＞

フレイル予防には適量のエネルギーをとることが大切。高齢者の目標BMIは低栄養予防もふまえて下限値が高めに設定されています。

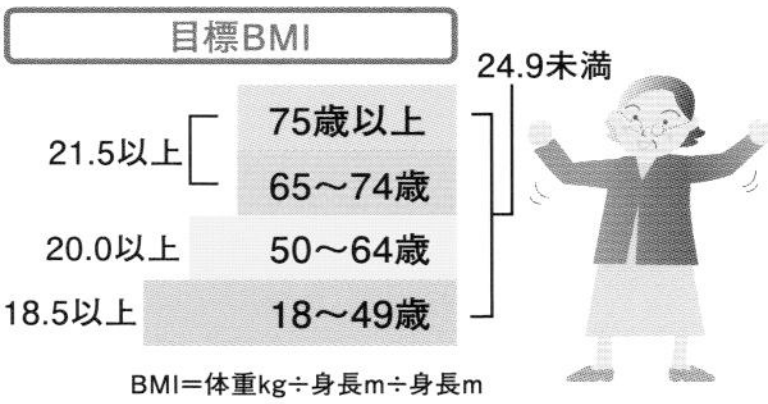

＜主食・主菜・副菜でバランスよく＞

タンパク質、ビタミン、ミネラルなどの栄養素も充分にとる必要があります。毎食、主食・主菜・副菜をそろえましょう。

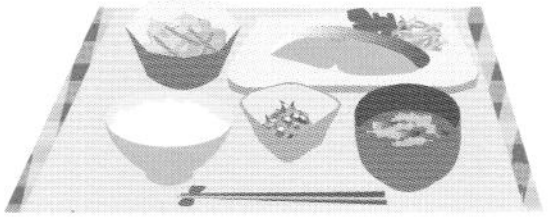

多様な食品をとるように心がける

バランスよく多様な食品をとることがフレイル予防につながります。

■肉や乳製品もとり入れた、多様な食品摂取を

低栄養を防ぐ実践法として、多様な食品をとる「10食品群」摂取法があります。以下の食品群から1日1回とれば1点とし、10点を目標にします。毎日7点以上とると効果的といわれています。

肉	魚	卵	牛乳・乳製品	大豆・大豆製品
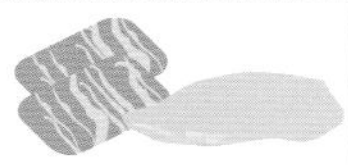	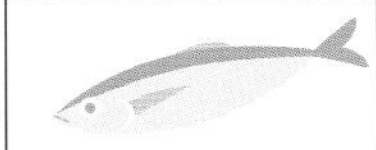		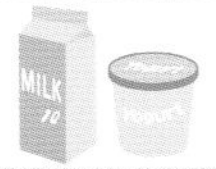	
緑黄色野菜	**いも類**	**海藻**	**果物**	**油脂類**
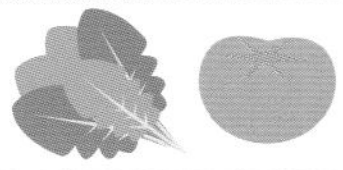	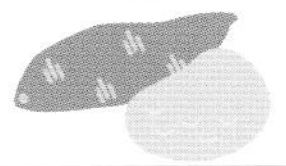	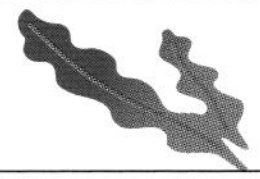	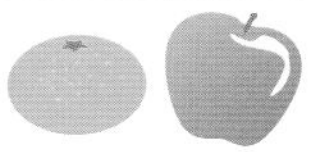	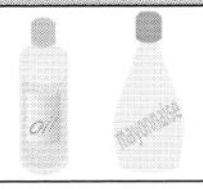

資料:東京都健康長寿医療センター研究所「食品摂取の多様性スコア(DVS)」

食が進まないときは?

●おかずを優先する
肉、魚、卵、大豆製品などの主菜を優先して食べます。

●数回に分けて食べる
食欲がない場合は、食事を数回に分けて食べても。

●誰かといっしょに食べる
家族や仲間といっしょに食べると、心身や栄養面でもプラス効果が。

●間食で食べやすいものを
ヨーグルト、プリン、果物など、食べやすいものを間食で楽しんでも。

食事のポイント

おひたしなどに、小魚、納豆、ツナなどの食品をプラスしても。

肉や魚は食べやすく調理の工夫をして、毎日とるようにしたい。

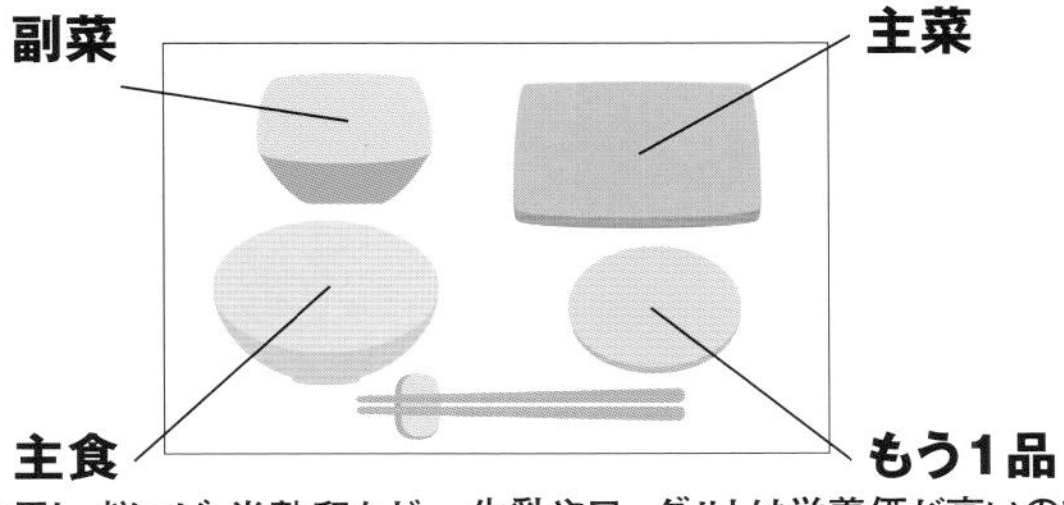

しらす干し、桜エビ、半熟卵などを加えると栄養価がアップ。

牛乳やヨーグルトは栄養価が高いので、毎日とりたい。果物もおすすめ。

症状別栄養

脳血管性認知症

認知症の対策は健康長寿の大きな課題です。食生活を改善し、動脈硬化や脳血管障害を防ぐことが最善策です。

症状　認知・判断・記憶など脳の精神機能に障害

◆脳に酸素や栄養がまわらない

認知症とは、脳や体に障害が起こったことを原因として、認知、記憶、判断、言語、感情、性格などの精神機能が低下し、普通の社会生活に支障をきたす状態のことです。高齢者の認知症は年々増加傾向にあります。

認知症には、アルツハイマー型認知症と脳血管性認知症があります。脳血管性認知症は、脳の血管が詰まったり破れたりして血行がとだえ、酸素や栄養が脳にいきわたらなくなり、障害が起こります。

◆初期にはもの忘れの自覚症状

記憶力の低下、頭痛、めまい、耳鳴り、しびれから始まり、しだいに進行していきます。初期にはもの忘れの自覚があり、それを悩んで抑うつになりがちです。ダメージを受けた場所によって、手足のまひや食べ物を飲み込みにくいといった運動機能障害や言語障害も伴います。ささいなことで怒ったり涙もろくなったり、不眠などの症状も見られます。

要因　長年の悪い生活習慣や脳卒中が引き金に

◆認知症につながる脳梗塞《こうそく》と脳出血

脳血管性認知症は、脳梗塞や脳出血などの脳血管障害が原因です。脳の血管が詰まったり破れたりすることで血行がとだえてしまうのです（188ページ参照）。

◆日々の食事、生活習慣の積み重ね

高血圧、糖尿病、脂質異常症、動脈硬化などは、脳血管性認知症の原因となる脳梗塞や脳出血のリスクを高めます。これらの生活習慣病は食事と深い関係があります。食べ過ぎ、過度の飲酒、甘いもの・動物性脂肪・塩分のとり過ぎといった食習慣の改善も大切です。喫煙もリスク因子なので、禁煙も重要です。

また、骨折やけがで寝たきりになると、運動や生活全般から受ける脳への刺激が少なくなるため、認知症が進む危険性が増します。生活習慣病の予防とともに、日ごろから運動や趣味などで脳を活性化しておくことも大切です。

topics トピックス　笑う門には福来たる！

笑いは、気分を高揚させるだけでなく、脳の血液循環を促進し、認知症を遠ざけるといわれています。また、がん細胞やウイルスを攻撃したり、免疫力を高める働きをするNK細胞が増えることもわかっています。笑うことは、心と体を若く保つ、立派な健康法の一つなのです。

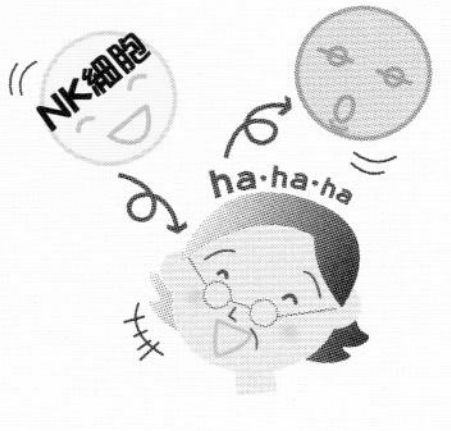

食事対策

脳梗塞・脳出血を防ぐ

**認知症になってからでは遅い！
原因となる脳梗塞・脳出血を防ぎます。**

■適量でバランスのとれた食事で、肥満と血管の老化を防ぎましょう。

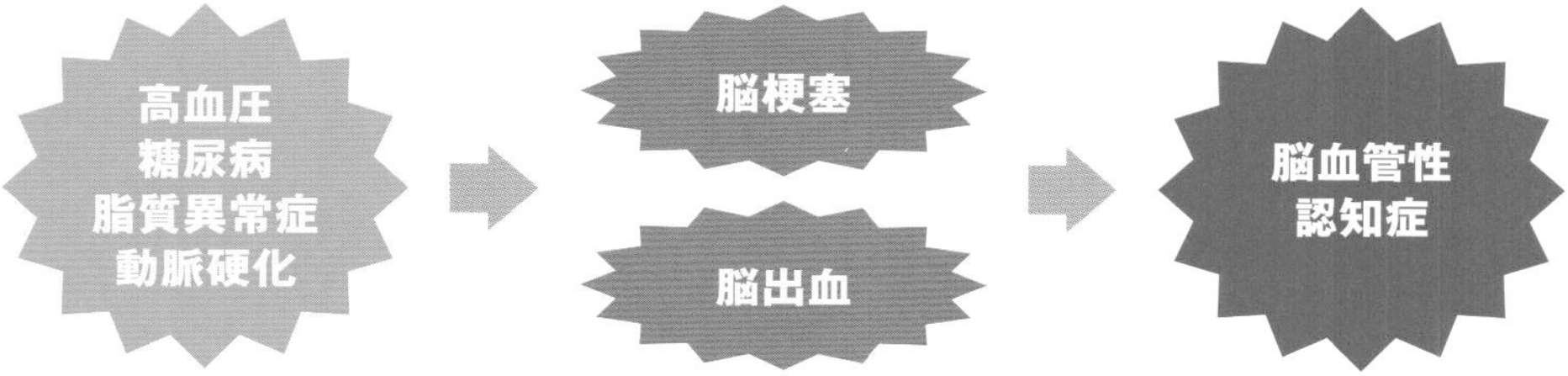
高血圧
糖尿病
脂質異常症
動脈硬化
脳梗塞
脳出血
脳血管性
認知症

脳血管性認知症の原因となる脳梗塞や脳出血などの脳卒中を防ぐには、引き金となる生活習慣病を防ぐことです。摂取エネルギー過多による肥満を防ぎ、栄養素バランスを保ちます。炭水化物や塩分のとり過ぎ、動物性脂肪やコレステロールの多い食品を控え、アルコール飲料の飲み過ぎや喫煙に注意することが、肥満や血管の老化を防ぐことにつながります。

■血管の健康を保つ成分をとる

EPA・DHA

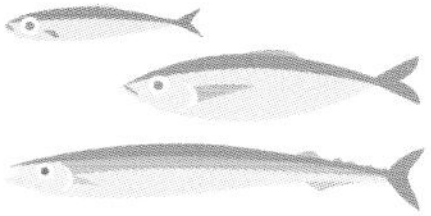

アジ、イワシなどの青背魚の油に多く、血栓を防ぐ。

水溶性食物繊維

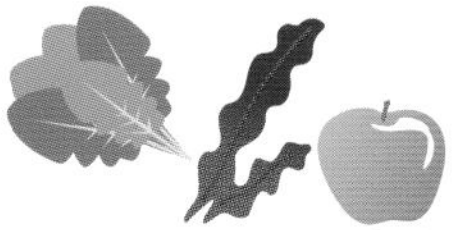

コレステロールの吸収を抑え、排泄を促す。

内臓脂肪を減らすことも大切

内臓脂肪型肥満の場合は減量も大切。内臓脂肪が多いとアディポサイトカインという物質が分泌され、動脈硬化が進行し、血栓ができやすくなります。消費エネルギー量よりも摂取エネルギー量が少なくなるように、少しずつ無理なく減量しましょう。

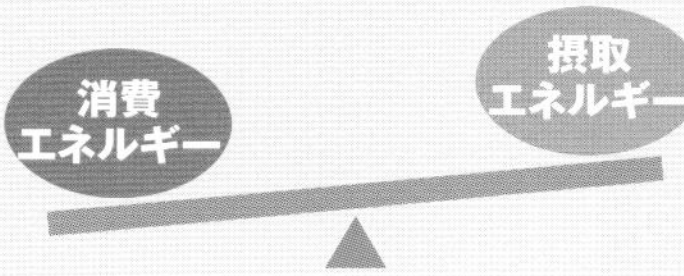

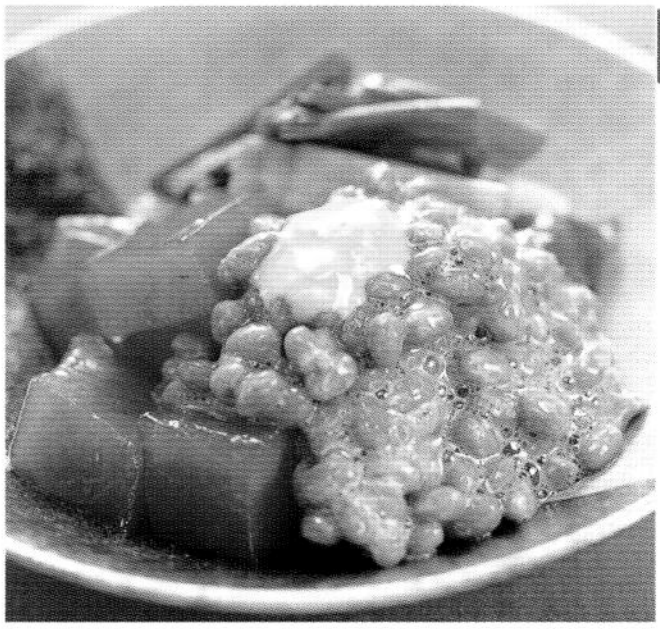

血管の健康維持に役立つ成分を含む食品をたっぷり組み合わせて。

食事のポイント

抗酸化成分を含む野菜・海藻・きのこなどをうす味で調理。

DHA・EPAを多く含むイワシ・サバなどの青背魚を積極的にとり入れる。

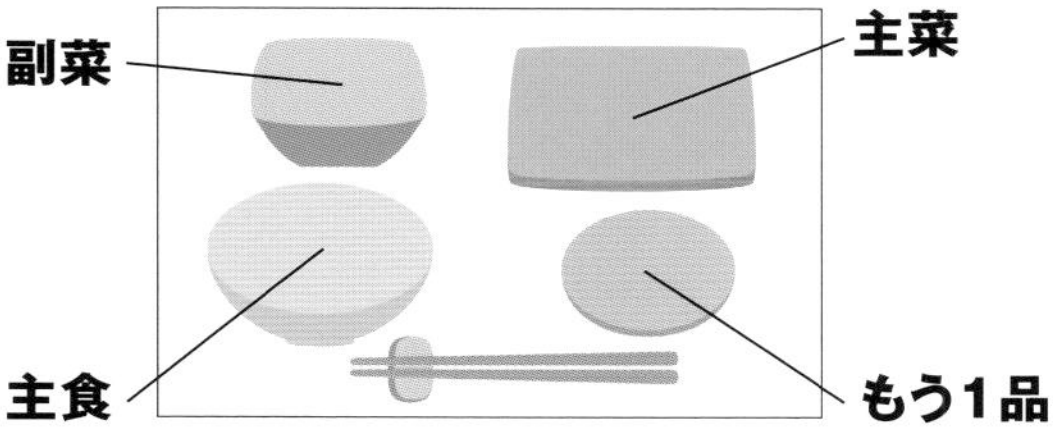

太らない範囲で好みのものを。

野菜や海藻など具だくさんの汁を。

摂食障害

拒食や過食といった神経性の摂食障害は、栄養対策だけでは解決できません。心身両面からのケアが必要です。

症状

心的要因で起こる異常な摂食行動

◆思春期の女性に多い心の病気

「拒食症」や「過食症」と呼ばれる摂食障害は、長期的に摂食行動に異常が現れる心の病気です。特に思春期・青年期の女性に多く見られます。

◆食事量や体重が急減する「拒食症」

神経性やせ症（拒食症）は、食べる量が激減し、病的にやせてしまう病気です。本人は自覚しておらず、どんどん体重を減らしていき、さまざまな症状が現れます。女性ホルモンの分泌が激減するため、生理が止まる（無月経）ほか、骨粗しょう症や不妊につながることも。また、低栄養により低血圧、徐脈、低血糖、低タンパク質血症、低体温、貧血などを招きます。重篤な合併症が見られる場合は、入院による治療が必要になります。

◆食べて吐く行為を繰り返す「過食症」

神経性過食症（過食症）は、食欲を抑えられず、発作的にむちゃ食いを繰り返す病気です。過食した後、意図的に吐いたり、下剤を使用したりして、食べたものを外に出してしまいます。

過食嘔吐《おうと》により、胃液が歯のエナメル質を溶かしてむし歯になったり、歯が脱落することもあります。過食嘔吐や下剤の乱用により病態が悪化しやすく、低カリウム血症、低ナトリウム血症、低タンパク質血症を引き起こし、失神、意識消失、歩行障害、心不全を招くケースもあります。また、うつ病、アルコール依存症などの精神疾患を合併することもあります。

拒食と過食は正反対のようですが、心理的に共通する部分も多く、拒食から過食へ移行するケースも少なくありません。

要因

太ることへの恐怖心や心的要因が背景に

若い女性は、実際は「やせ」か「適正体重」であるにもかかわらず、太っていると思い込む傾向があります。太ることへの恐怖心が引き金になって、極端なダイエットやその反動で起こる過食嘔吐などの異常な食行動につながります。

摂食障害は、やせ願望やストレス解消手段のほか、本人の生まれ持った性格、家庭環境、学校環境など、さまざまな心的要因が複雑にかかわっています。

摂食障害の約9割は女性

摂食障害にかかる人の約9割は女性です。おもに10～20代ですが、最近は、家族関係などのストレスから30代以降で発症するケースも増えています。体重をコントロールしなければいけない職業に就く人や運動選手にも多く見られます。几帳面で完璧主義の性格特性が重症化させるといわれています。

神経性やせ症の診断基準

A　体重
必要量と比べてエネルギー摂取を制限し、年齢・性別・成長曲線・身体的健康状態に対し、有意に低い体重（正常の下限を下回る体重）に至る。

B　体重増加恐怖・肥満恐怖
有意に低い体重であるにもかかわらず、体重増加または肥満になることに対する強い恐怖、または体重増加を妨げる持続した行動がある。

C　体重・体型に関する認知・行動
自分の体重または体型の体験の仕方における障害、自己評価に対する体重や体型の不相応な影響、または現在の低体重の深刻さに対する認識の持続的欠如。

●病型分類
摂食制限型：過去3か月間、過食または排出行動の反復的エピソードがないこと。
過食・排出型：過去3か月間、過食または排出行動の反復的エピソードがあること。

●重症度分類
軽度：ＢＭＩ≧17　　中等度：16≦ＢＭＩ≦16.99
重度：15≦ＢＭＩ≦15.99　　最重度：ＢＭＩ＜15

資料:DSM-5（Diagnostic and Statistical Manual of Mental Disorders,Fifth Edition 2014）

神経性過食症の診断基準

A 過食のエピソードを繰り返す。過食は以下の2点によって特徴づけられる。
　ア） 一定時間内（例：1日のうち2時間以内）、大部分の人が食べるより明らかに多い食べ物を摂取する。
　イ） 食べている間、食べることを抑制できないという感覚をともなう（例：食べるのを途中で止めることができない、食べ物の種類や量を抑制できない）

B 体重増加を防ぐために、自己誘発性嘔吐、下痢・利尿剤またはほかの薬剤の乱用、絶食、過剰の運動などを繰り返し行う。

C 過食と体重増加を防ぐ行為が最低週1回以上、3か月間続くこと。

D 自己評価が体型や体重の影響を過度に受けている。

E 神経性やせ症の間に生じていない。

資料:DSM-5（Diagnostic and Statistical Manual of Mental Disorders,Fifth Edition 2014）

食事対策

心と体の両面からのケアを

過食や嘔吐、小食の改善は、精神面と体力回復の両面から。

■「拒食症」は体重をもとに戻すことが最優先

1日の総摂取エネルギー量を増やして体重をもとに戻すことを最優先にし、栄養バランスはある程度食べられるようになってから。

1　食べられるものを少しずつ食べる

「栄養豊富なもの」「バランスよく」よりも、まず無理せず食べられるものを食べます。回数を増やしたりして、1日にとれる量を多くするくふうをするとよいでしょう。

2　炭水化物をとってエネルギーを確保

少しでも食べられるようになったら炭水化物を。主食（炭水化物）は太るものではなく、体に最適のエネルギー源で、気分をよくする効果があると認知してもらいましょう。

3　タンパク質源を補給する

拒食症の場合、筋肉量が極端に減っています。肉類は体が受けつけない場合が多いので、比較的食べやすい白身魚や卵、豆腐、牛乳などで少しでもタンパク質を補給します。

■「過食症」は間食ではなく3食の食事をとることの大切さを第一に

菓子などの甘いものを食べると血糖値が急激に上昇し、下降も早いので、過食症の人は衝動的に甘いものを食べたがります。間食で甘いものを食べることよりも、まずは1日3食のバランスのよい食事（主食・主菜・副菜）をとることの重要性を認識してもらうことが大切です。

初期の段階で早めの対応を

摂食障害は長期化・重症化するほど回復が難しく、外来ではなく入院による治療が必要になります。初期の段階で心理療法や認知行動療法を行い、時間を要しますが家族がサポートしながら治療を進めることが大切です。

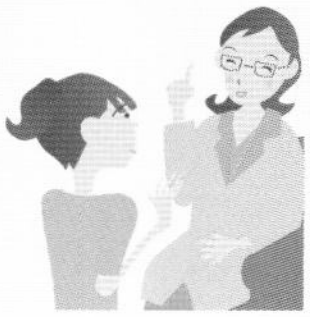

症状別栄養

鉄欠乏性貧血

おもに鉄不足が原因で起こる貧血。鉄の多い食品を効率よくとることで予防や改善をすることができます。

症状 ヘモグロビンが減少し体が酸欠状態になる

◆酸素不足で臓器の働きが低下する

貧血とは、赤血球に含まれるヘモグロビンの濃度が低下した状態です。ヘモグロビンは体中に酸素を供給する働きを担っています。ヘモグロビンによって体のすみずみにまで酸素が運搬され、活動のためのエネルギーが産生されます。

鉄はこのヘモグロビンの構成成分です。鉄が不足すると、ヘモグロビンが減少し、各臓器は酸素が不足して機能が低下し、さまざまな症状が現れます。

◆貧血の症状はさまざま

貧血の症状としては、だるい、寒け、動悸《どうき》、息切れ、耳鳴り、めまい、食欲不振、疲れやすい、吐きけ、顔色が悪い、目や口の粘膜が白くなる、爪が平たくなったりスプーン状になる、などがあります。

要因 食生活の偏りによる鉄不足が最大要因

◆貧血の多くは鉄不足によるもの

貧血で最も多いのは、鉄不足による鉄欠乏性貧血です。ダイエットなどで食事の量が少なくなったり、栄養バランスの偏った食事を続けていると、体内の鉄が欠乏し、貧血を起こします。

◆女性に多い鉄欠乏性貧血

鉄欠乏性貧血は女性に多く、20〜40代女性では40％以上が鉄欠乏性貧血であると言われています。月経時の出血によって、男性よりも多くの鉄を必要としているからです。成長期、生理の開始が重なる思春期、妊娠時は、特に鉄の需要が増えるので、貧血になりやすくなります。

男性でも、潰瘍《かいよう》や悪性腫瘍、痔などの慢性的な出血によって鉄欠乏性貧血になることがあります。

◆貧血にはいろいろな種類が…

貧血には、鉄欠乏性貧血のほか、骨髄の造血機能に異常が生じる「再生不良性貧血」、ビタミンB12や葉酸が欠乏して赤血球になる前段階の赤芽球が成熟できなくなる「巨赤芽球性貧血（悪性貧血）」、赤血球が普通より早くこわされて不足する「溶血性貧血」があります。

topics トピックス 鉄欠乏性貧血の診断基準

鉄欠乏性による貧血は、ヘモグロビン濃度（血色素濃度）の値で診断されます。成人男性は13g/dL未満、成人女性は12g/dL未満の場合、貧血と判定されます。正常値を維持できるように、月経のある女性は特に日頃からバランスのよい食事を心がけましょう。

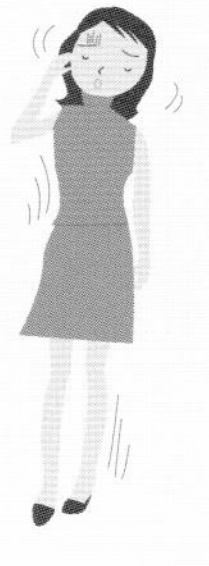

食事で鉄を効率よく摂取する

充分に鉄を補給することと、バランスのとれた食生活をすることが第一です。

■鉄を含む食品をしっかりとる

鉄には動物性食品に含まれる「ヘム鉄」と植物性食品に含まれる「非ヘム鉄」があります。吸収率はかなりの差がありますが、非ヘム鉄も食べ合わせ方しだいで吸収率をアップさせることが可能です。

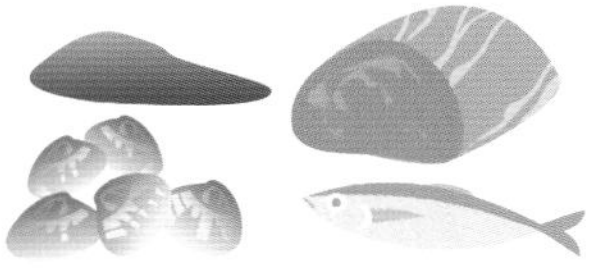

動物性食品
（赤身肉、レバー、魚介など）
ヘム鉄の吸収率
10～30%

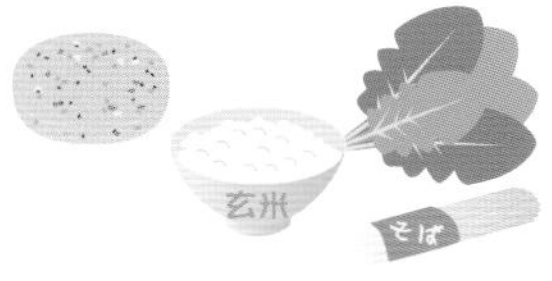

植物性食品
（大豆・大豆製品、穀物、野菜など）
非ヘム鉄の吸収率
1～8%

■1日3回の食事でこまめにとる

鉄が1回に吸収される量は決まっていて、余分なものは排泄《はいせつ》されます。欠食などせず、1日3回規則正しい食事を。

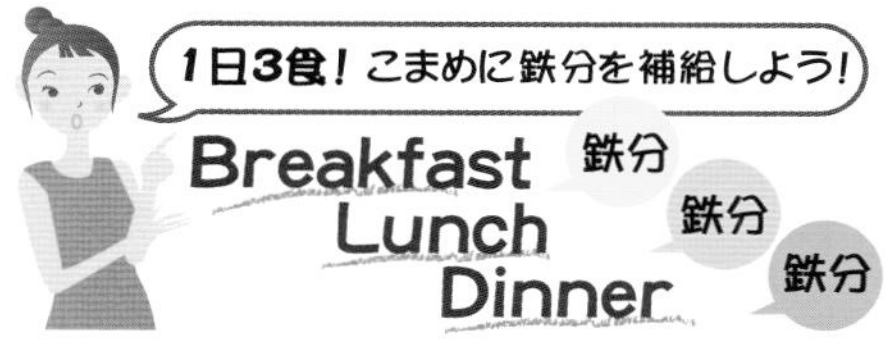
1日3食！こまめに鉄分を補給しよう！
Breakfast
鉄分
Lunch
鉄分
Dinner
鉄分

■食べ合わせで吸収率をアップさせる

鉄はもともと吸収率のよくない栄養素です。効率よくとれるように食べ方をくふうします。

UP　鉄の吸収率を高める食べ合わせ

鉄 ＋ 動物性タンパク質 / ビタミンC

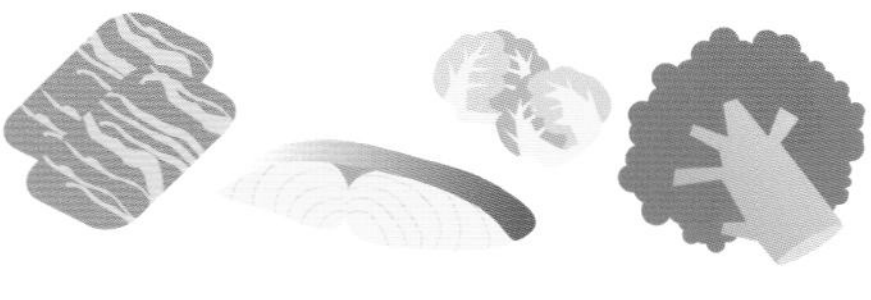

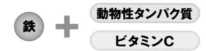

動物性タンパク質やビタミンCは鉄の吸収を助けてくれます。タンパク質は造血機能にも欠かせません。吸収されにくい非ヘム鉄は肉や魚と調理したり、新鮮な野菜や果物をいっしょにとるように心がけましょう。

DOWN　鉄の吸収を妨げる食べ合わせ

鉄 ＋ カルシウム / フィチン酸 / ポリフェノール / 食物繊維　など

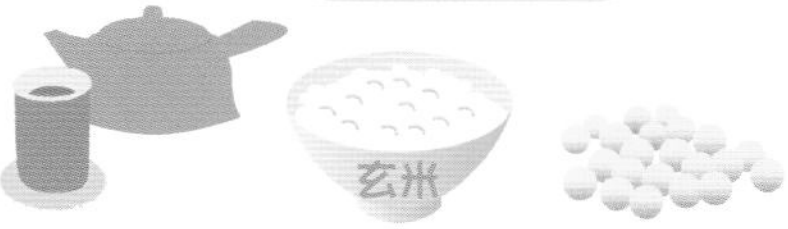

カルシウムやポリフェノール、食物繊維などは、鉄の吸収を妨げる一方、健康に役立つ成分でもあります。バランスのよい食事を心がけていれば特に気にする必要はありませんが、サプリメントなどによる過剰摂取には注意が必要です。

症状別栄養

更年期障害

女性ホルモンが減少する閉経前後の女性には、心や体に不快症状が現れます。バランスのよい食事を心がけましょう。

症状

ホルモンの乱れで起こる心身のアンバランス

◆自律神経失調症の一種

更年期障害とは、閉経期前後の女性に見られる自律神経失調症の一種です。卵巣の機能低下により、ホルモンバランスが乱れるため、顔のほてりやのぼせ、頭痛、肩こり、腰痛、動悸《どうき》、冷え、発汗などさまざまな不定愁訴が現れます。

またイライラしたり、不安を感じたりするほか、意欲の低下、抑うつ、不眠など、精神的な症状が見られることもあります。

◆生活習慣病のリスクが高まる

身体的または精神的な症状がなくても、骨量が減少する、太りやすくなる、血中のＬＤＬコレステロールや中性脂肪の量が増えやすくなるなど生活習慣病のリスクが高まるといった弊害もあります。

要因

卵巣の機能低下によりエストロゲンが減少

◆ホルモンバランスが乱れる

女性は閉経期前後になると卵巣の機能が低下し、女性ホルモンの一種であるエストロゲンが激減します。

エストロゲンは、脳の視床下部から命令を受けた下垂体が分泌するホルモンの刺激を受けて分泌されますが、卵巣の機能が低下しているためにエストロゲンは命令どおりに分泌されません。そうすると、下垂体からホルモンが過剰に分泌され、ホルモンバランスが乱れてしまうのです。更年期障害のさまざまな症状の原因は、エストロゲンによるものです。

◆エストロゲンの恩恵がなくなる

エストロゲンには、骨量を維持したり、血中のＬＤＬコレステロール値を下げる働きがあります。骨粗しょう症や生活習慣病のリスクが高まるのはこのためです。

◆心的要因も大きく影響する

更年期の女性はちょうど人生の転換期を迎えています。自身や夫の社会的立場、子どもの受験や独立、親の介護や死別といった家庭環境の変化に悩まされる時期でもあります。そのような心的要因も更年期障害に大きく影響しています。

耳よりな話

更年期障害は40代以降の男性にも起こる

更年期障害は女性に特有の症状と思われがちですが、男性も40代以降に性ホルモンの分泌が減少します。症状は性欲の減退やうつ状態、不眠などが現れますが、個人差が大きく、女性に比べるとゆるやかに減少するため、女性のような急激な変化は起こりにくいです。

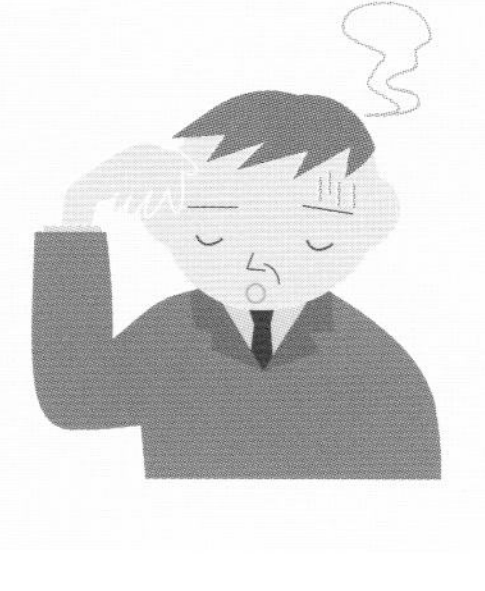

食事対策

適量と栄養バランスがキーワード　ホルモンバランスを調え、生活習慣病を防ぐ食事法が基本です。

■不快な更年期症状を防ぐ食事対策

乱れたホルモンバランスを調えて症状を緩和したり、生活習慣病や骨粗しょう症のリスクを回避するために、更年期障害の食事対策は以下のことがポイントになります。

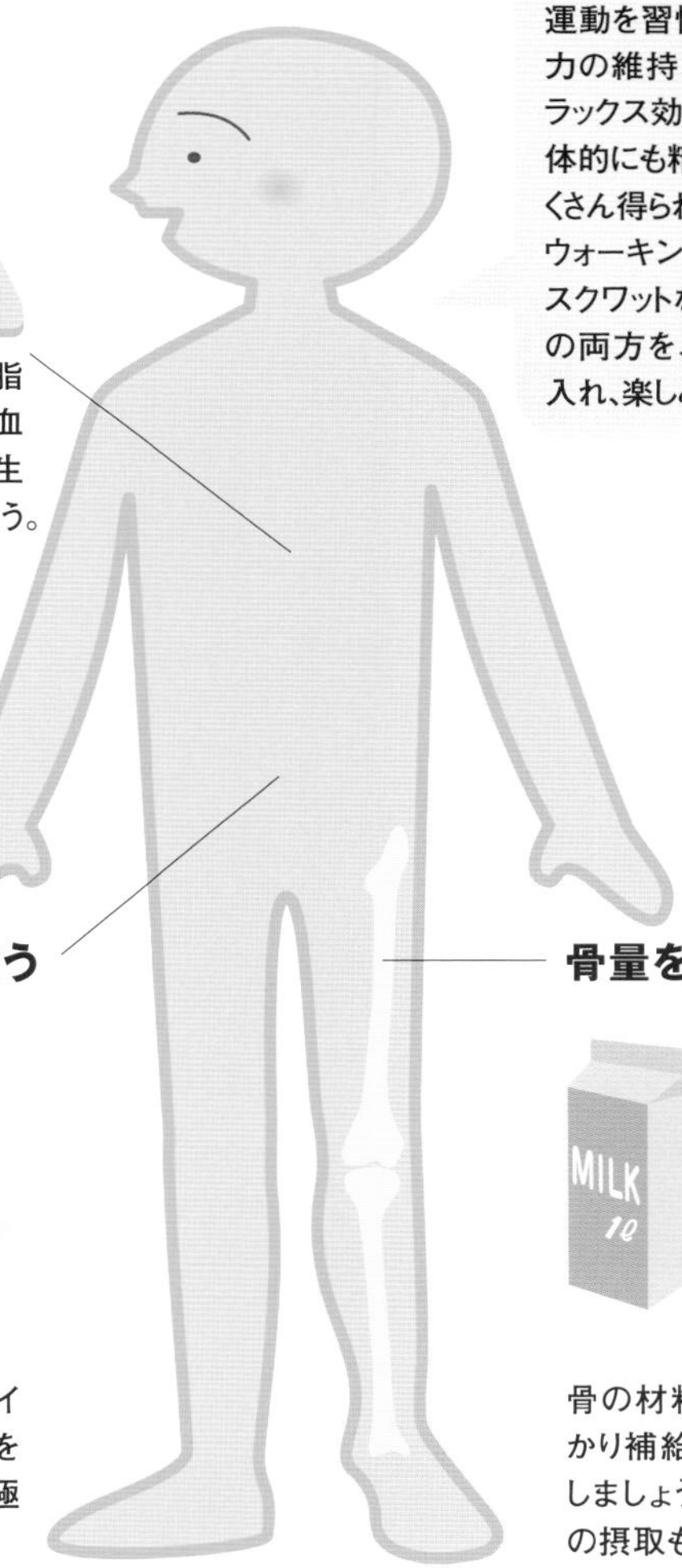

運動も効果的

運動を習慣化すると、骨強度や筋力の維持、生活習慣病の予防、リラックス効果、ストレス発散など、身体的にも精神的にもよい効果がたくさん得られます。

ウォーキングなどの有酸素運動と、スクワットなどのレジスタンス運動の両方を、毎日の生活の中にとり入れ、楽しみましょう。

生活習慣病を予防する

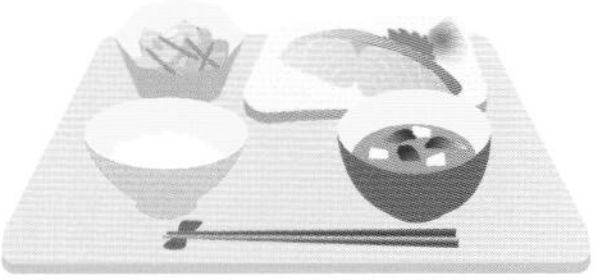

間食は控え、適量で、低塩・低脂肪の食事を心がけ、肥満や高血圧、脂質異常症、糖尿病などの生活習慣病のリスクを回避しましょう。

エストロゲンの働きを補う

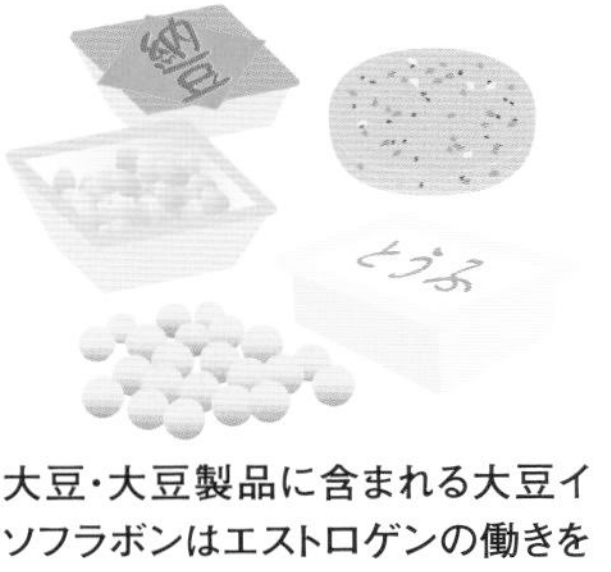

大豆・大豆製品に含まれる大豆イソフラボンはエストロゲンの働きを補う効果が期待できるので、積極的にとりましょう。

骨量を維持する

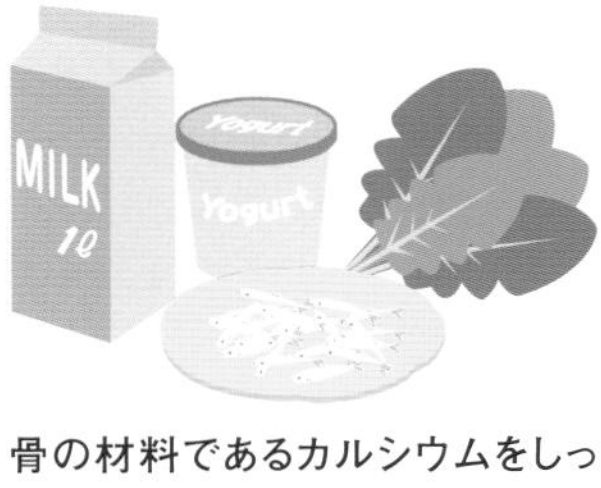

骨の材料であるカルシウムをしっかり補給して骨粗しょう症を予防しましょう。ビタミンDやビタミンKの摂取も大切です。

便秘

多くの人が抱えている悩みのタネ「便秘」。不規則な食生活やストレスなど、ちょっとしたことでも起こります。

症状

腹痛や腹部膨満《ぼうまん》感、頭痛などを伴うことも

◆便を充分量、快適に排出できない

便秘は、排便の回数や量が少なくて、お腹の中に便が滞るタイプと、回数は問題ないものの、排便が快適にできず、残便感があるタイプの2種類に分けられます。医学的には「本来、体外に出すべき糞便を、充分量かつ快適に排出できない状態」を慢性便秘症（一般的な便秘のこと）といいます。

つまり、毎日排便があっても、排便に苦痛や困難を伴う場合は便秘であり、逆に2～3日便が出なくても無理なく出ていれば便秘ではありません。

◆お腹のほか、全身症状が出ることも

便秘の場合、排便の際に強くいきむ必要がある、便がうさぎの便のようなコロコロ状またはかたい、残便感がある、肛門の閉塞感がある、排便が困難、便通が週に3回未満などの症状が見られます。また、腹痛や腹部膨満感、長期間続くと食欲不振、嘔吐、イライラ感などが起こることもあります。

要因

不規則な食生活や食物繊維不足

便秘には、腸の病気で腸が狭くなるなどの器質的な要因によるものと、大腸の動きが悪い、食物繊維を含む食事量が不足するなどの機能的な要因によるものがあります。

便秘は60歳未満では女性に多く、高齢期では男女ともに多くみられます。ダイエットなどで食事を減らしたり、不規則な食生活、欠食をしていると、便の材料が減って便秘を招きます。食物繊維は便のカサを増やしたり、やわらかくしたりする作用があるので充分にとります。

耳よりな話

定期的なトイレタイムで排便リズムをつくる

一般には、1日の生活リズムの中で規則的に便意が起こりますが、不規則な生活を送っていたり、便意があるのにトイレに行かないでがまんしてしまう癖があったりすると、便秘の原因になります。規則的な排便リズムを取り戻すためには、毎朝決まった時間にトイレに行くのを習慣化することです。そのために少しだけ早起きをして、時間的なゆとりを持つことも大切です。

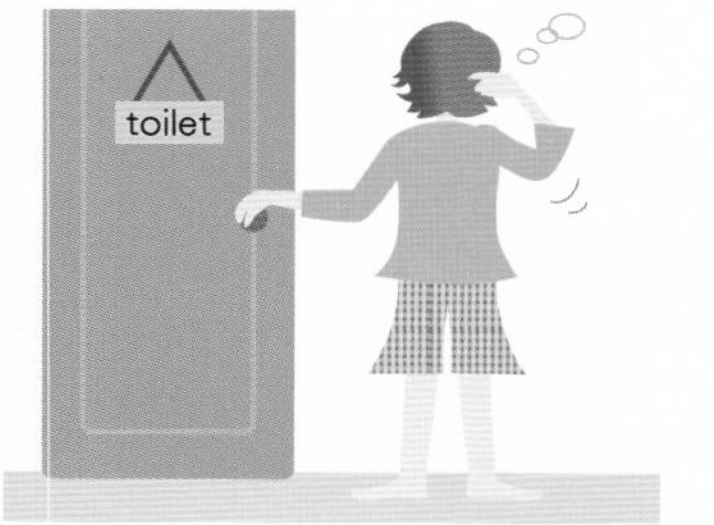

食事対策

1日3食、規則正しい食事を

朝ごはんを食べる習慣こそ快便につながります。

食事の量が少な過ぎると便の量も減るので、1日3回きちんと食事をとります。野菜、果物、海藻、豆など食物繊維の多い食品を積極的に。水分も適量とることが必要です。

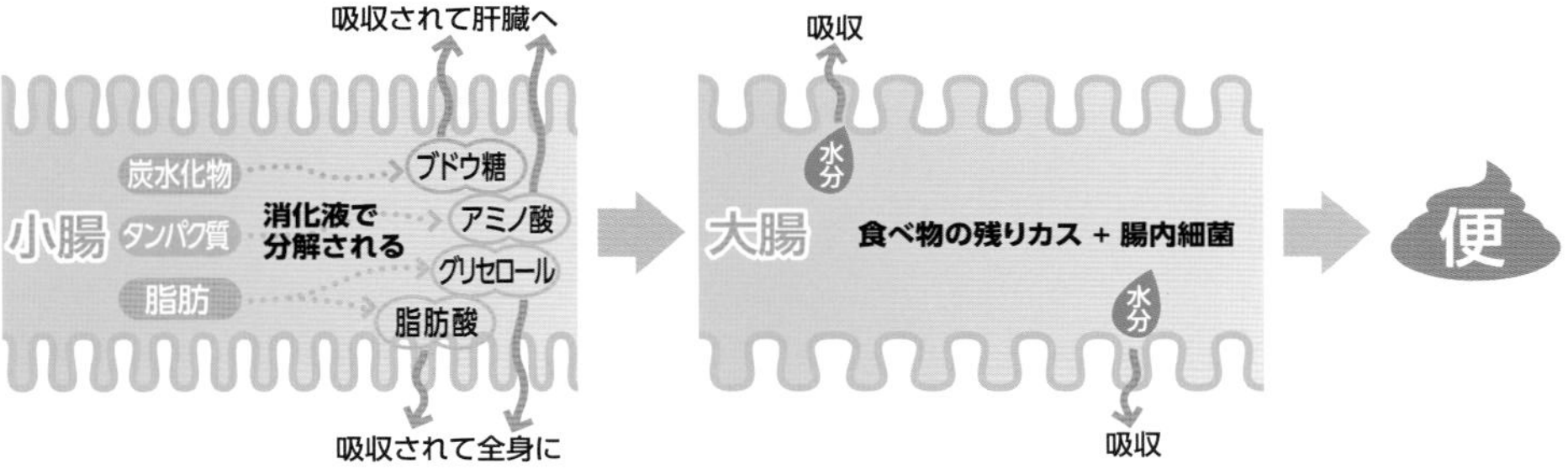

腸を刺激する食べ物を

食物繊維などをたっぷりとって腸に適度な刺激を与える生活を!

■食物繊維をとる

日頃、食物繊維が不足している人は、野菜、果物、海藻、きのこ、いも、豆類などの食品を積極的にとれば、便がたくさん出るようになります。

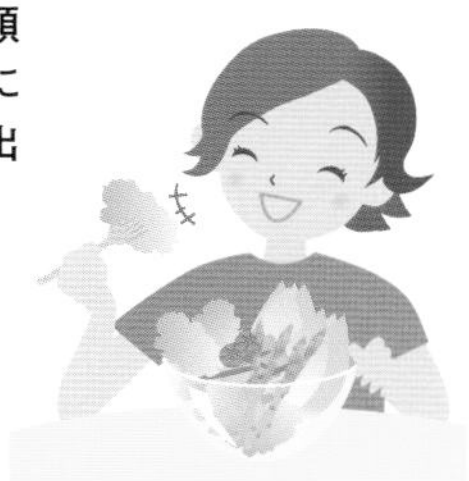

■水分を充分にとる

水分は便量を増やすためにしっかりとります。朝は排便の反射が盛んなとき。朝食は必ず食べるようにして、排便を促すようにします。冷たい牛乳や水などを飲むと、腸が刺激されるので、より効果的です。

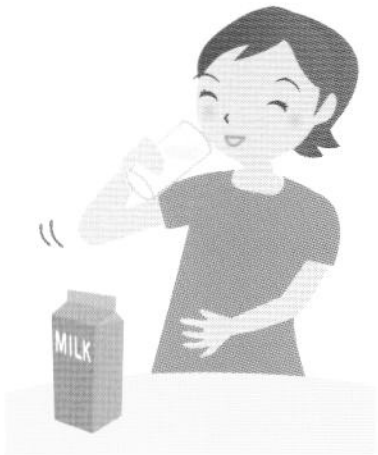

■ビフィズス菌や乳酸菌をとる

ヨーグルトなどの発酵食品に多く含まれるビフィズス菌や乳酸菌には整腸作用があります。これらの菌は大腸に定着するわけではなく、体外へ排出されてしまうので、毎日一定量を食べ続けると効果的です。

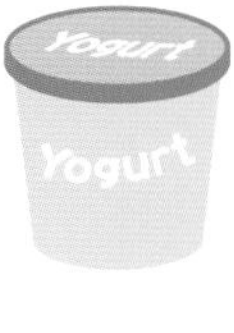

おなかまわりの筋肉を鍛えることも大切

便を肛門から排泄する最終段階では、腹筋や腸腰筋の力が重要です。これらの筋力を維持するために運動習慣を。1日10分でも多く歩くことを心がけ、できれば9000歩以上を目指します。息がはずむ程度の速さがおすすめです。

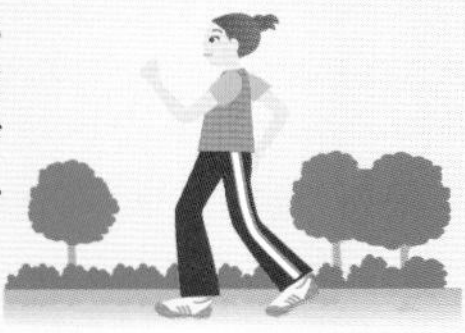

症状別栄養

下痢

大腸での吸収が充分でないために起こる下痢。食あたりや腸の病気のほか、暴飲暴食、ストレスなどで起こります。

症状

腹痛を伴い、体力も消耗

◆便に含まれる水分が異常に多い

下痢は、便秘（216ページ参照）とは正反対に、水分が異常に多い便が排泄《はいせつ》される状態をいいます。軟便、ひどい場合は水様便になります。医学的には、1日に200g以上の便が出ることと定義されています。排便の回数が多くても、水分が多くなければ下痢とはいいません。

便に含まれる水分は、ただの水ではありません。食べ物から摂取した栄養分や大切な体液も含まれています。したがって、下痢が続くと体力が消耗し、体重が減少することもあります。

◆急性下痢と慢性下痢がある

一時的な下痢は急性下痢といわれ、体の冷えや暴飲暴食による軽い症状のものや、激しい腹痛を伴う食中毒やウイルス性胃腸炎などの重い症状のものがあります。

3～4週間続くものは慢性下痢といわれます。また、ストレスが原因で起こる過敏性腸症候群があります。血便が出る場合は、クローン病や潰瘍《かいよう》性大腸炎、大腸がんなどの病気の可能性があります。

要因

ストレスや食中毒、急性腸炎など

◆食中毒や急性腸炎の場合は危険

下痢をする原因は、暴飲暴食をはじめ冷え、ストレス、食中毒、感染症、腸の病気などさまざまです。特にすぐに対応しなければいけないのは、食中毒や急性腸炎による下痢や血便を伴う下痢です。

◆牛乳で起こるケースも

牛乳を飲んで下痢をする人もいます。これは、牛乳に含まれる乳糖を分解する酵素が足りないために起こります。

topics トピックス　ストレスで起こる過敏性腸症候群

過敏性腸症候群とは、過労やストレス、自律神経失調などが原因で、腸の内臓神経が過敏になり、便通異常を起こす病気のこと。下痢が多い下痢型、便秘が多い便秘型、下痢と便秘を交互にくり返す混合型があります。
食生活を見直して改善するほか、ストレスの原因がはっきりしている場合は解消することも大切です。また、適度な運動も効果的です。運動にはストレスで乱れた自律神経のリズムを正常化する効果があります。

元気な腸にするためのポイント

- 規則正しい日常生活・食生活
- ストレスの解消
- 適度な運動を

食事対策

腸の負担になる食品を避ける

デリケートな状態のときには刺激の少ないものを選びます。

重い下痢でなければ、腸にやさしいものを食べ、安静にしていれば、自然に回復します。腸を刺激する香辛料、食物繊維、冷たい飲食物などは避けるようにしましょう。

■食物繊維の多いもの

食物繊維は消化が悪く、腸に負担をかけるため、下痢を助長してしまいます。野菜、海藻、きのこ、こんにゃくなどは控えます。

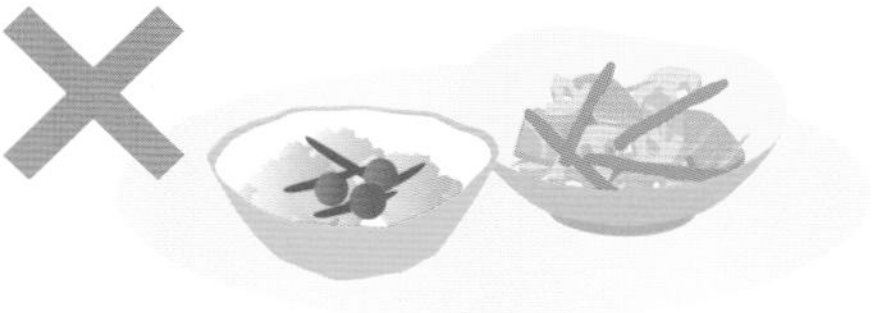

■刺激の強いもの

辛い食べ物、コーヒー、アルコール飲料、炭酸飲料などは、腸に刺激を与えますので、控えるようにします。

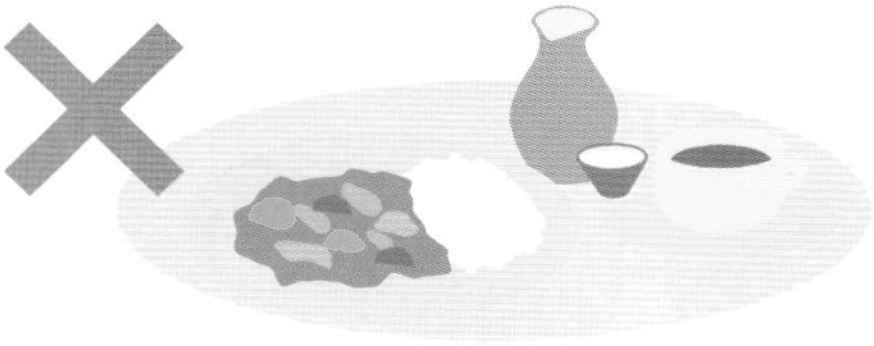

■脂肪の多いもの

脂肪は大腸の働きを刺激し、下痢を悪化させます。脂身の多い肉や魚、揚げ物や炒め物など油脂を多く使った料理は避けるようにします。

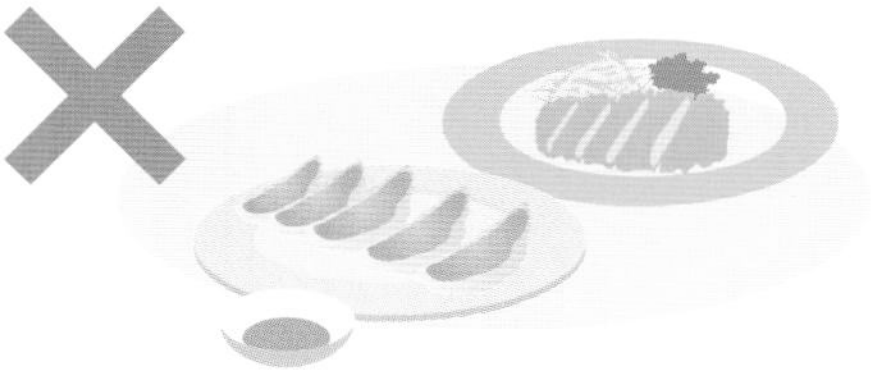

■冷たいもの

冷たい食べ物や飲み物は、下痢を助長します。食べるときには、体温に近づけるようにゆっくりとよくかむことが大切です。

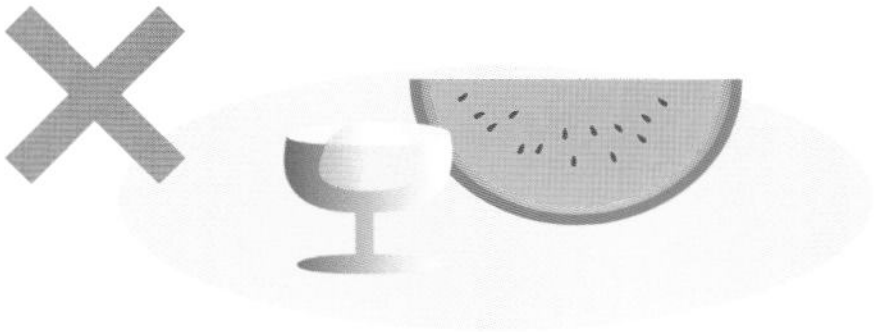

栄養分と水分はしっかり補給

便といっしょに排泄されてしまった大切な栄養素や水分を補充します。

■低脂肪にしながらバランスよく

栄養不足を防ぎ、体力を回復させるために、消化のよい料理を組み合わせながらバランスのよい食事をとります。保水性があり、便を固形化する働きを持つ水溶性食物繊維も積極的にとるようにしましょう。里いも、じゃがいも、りんご、バナナなどに多く含まれています。

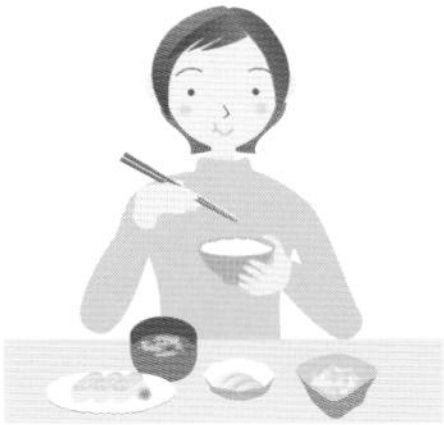

■失われた水分を補給

下痢により失われた水分を補給するには、経口補水液や温かい汁物、お茶などで。

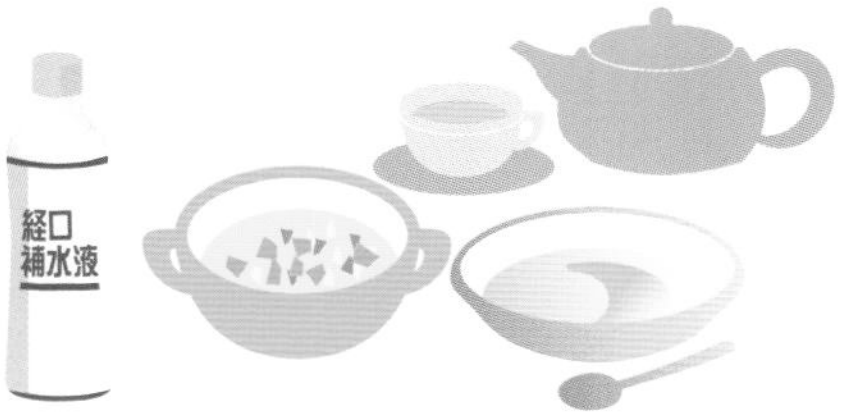

症状別栄養

かぜ

肥満が生活習慣病のもとなら、かぜも万病のもと。かぜウイルスを撃退する3大鉄則は、栄養・保温・安静です。

症状　くしゃみ、鼻みず、鼻づまりに始まる

◆「かぜ」は症状の総称

「かぜ」とは、病名ではありません。病原体の感染によって上気道（鼻腔、咽頭《いんとう》、喉頭《こうとう》）が炎症を起こすさまざまな症状を総称したものです。医学的には「かぜ症候群」とも呼ばれています。

おもな症状は、くしゃみ、鼻みず、鼻づまり、のどの痛み、全身の不快感、発熱、頭痛、寒け、筋肉痛、食欲不振、せきやたんなどです。インフルエンザの場合は40℃前後の発熱や筋肉痛も伴います。

◆肺炎や気管支炎を引き起こす

かぜをこじらせると、持病を悪化させたり、気管支炎や肺炎を招きます。高齢者の場合は肺炎を悪化させて命を落としかねません。若い人でも過労や栄養不良で抵抗力が落ちているときは要注意です。

要因　抵抗力が落ちた体にウイルスが感染

◆原因ウイルスは２００種類以上

かぜの原因には、ウイルスや細菌などがありますが、ほとんどはウイルスによって引き起こされます。現在確認されているウイルスは２００種類以上といわれています。

◆体はウイルスと闘っている

空気中に漂うウイルスが上気道の粘膜に付着して炎症が起こると、鼻みずやくしゃみ、せき、のどの痛みなどが現れます。くしゃみやせきはウイルスを体外へ追い出そうとする働きでもあります。また、発熱によって高温が苦手なウイルスを増殖できないようにしたり、ウイルスに対する免疫活動を活発にさせます。くしゃみやせき、発熱などの諸症状は、体がウイルスと闘っている証拠です。

◆インフルエンザは進化している

感染力が非常に強いインフルエンザウイルスは、乾燥、低温下で体力が低下して抵抗力が弱っている冬に猛威をふるいます。また、毎年少しずつ変異し、さらに数十年に一度はその構造を変えて新型ウイルスになることがわかっています。世界的に大流行するのはそのためです。

耳よりな話

かぜをひいたときは胃腸に負担をかけない

かぜをひいているときにお酒を飲むと、熱が上がったりせきがひどくなったりします。薬の作用が増強され、副作用が出ることも。また、消化機能が低下しているので、胃腸に負担をかける脂肪は控えます。食物繊維のとり過ぎも必要なビタミン・ミネラルが排出されてしまうので注意。

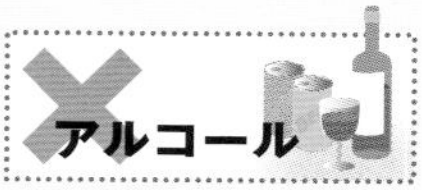

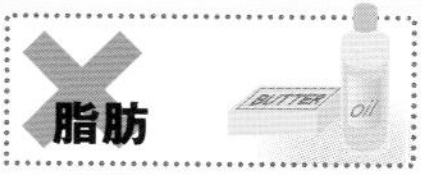

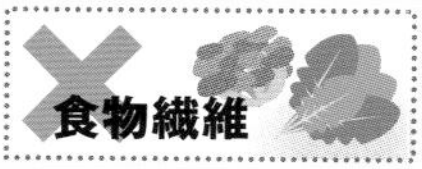

食事対策

栄養・保温・安静が3大鉄則! 初期症状に応じた対策を

ウイルスと戦う免疫システムをバックアップすることが大切です。

かぜをひいているときはエネルギーを消耗しがちです。食欲がなくてもしっかり食べて充分なエネルギーを確保することが必要です。抵抗力や免疫力を高めるタンパク質やビタミンC、ビタミンB群、粘膜を保護するビタミンAの補給も大切です。もちろん水分補給も忘れずに。

発熱・寒け

→水分とエネルギーを補給

発熱すると水分とエネルギーがたくさん消費されます。水分を充分にとって、エネルギー源となるごはんやめん類などをとります。消化のよいおかゆやうどんなどがおすすめです。食欲がないときは冷たい果物や甘いものなどで補給するとよいでしょう。

鼻みず・鼻づまり

→発汗・殺菌作用のある食べ物を

鼻みず・鼻づまりはかぜの初期症状です。早めの対策でかぜを撃退しましょう。汁物などの温かいものや、発汗促進・殺菌作用のあるねぎやしょうがなどを食べて体を温めます。また、鼻腔の粘膜を強化してくれるビタミンAもとり入れて。

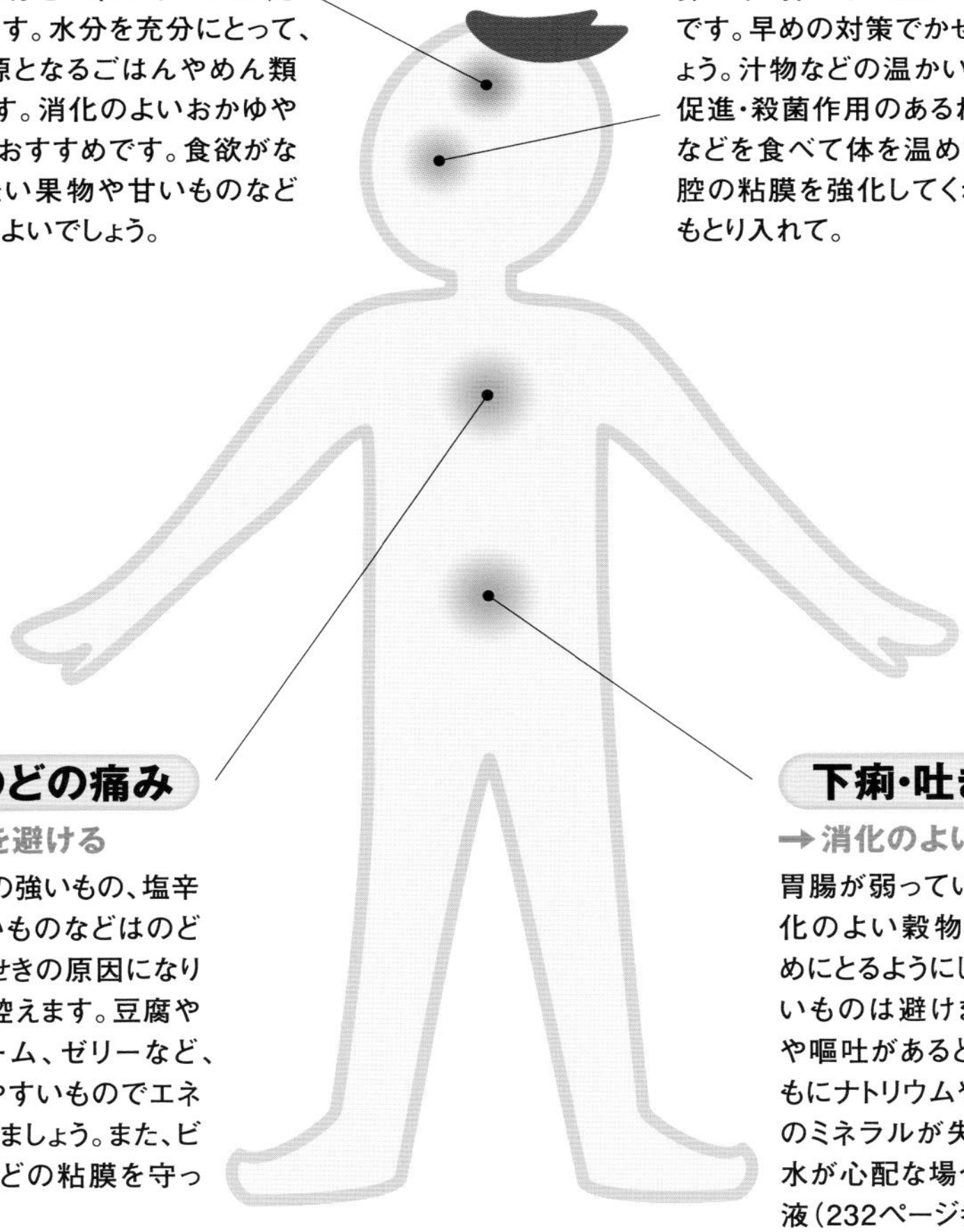

せき・のどの痛み

→刺激物を避ける

辛みや酸味の強いもの、塩辛いもの、熱いものなどはのどを刺激して、せきの原因になりやすいので控えます。豆腐やアイスクリーム、ゼリーなど、のどに通りやすいものでエネルギーをとりましょう。また、ビタミンAはのどの粘膜を守ってくれます。

下痢・吐きけ

→消化のよい食べ物を

胃腸が弱っているときには消化のよい穀物を中心にこまめにとるようにします。味の濃いものは避けましょう。下痢や嘔吐があるときは水分とともにナトリウムやカリウムなどのミネラルが失われます。脱水が心配な場合は経口補水液（232ページ参照）を。

症状別栄養

疲労

老若男女を問わず多くの人が疲れを感じている現代社会。規則正しい食生活で疲れに負けない体をつくりましょう。

症状　疲労の程度と症状はさまざま

◆心身に疲れの症状が現れる

疲労は「休ませてほしい」という体のサイン。疲労とは、肉体的または精神的に過度の負荷がかかり、活動能力が低下した状態をいいます。思考能力や動作が鈍くなり、全身の倦怠感、注意散漫、やる気の低下、目のかすみ、頭痛、肩こり、腰痛などの症状が現れます。

蒸し暑い季節に起こる疲労「夏バテ」は、食欲がなくなったり、胃腸の働きが低下したりします。

◆慢性疲労は重大な病気につながる

疲労によって自律神経のバランスが乱れ、自律神経失調症の症状が見られることがあります。

また、疲労が蓄積することでステロイドホルモンが多量に分泌されると、動脈硬化や高血糖、肥満などを引き起こし、生活習慣病につながり、心筋梗塞や脳梗塞のリスクが高まります。ステロイドホルモンには免疫力を下げる作用もあることから、感染症やがんにかかる危険性も高まります。

要因　多忙、睡眠不足、食生活の乱れ

◆自律神経への負荷が原因

ストレスや睡眠不足をはじめ、仕事で脳や視神経が緊張した状態が続く、座りっぱなしで一部の筋肉が緊張し続けるなどの精神的・身体的な負荷は、自律神経にも悪影響を及ぼし、疲労を招きます。

スポーツなどによる筋肉疲労は、乳酸という物質が蓄積することが原因といわれてきましたが、最近の研究では、自律神経に負荷がかかる、筋肉グリコーゲンの蓄えが少なくなることなどが原因とされています。

◆食生活の乱れ、栄養不足にも注意

欠食や偏食などで食事をおろそかにしていても、栄養不足を招き、疲れやすくなります。1日のスタートである朝食を抜くことなく、1日3回、バランスのよい食事をとることが大切です。

耳よりな話

質のよい睡眠をとることも大切

疲労回復のためには1日3食のバランスのよい食習慣も大切ですが、質のよい睡眠をとることが何よりも効果的であるといわれています。

<寝つきをよくするポイント>

①規則正しい睡眠リズムに
（決まった時間に寝る・起きる）
②運動習慣（有酸素運動がおすすめ）
③就寝前に入浴し、体を温める

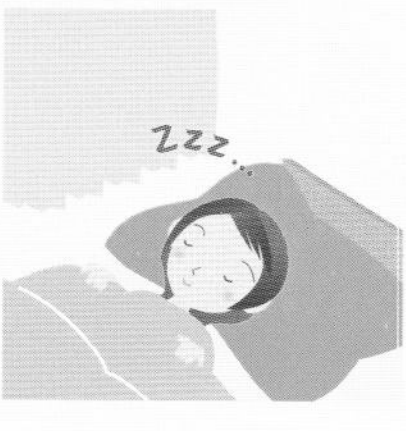

食事対策

疲労タイプに合った栄養補給を

消耗が激しく補給が必要な栄養素は、疲労のタイプで異なります。

■疲労の予防と回復に欠かせない栄養素をしっかり補給

ビタミンB群などは、疲労の予防や回復に特に欠かせない栄養素です。バランスのとれた食事を毎日きちんととることで、疲労度を大幅にダウンできます。

炭水化物

エネルギー源となる炭水化物をきちんととることで、活力がアップします。

ビタミンB_1

炭水化物からエネルギーがつくられるときに必要な栄養素。

ビタミンB_2

タンパク質や脂質、炭水化物の代謝に関与。不足すると、エネルギーをうまく供給することができなくなる。

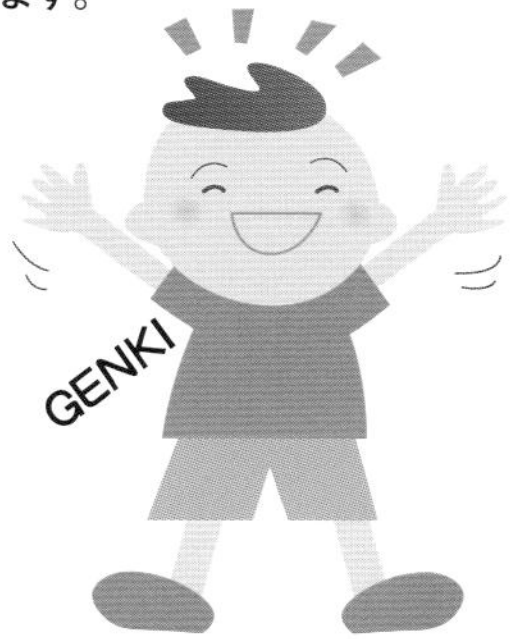

タンパク質

強くじょうぶな体をつくるために、タンパク質摂取は欠かせません。

鉄

全身に酸素を運搬する働きを持っているので、不足すると運動能力が低下して疲れやすくなる。

■疲労のタイプに合った食事を

精神的な疲労に、焼き肉やウナ丼などのスタミナ食では大きな効果が期待できません。かえって肥満の原因になるなど逆効果をもたらすことになります。疲労の種類をよくチェックしましょう。

肉体的疲労
↓
炭水化物やタンパク質の補給

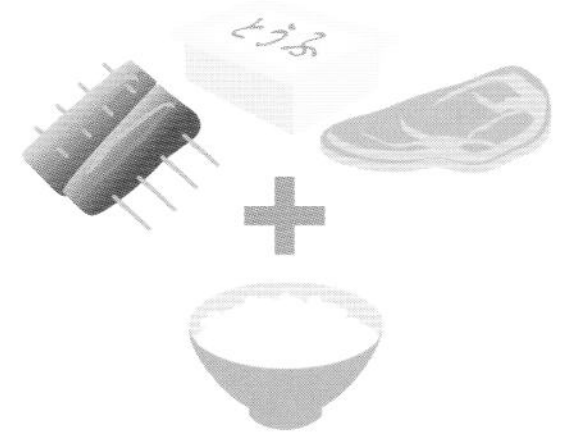

筋肉グリコーゲンの貯蔵、筋肉タンパク質の合成のために、炭水化物やタンパク質をしっかりとることが大切です。入浴やマッサージ、ストレッチなどで筋肉の血液循環を促すのも効果的です。

精神的疲労
↓
抗酸化

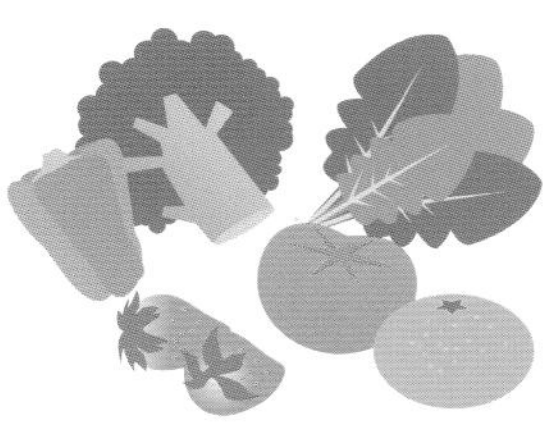

体内で活性酸素が増えると疲労が起こりやすいので、抗酸化成分を多く含む野菜や果物などを積極的にとるようにします。

夏バテ
↓
食欲増進

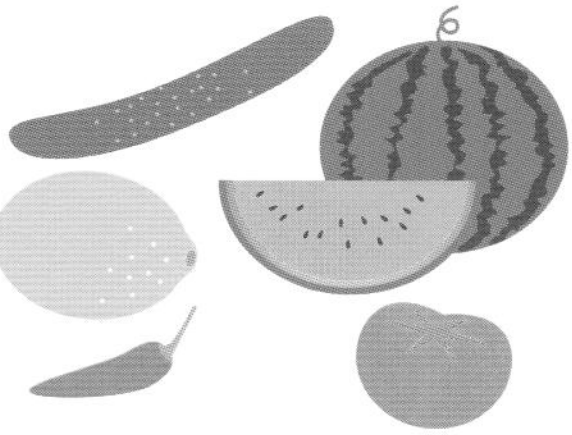

香辛料やかんきつ類など刺激のある食材を利用して食欲増進をはかります。1日3回、バランスのよい食事をきちんととること、水分をこまめにとることも夏バテ防止には大切です。

症状別栄養

ストレス

ストレスを感じたら、充分な休養と栄養を。食事の内容や環境をくふうしてリラックスを心がけましょう。

症状

心や体にさまざまな悪影響を及ぼす

◆心身に不調のサインが現れる

体は、自律神経系や内分泌系、免疫系のバランスによって微妙にコントロールされながら、体の内部環境を一定に保とうとする力が働いています（恒常性維持機能）。しかし、過度のストレスがあると、恒常性が崩れ、心身にさまざまな不調が現れます。

例えば、精神面では、イライラ、不安、抑うつ（気分の落ち込み、興味・関心の低下）などが現れます。身体面では、体の節々の痛み、頭痛、肩こり、腰痛、目の疲れ、動悸、息切れ、胃痛、食欲低下、便秘、下痢、不眠などがみられます。

また、ストレスが原因で、やけ食い、無茶食い、お酒の飲み過ぎ、喫煙量の増加など行動面で変化が起き、これが習慣化すると、間接的に生活習慣病を引き起こすことにもなります。

◆ストレスは万病のもと

ストレスが強い状態が長く続くと、さまざまな病気を招いてしまいます。ストレスを強く感じると、自律神経の交感神経が活発になったり、副腎皮質ホルモンが過剰につくられたりして、心拍数、血圧、血糖値、血中コレステロール値が上昇します。この状態がくり返されると、高血圧、高血糖、脂質異常症などの発症リスクが高まってしまいます。また、精神面では、うつ病や神経症などを引き起こすことに。

要因

精神的・身体的な過度の負担

◆まずは生活習慣の改善を

ストレスの原因には、物理的なもの（暑さ、寒さ、騒音、混雑など）、化学的なもの（薬物、大気汚染、酸素欠乏など）、心理的・社会的なもの（対人関係、仕事の量や質など）がありますが、多くは心理的・社会的な要因によるものです。

ストレス対策には、何よりもまずその直接的な原因を取り除くことが重要ですが、食事・運動・休養・睡眠といった生活習慣を改善することで、ストレスを軽減・解消することも可能です。

耳よりな話

そもそも、ストレスとは？

もともとは物理学の分野で使われていた言葉で、物体の外側からかかった圧力により、ゆがみが生じた状態のことをいいます。医学・心理学では、心身にかかる外部からの刺激をストレッサーと呼び、そのストレッサーに適応しようと心身に起こるさまざまな反応をストレス反応と呼んでいます。

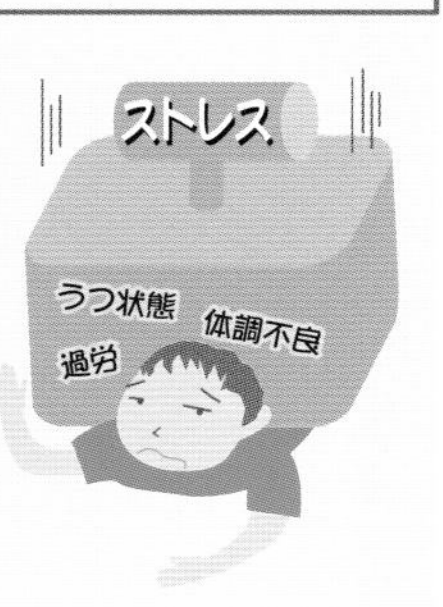

食事対策

ストレスに負けない食習慣を

朝・昼・夕、バランスのよい食生活がストレス対策の基本です。

ストレスが多い生活は食事が不規則になりがち。ストレス時にはエネルギー代謝が促進するため、エネルギー・各種栄養素を補給する必要があります。忙しくても1日3食バランスよく食べましょう。

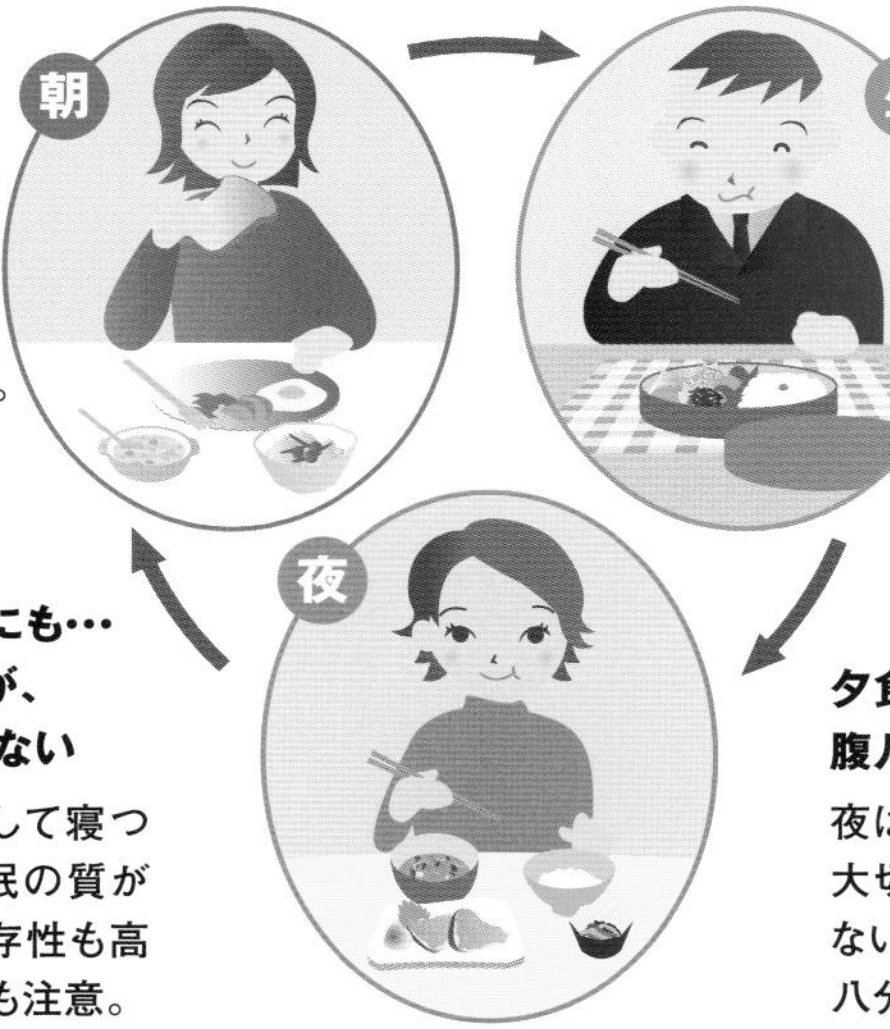

朝食で、脳と体を元気に目覚めさせる

朝食で脳や内臓を刺激して、体内時計を休息から活動にリセットさせます。

“しっかり”昼食で疲れた脳と体に栄養補給

午後も活発に動くためには、充分なエネルギーと栄養バランスのとれた食事が不可欠です。

夕食は消化のよいものを腹八分目に食べる

夜は胃腸に負担をかけないことが大切。食べる時間が遅くなりすぎないように、消化のよいものを腹八分目に食べるようにします。

ストレスは不眠の原因にも…お酒を飲むと眠くなるが、質のよい睡眠は得られない

お酒を飲むとリラックスして寝つきがよくなりますが、睡眠の質が悪くなります。お酒は依存性も高いので寝酒にはくれぐれも注意。

■ストレスに負けない食べ方を

楽しい食事で心にも栄養を補給し、ストレスを解消することも大切です。

ストレスで食生活を乱さない!

偏食

欠食

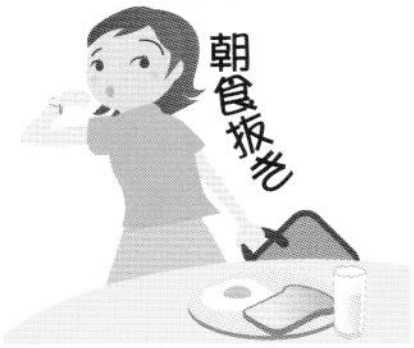

暴飲暴食

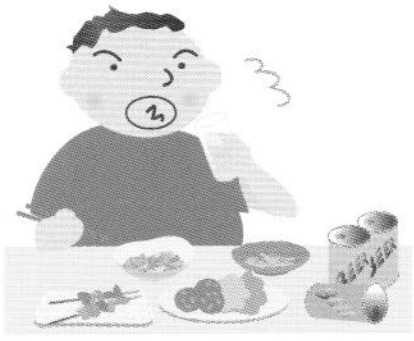

ながら食い

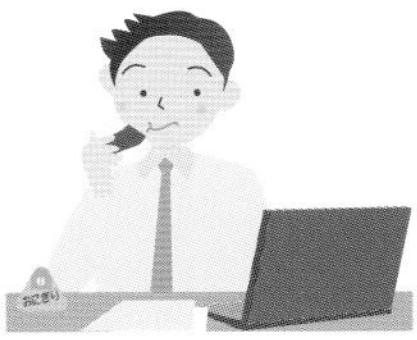

おいしく食べてストレス解消

おいしい

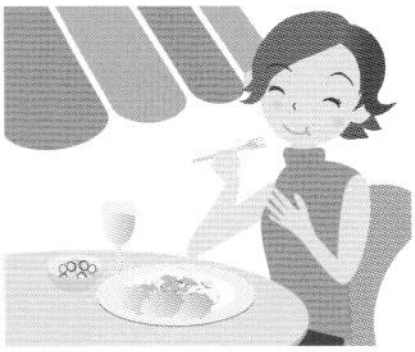

楽しい

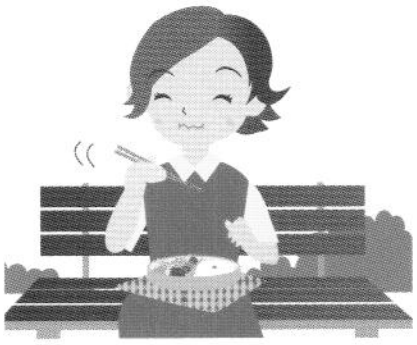

リラックス

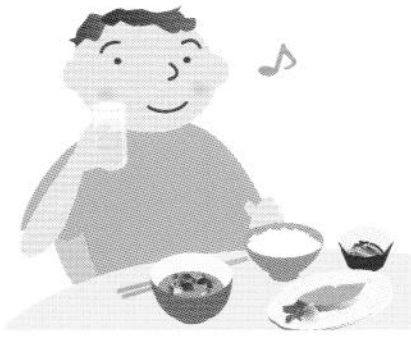

家族や仲間と

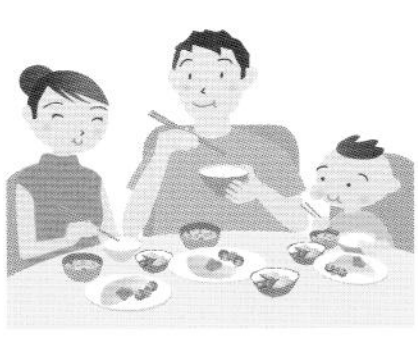

症状別栄養

飲み過ぎ

肝臓に負担をかけないじょうずな飲み方で、悪酔いや二日酔い、生活習慣病を予防しましょう。

症状　頭痛や吐きけ、顔面紅潮が起こる

お酒を飲むと酔うのは、アルコールによって脳の神経細胞が麻痺するため。適量であれば気分をリラックスさせてくれますが、飲み過ぎると頭痛、吐きけなどが起こり、翌日にも食欲不振や不快感が残ることもあります（二日酔い）。

アルコールの代謝は肝臓が担っており、飲み過ぎの習慣は肝臓に障害を引き起こします。肝細胞内に中性脂肪がたまる「脂肪肝」は、アルコールによって脂肪の分解が抑えられ、同時に脂肪酸の合成が促進されることが原因です。このほか、肝細胞が破壊される「アルコール性肝炎」や、線維化して肝臓が硬くなる「肝硬変」なども起こします。特にお酒が弱い人は、さまざまな臓器障害やがんを起こしやすいといわれています。

要因　有害な分解生成物が全身をかけめぐる

◆適量を超えると悪酔いを起こす

アルコールは、胃や小腸で吸収された後、血液に入り、全身をめぐります。そして肝臓に運ばれてアセトアルデヒドという物質に分解され、最終的に二酸化炭素と水になって排出されます。アセトアルデヒドは有害な物質で、悪酔いの原因となります。短時間に多量のアルコールをとると処理が間に合わず、血中のアセトアルデヒド濃度が上昇し、顔面紅潮や動悸《どうき》、頭痛、吐きけを起こします。少量の飲酒でこのような反応を起こす人もいます（フラッシング反応）。

肝臓の処理能力を超えると、二日酔いになります。日本酒1合を完全に代謝するには約4時間かかります。1日当たりの適量は日本酒なら1合、ビールなら500ml（中びん1本）です。

◆健康状態にも左右される

アルコール処理能力は健康状態などによって差があります。体調が悪かったり、たくさん飲む日が続いたりすると、肝臓が疲れ、処理能力が低下します。また、夜遅くに飲むとアルコールが翌日まで残ったり、ストレスがあると、飲むペースが速くなって、悪酔いを起こします。

耳よりな話　日本人はアルコールの分解酵素の働きが弱い？

お酒に強いかどうかは、アセトアルデヒドを分解するアセトアルデヒド脱水素酵素の一つALDH2の働きに左右されます。遺伝的にALDH2が欠けていたり、働きが弱い人は酒に弱いのですが、日本人の約4割がこのタイプ。欧米人に比べてお酒に弱い人が多いです。

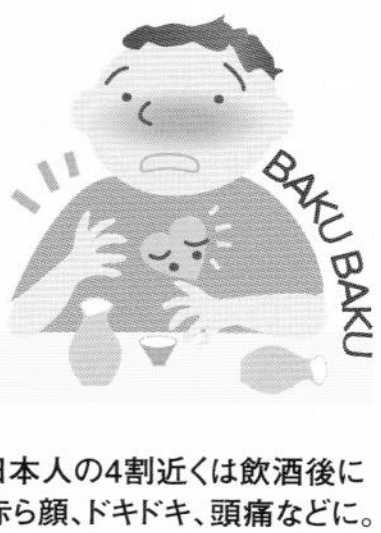

日本人の4割近くは飲酒後に赤ら顔、ドキドキ、頭痛などに。

食事対策

体調に合わせて適度な飲酒を
肝臓に負担をかけない飲み方で悪酔いや二日酔いを防ぎます。

■おつまみを食べながらゆっくり飲む

空腹時にお酒を飲むと、アルコールの吸収が速く、血中濃度が急激に上がります。飲む前に軽くおなかに入れておくとよいでしょう。飲んでいる最中、肝臓は必死に働いています。肝臓の負担を減らすには、必ず食べながら飲む、ときどき水を飲む、一気に飲まずゆっくり楽しむことが大切です。

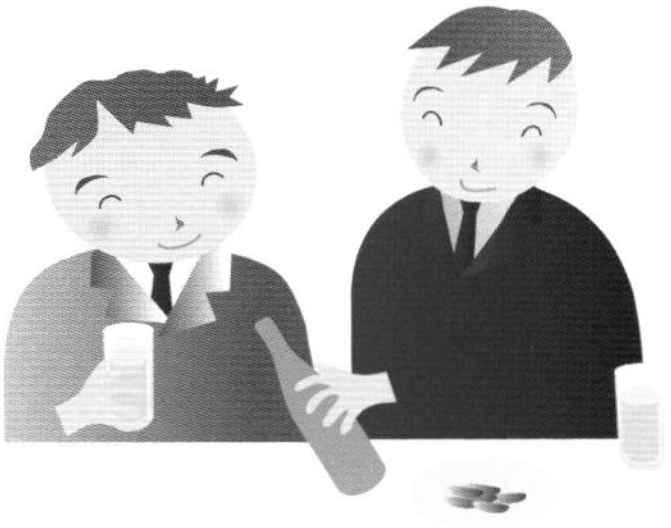

■リラックス気分、ほろ酔い程度まで

お酒を飲むなら、ほろ酔い気分まで。呂律がまわらない、千鳥足になるといった症状が出てきたら、飲み過ぎの危険信号です。

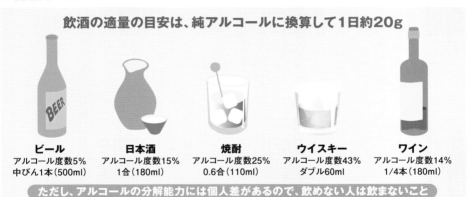

飲酒の適量の目安は、純アルコールに換算して1日約20g

ビール	日本酒	焼酎	ウイスキー	ワイン
アルコール度数5%	アルコール度数15%	アルコール度数25%	アルコール度数43%	アルコール度数14%
中びん1本(500ml)	1合(180ml)	0.6合(110ml)	ダブル60ml	1/4本(180ml)

ただし、アルコールの分解能力には個人差があるので、飲めない人は飲まないこと

■飲酒するときは、こんなことに気をつけて

- 飲んだ直後には入浴しない。
血圧が急上昇し、脳卒中を起こす可能性も。
- 運動前後には飲酒しない。
平衡感覚が狂い、心臓に負担がかかる。
- 薬を服用中は飲まない。
アルコールは薬の作用を強めたり弱めたりする。
- アルコールの分解能力が遅い体質の人
(女性や高齢者も)は飲むなら少なめに。
- 週に2日は休肝日をとって、肝臓を休ませる。
- 定期的に健康診断を受け、
肝機能の状態をチェックする。

症状別栄養

冷え症

自律神経が乱れ、血行不良になって起こる「冷え症」。栄養バランスのよい食事と体を温める食べ物で改善します。

症状　手足や下半身の冷え、関節痛、不眠など

冷え症とは、人が寒さを感じない環境下でも、手足や腰、下半身が冷えてつらいと感じること。頭痛、めまい、関節痛、不眠、下痢、便秘などが現れることもあります。冷え症は西洋医学的には病名ではなく、あくまでも自覚症状によるもので、特に明確な診断基準はありません。貧血、甲状腺機能低下症、膠原病、閉塞性動脈硬化症などの病気が隠れていることもあるので、冷え症以外の症状があるときは医療機関を受診しましょう。

ちなみに、低体温は、冷え症とは異なります。低体温は深部体温（直腸の温度）が35℃以下になった状態のこと。激しい震えや意識障害が現れ、最終的には心肺停止となります。冷え症のように冷えや寒さを感じることはありません。

要因　外的環境の影響が大きい現代病

◆自律神経のアンバランス

人間の体は、寒いときは血管を収縮させて体温が逃げるのを防ぎ、暑いときは血管を拡張させて体温を発散させます。このような体温調節機能をつかさどっているのが自律神経です。ところが、自律神経の働きが何らかの原因で乱れると、必要以上に血管を縮めてしまい、血行が悪くなってしまいます。

更年期の女性や強いストレスのある場合は自律神経に支障をきたしやすいので注意が必要です。

◆冷え症は女性の大敵

冷え症は女性に多いといわれています。男性に比べて筋肉量が少なく体温調節能力が劣ること、鉄欠乏性貧血（２１２ページ参照）や低血圧が多いことなどが要因としてあげられます。ダイエットによる栄養の偏りも冷え症を招きます。

◆エアコンやきつい下着も要因に

冷暖房の普及で外気と室内が極端な温度差となって、自律神経のバランスが崩れやすくなることも冷え症の原因となっています。また、体をしめつける下着類も血行不良の原因となります。

耳よりな話

体を温めれば冷え症は改善できる

冷え症の予防や改善には229ページの食事対策のほか、入浴、マッサージ、適度な全身運動などで、血液循環を促す習慣が大切です。服装にも注意します。温度調整ができるように重ね着をして、脱ぎ着できるようにしましょう。また、夏でも首や足元を冷やさないように心がけます。

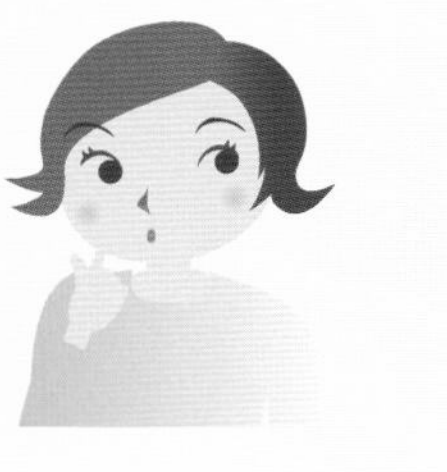

食事対策

栄養素をバランスよく

血行を促進し、保温効果を高めるための確実な近道です。

■栄養素をバランスよくとって、血行促進を

全身の末梢血管まで血液を送り込み、血行を促進させるには、炭水化物、タンパク質、脂質、ビタミン、ミネラルの栄養素をバランスよくとることが基本です。どの栄養素が欠けても、体はうまく働いてくれません。

なかでも、ビタミンEは血行を促進します。また、鉄は全身に酸素を運搬します。

また、筋肉量が減ると基礎代謝が落ちて体が温まりにくくなるので、適度な運動習慣も心がけましょう。

主食・主菜・副菜がそろった
バランス献立が基本！

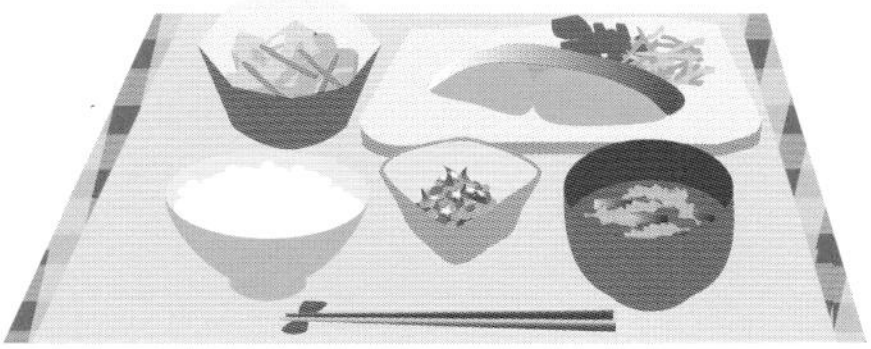

■体を温める食べ物を選ぶ

東洋医学の食事療法では、食べ物を陽性（体を温めるもの）と陰性（体を冷やすもの）に分け、その働きを活用しています。冬にとれる根菜類は体を温める作用があるといわれています。また、とうがらしに含まれるカプサイシンには、発汗や血行を促進して体を温める働きがあります。

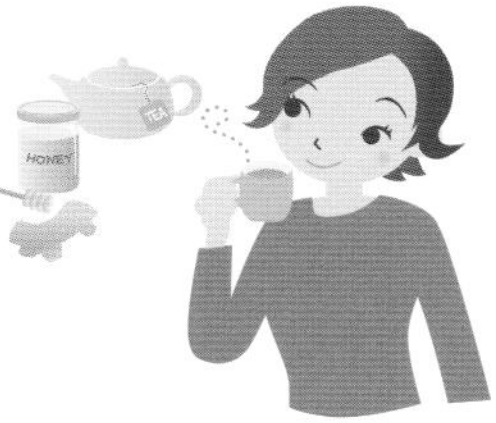

体を温める食べ物

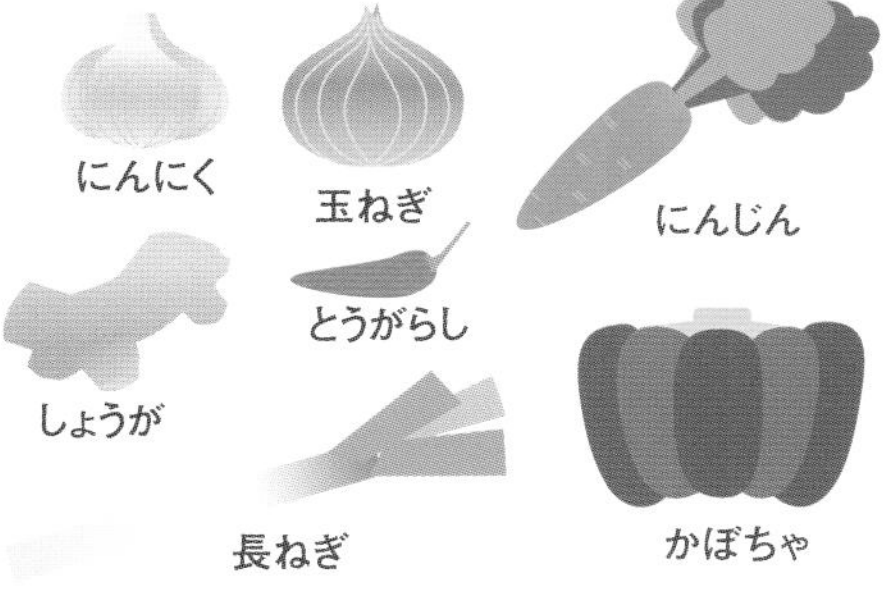

■体を冷やす食べ物は加熱調理で

トロピカルフルーツなどの熱帯地方の食べ物や、夏が旬の食べ物には、体を冷やす作用があるといわれています。厳しい暑さの中で育つため、自らの中に冷却力を備えているという考え方によるものです。しかし、煮る・焼くといった加熱調理で温めて食べるようにすれば、その作用が抑えられます。

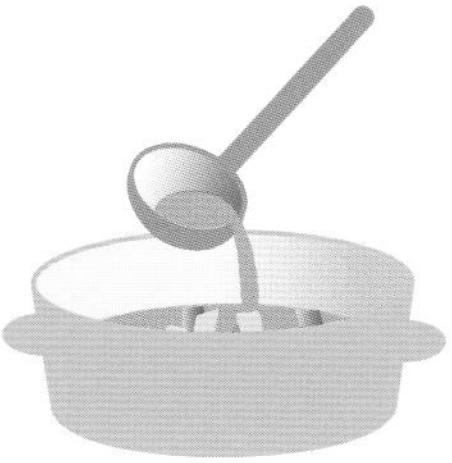

体を冷やす食べ物

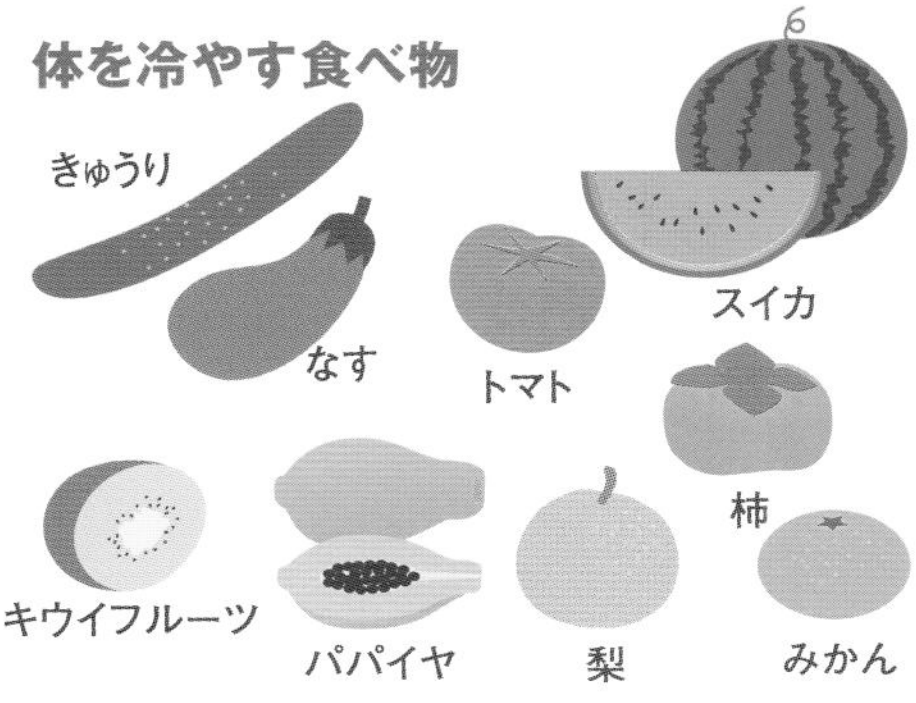

症状別栄養

老化防止

アンチエイジング（老化防止）のためには、活性酸素の害から体を守る食品をとると効果的です。

要因

細胞の酸化現象が老化の原因となる

◆細胞をサビつかせる活性酸素

老化のメカニズムは、すべて解明されているわけではありませんが、遺伝的な要因のほか、体内で活性酸素が過剰に産生され、細胞を傷害することで、老化が進行することがわかっています。

呼吸によって体内に取り込まれた空気中の酸素の一部は、外部からさまざまな刺激を受け、通常の状態よりも反応性の高い「活性酸素」に変化します。

活性酸素はきわめて反応性が高く、体を構成しているタンパク質や脂質、DNAなどを酸化させて、さまざまな害をもたらします。活性酸素は、老化を促進するだけではなく、がんや動脈硬化、糖尿病などの生活習慣病を引き起こす要因になると考えられています。

◆ストレスや紫外線で増える活性酸素

活性酸素は加齢によって増えるともいわれていますが、強いストレス、激しい運動、薬剤の摂取、喫煙など、暮らしの中に活性酸素が過剰に産生される要因は多くあります。

また、紫外線、大気汚染、放射線といった環境的な要因も、活性酸素を過剰につくり出すことがわかっています。

◆食生活しだいで活性酸素は増減する

食生活のあり方も活性酸素の産生に影響を及ぼします。お酒の飲み過ぎ、酸化された食品のとり過ぎなどは、体内で活性酸素を増やしてしまう原因に。

一方、野菜や果物などを多く摂取するようにすると、活性酸素からの害を防ぐことができます。植物性食品には広くさまざまな抗酸化成分が多く含まれており（231ページ参照）、体を酸化から防御する働きが期待されています。

topicS トピックス

活性酸素は悪者？

活性酸素は、体内で過剰につくられると細胞を傷つけるため悪者扱いされがちですが、細胞伝達物質や免疫機能として働くなど、重要な役割も担っています。

活性酸素そのものが問題なのではなく、もともと体に備わっている活性酸素の害から体を防御する働きよりも、活性酸素の産生のほうが何らかの原因で上まわってしまうことが問題なのです。

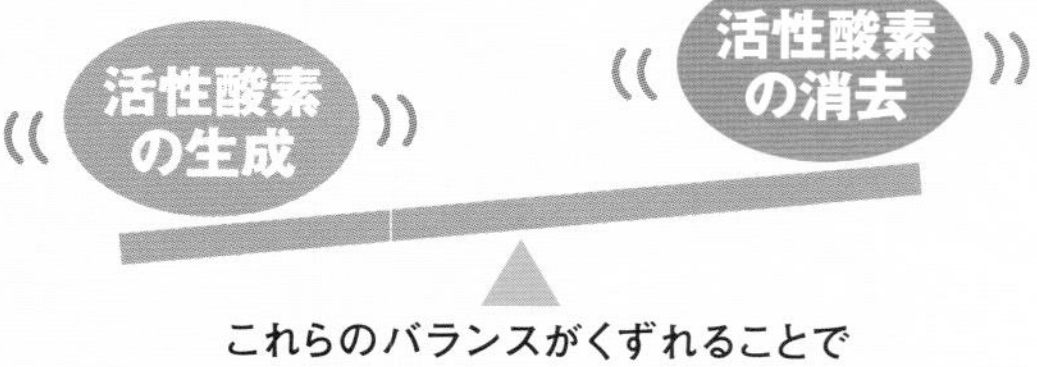

これらのバランスがくずれることで老化の進行やがんなどの病気を招く

主食、主菜、副菜の食事を基本に抗酸化パワーのある食品を充実させる

■色とりどりの野菜類をたっぷりと組み合わせる

主食・主菜・副菜のバランスのよい食事を基本にして、抗酸化成分を多く含む野菜や果物を充実させます。食卓もカラフルになり、おいしさもアップします。

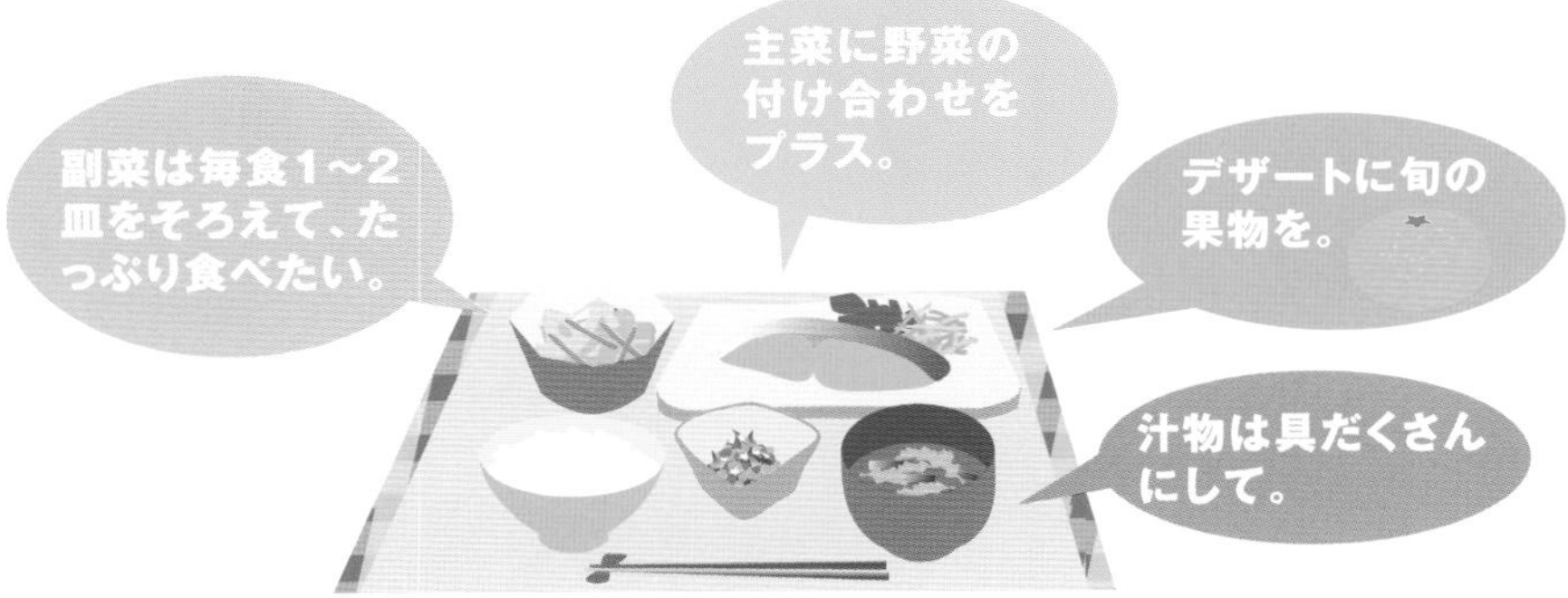
主菜に野菜の付け合わせをプラス。
副菜は毎食1～2皿をそろえて、たっぷり食べたい。
デザートに旬の果物を。
汁物は具だくさんにして。

■抗酸化作用のあるおもな食品成分

ビタミンC

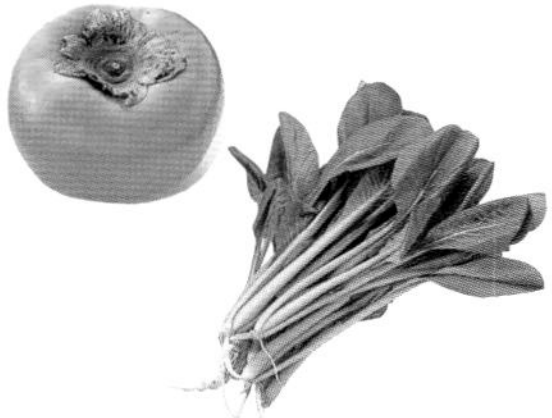

抗酸化ビタミンの一つ。野菜や果物に多く含まれている。

ビタミンE

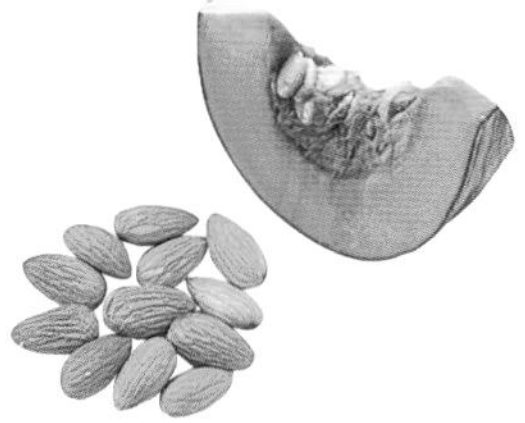

抗酸化ビタミンの一つ。かぼちゃ、ナッツ、植物油に多い。

β-カロテンなどのカロテノイド

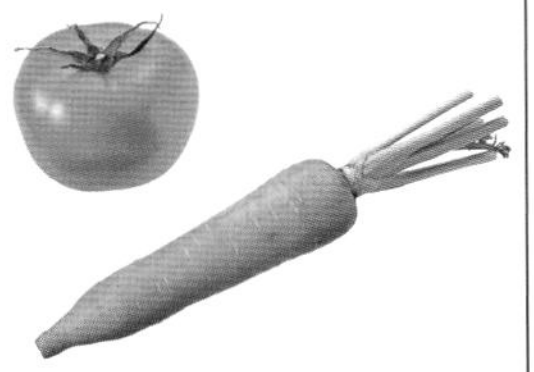

色素成分。緑黄色野菜に豊富。α-カロテン、リコピンなどもある。

ポリフェノール

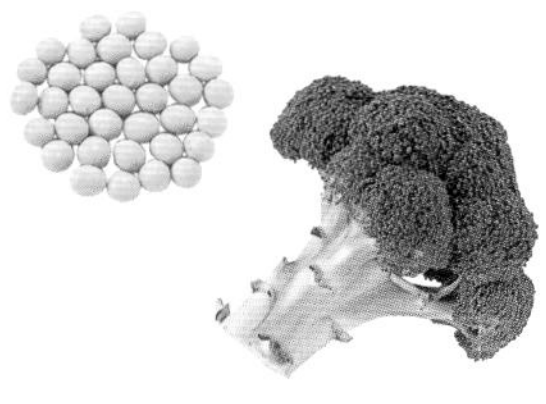

ほぼすべての植物に広く含まれる。緑茶やコーヒーにも多い。

イオウ化合物

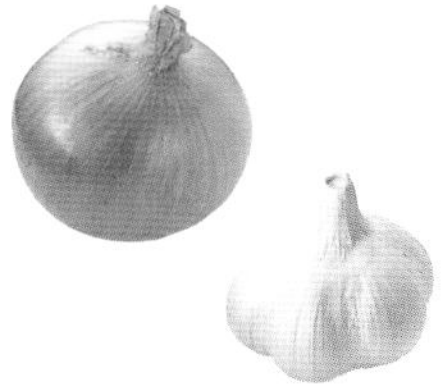

にんにく、ねぎ、にら、玉ねぎなどの香り成分。

抗酸化成分を効果的に摂取するためには、特定の食品をたくさん食べるのではなく、いろいろな食品を少しずつ組み合わせて食べるようにします。
サプリメント摂取の有効性は不明なことも多いので、頼り過ぎないようにしましょう。

脱水症

体から水分と電解質（ナトリウムなどのミネラル）が失われる脱水症。失われる量が多いほど、重い症状が現れます。

症状　のどの渇き、体重減少などが現れる

◆軽度では症状が出にくいので注意

成人の体の60％を占めている体液には、水や電解質が存在し、体の機能維持に重要な役割を果たしています。体液が失われると、口渇感、尿の減少、体重減少などが生じます。体重の10％以上の脱水では、意識低下などが起こります。脱水症は自覚しにくく、体がだるいと感じたときは、なりかかっていることもあります。

◆熱中症は脱水と体温上昇が起こる

高温下で、体液の減少による脱水と体温上昇による臓器障害の2つの症状が出るのが熱中症で、体温調節の機能が維持できなくなります。初期は脱水がおもな症状ですが、体温上昇により脳などの臓器に障害が現れ、意識障害などの重い症状や命にかかわることもあります。

要因　発熱、発汗、下痢のほか外部環境による影響も

◆体の水分と電解質の喪失で起こる

体液が失われる原因には、発熱、発汗、下痢、嘔吐《おうと》、多尿、不感蒸泄《ふかんじょうせつ》（皮膚や呼気からの水分喪失）の増加などがあります。失われる量が少なくても、水分や電解質の摂取不足、熱中症、乾燥など、外部の影響を受けて脱水状態を招くこともあります。

◆子どもと高齢者はなりやすい

子どもは、水分の出入りが激しい、体重当たりの不感蒸泄、必要な水分量が多い、発汗や腎臓の機能が未熟なため、脱水になりやすいといわれています。

高齢になると、体の中で体液が多い場所である筋肉が減る、飲食量が減る、のどの渇きに気づきにくくなるなどの理由で、脱水に陥りやすい傾向があります。

トピックス　経口補水液って？

経口補水液とは、水分に決められた濃度のブドウ糖、ミネラル、塩分が含まれている飲料のこと。脱水症の改善に使われます。小腸から素早く吸収されて体液となるため、熱中症、胃腸炎、インフルエンザのときなどの脱水状態に効果的です。ただし、予防として普段から飲む必要はありません。

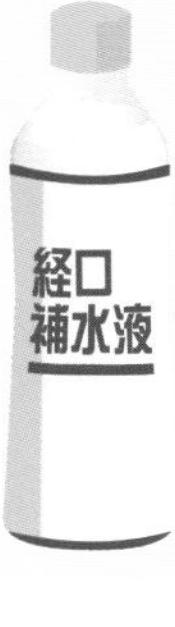

病院、薬局で購入できる。特別用途食品の表示があるものを選ぶとよい。

熱中症の重症度分類と症状

●Ⅰ度熱中症（軽度）
めまい、たちくらみ、食欲低下、こむらがえりなど

●Ⅱ度熱中症（中等度）
頭痛、吐きけ、嘔吐、倦怠感、疲れなど

●Ⅲ度熱中症（重症）
体温の異常な上昇、意識障害、けいれん、手足の運動障害、肝機能障害、腎機能障害、血液凝固障害

食事対策

予防のために水分を適切にとる

食事にも水分が含まれるので、規則正しい食事と水分補給が大切です。

■食事は1日3食バランスよくとる

体に出入りする水分量は1日2〜3ℓ（成人の場合）。飲み物だけでなく、食べ物からも1日約40%の水分をとっています。食べ物が代謝される際にできる代謝水もあります。1日3回の栄養バランスのよい食事は脱水の対策にもなります。

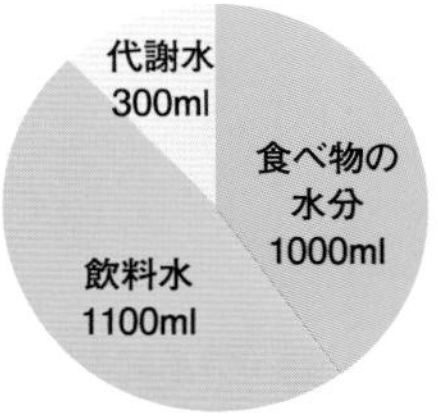

体に入る1日の水分量
2400mlとした場合

トマト、なす、きゅうり、果物などは水分が多く、夏場の水分補給対策にも有効

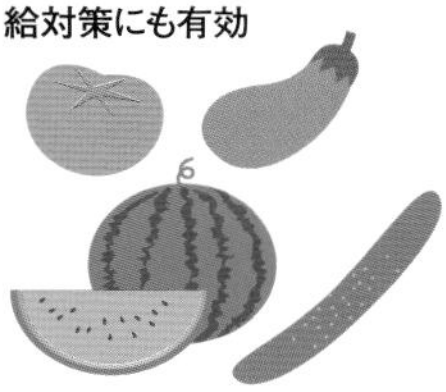

■水分は1日8回を目安にこまめにとる

就寝中や入浴中も、発汗により多くの水分が失われています。食事や間食時だけでなく、起床後、入浴の前後、就寝前にも水分をとるようにします。回数と量の目安は、1日8回、コップ1杯の水をとることです。運動などで汗を多くかいたときは、その分を補います。

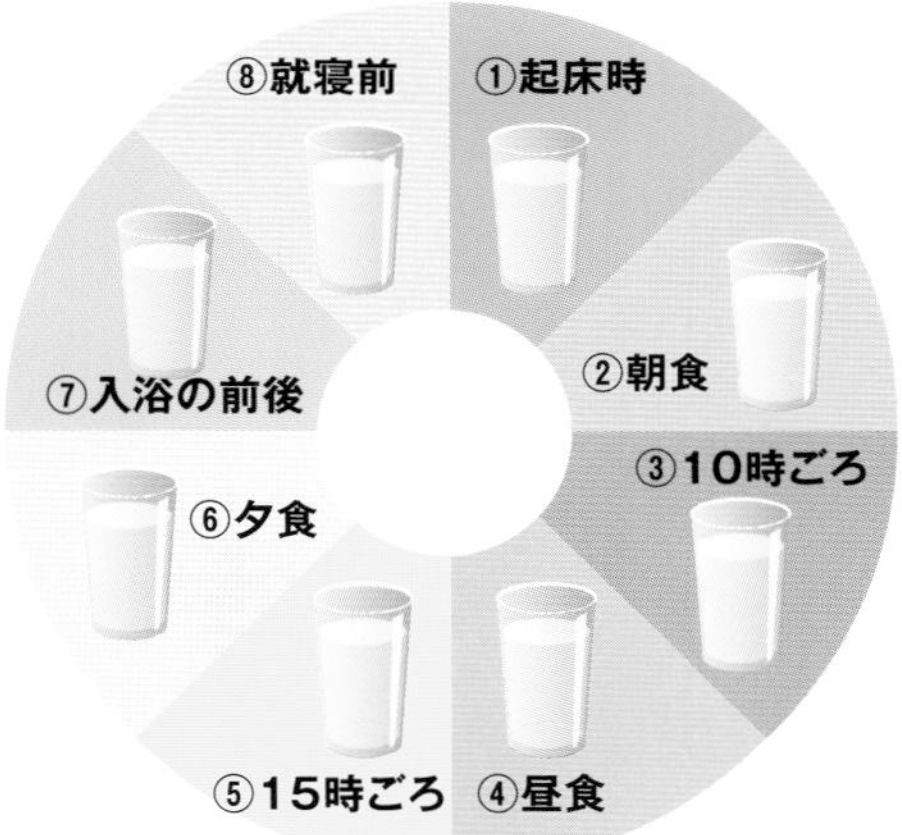
①起床時
②朝食
③10時ごろ
④昼食
⑤15時ごろ
⑥夕食
⑦入浴の前後
⑧就寝前

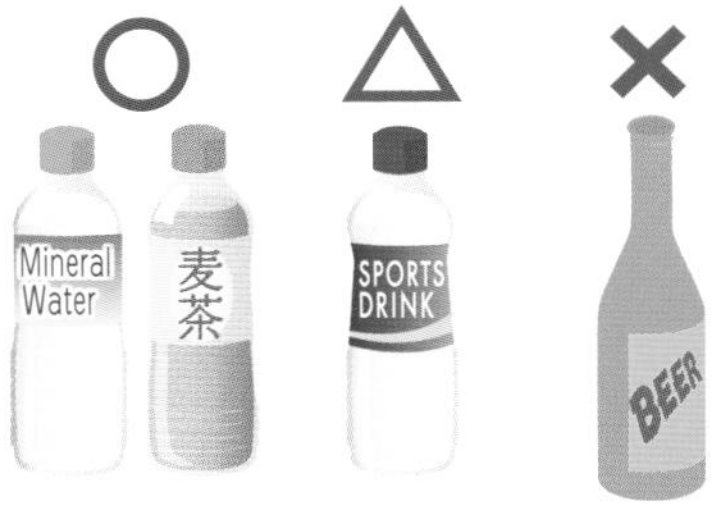

水、お茶　スポーツ飲料　アルコール飲料

普段の水分補給は水やお茶がベスト。スポーツ飲料は糖分が多すぎ、アルコールはかえって脱水を招く。

■脱水になってしまったら…

水と電解質（特にナトリウム）を速やかに補うことが重要です。効果的な方法は、経口補水液をとることです。

スポーツドリンクは経口補水液に比べて電解質が少なく、糖質が多くなっています。激しい発汗、発熱、下痢、嘔吐などで脱水になりかけている、脱水状態になってしまったときは、経口補水液が適しています。

経口補水液の上手な利用法

- ●ゆっくり少しずつ飲む
- ●薄めたり、他のものを混ぜたり、凍らせたりしない
- ●自力で飲めない、意識がおかしいときなどは、すぐ医療機関へ
- ●健康な人は飲まない

市販品が手に入らないとき

<家庭で作る方法>

・水1リットルに、砂糖20〜40g（ブドウ糖10〜20g）、食塩3gを入れて溶かし、当日中に飲む。

・レモン汁を加えると飲みやすい。

症状別栄養

非常時の食事

災害発生などの非常時は、命を守るための水分と、体力を維持するためのエネルギーの確保を心がけ、衛生面にも配慮を。

短期　水分を最優先に、エネルギーも充分に

◆水分不足を絶対に避ける

災害などでライフラインが被害を受けると、水のない生活を強いられます。水分が不足すると、脱水症や便秘になりやすくなるほか、心筋梗塞《こうそく》、脳梗塞、エコノミークラス症候群などを起こすリスクが高まります。健康を守るためにも、まず水をとるようにします。

◆エネルギーをしっかりとる

災害時、体力や健康を維持するためには、エネルギーを充分にとる必要があります。食欲が落ちることもありますが、エネルギーのある飲み物、汁物、温かいもの、食べ慣れたものなどで補います。

ライフラインの復旧や支援物資が届くのに時間がかかることを想定し、水と食料品を家庭で備蓄することも大切です。

長期　栄養バランスを考えて食品の偏りに注意する

◆肉、魚、野菜、果物なども摂取

災害時の生活では、炭水化物に偏る傾向がみられ、タンパク質やビタミン、ミネラル、食物繊維が不足しやすいといわれています。被害の状況に合わせ、年齢や性別、身体状況に応じ、肉や魚、野菜、果物などもとり入れた食事が望まれます。避難所などの集団生活では、水分摂取を控える傾向が見られますが、充分に摂取することが重要です。

◆衛生面に気をつける

調理をするときは、手洗い、食品の消費期限や温度管理、調理時の衛生面などにも配慮して。食べるときは、手指を洗う、消毒する、配給された食品は早めに食べきるなど、食中毒を起こさないための注意が大切です。

Close-up クローズアップ　乳幼児、高齢者などは特に配慮が必要

乳幼児や妊産婦、高齢者は、食事を含めた健康面での注意がより求められます。また、糖尿病、高血圧症、腎疾患、食物アレルギーなどの慢性疾患がある人は、症状が悪化しないように気をつける必要があります。

乳幼児

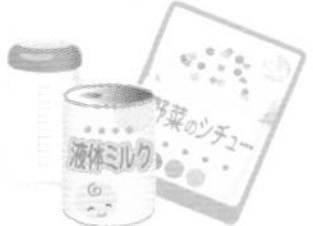

月齢に応じ、ミルクや離乳食の備蓄を。液体ミルクは災害時の備えに重宝。

高齢者

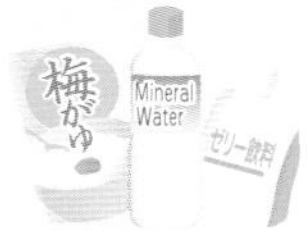

食欲がないときはゼリー飲料や温かいものなどを活用し、水分と栄養補給を。

慢性疾患

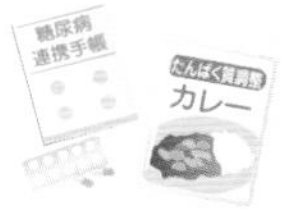

災害時の対処法を主治医と相談しておく。必要な特殊食品は自ら備蓄しておく。

食事対策

最低3日から1週間分の家庭内備蓄をする　各家庭や地域の状況に合わせてそれぞれに合った備えを

■家庭内備蓄の例　<大人2人×1週間分の場合>

災害発生後、ライフラインの復旧までには1週間以上かかるといわれています。主食に偏らないように、栄養バランスも考え、各家庭にあった食品を選び、備蓄するようにしましょう。

必需品

◉水　2L×24本
飲料用と調理用で
1日当たり1人約3L

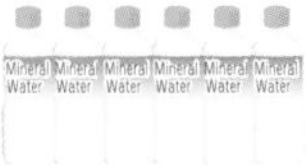

◉カセットコンロ・ボンベ
カセットボンベは1週間で
1人約6本

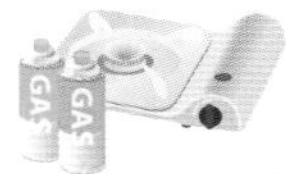

主食
（エネルギー・
炭水化物）

◉米　2kg×2袋
◉パックごはん　6パック　※アルファ化米も便利
◉カップめんなど　6個
◉乾めん（うどん、パスタ）
・そうめん（300g）2袋　・パスタ（600g）2袋
◉その他
シリアル、缶詰パン、乾パン、ホットケーキミックスなど

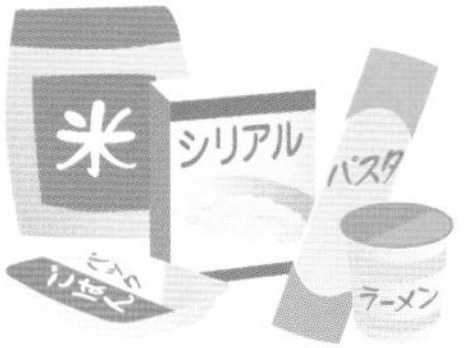

主菜
（タンパク質）

◉レトルト食品
・牛丼、カレーなど　18個　・パスタソース　6個
◉缶詰
ツナ、サバ、焼きとり、コンビーフ、大豆など　18缶

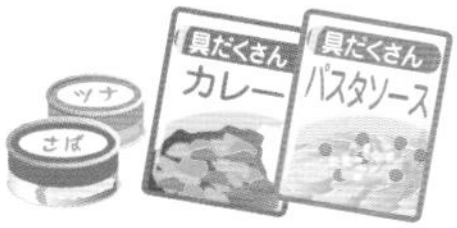

**副菜
その他**

◉日持ちする野菜類
玉ねぎ、にんじん、かぼちゃ、じゃがいもなど
◉野菜ジュース、果汁ジュースなど
◉ロングライフ牛乳など
◉乾物、梅干しなど
わかめ、のり、ひじき、切干大根、ドライフルーツなど
◉即席みそ汁、スープなど
◉菓子類、果物の缶詰
チョコレート、ビスケット、ようかん、せんべいなど

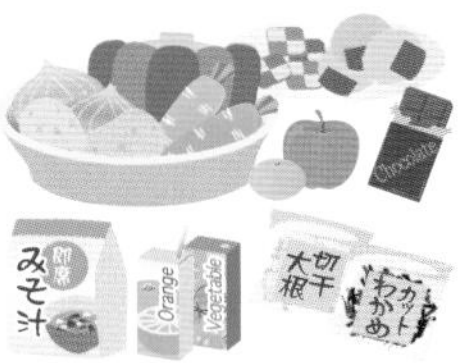

■備蓄はローリングストック法で

普段から備蓄用の食料品を買ってストックしておき、使った分を買い足す「ローリングストック法」を。賞味期限切れを防ぐことができ、いつも一定量の備蓄をすることができます。

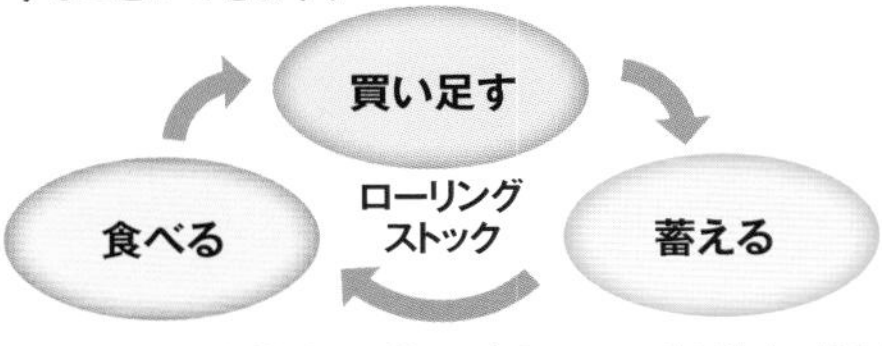

資料：農林水産省「災害時に備えた食品ストックガイド」を一部改変

■あると便利なもの

食品用ポリ袋	調理するときのボウルの代わりやお椀にかぶせて洗い物の削減に。
ラップ	食器に敷いて洗い物の削減に。おにぎりなどを手で触れずに作る。
キッチンペーパー	タオルやふきんの代わりに。
除菌スプレー・ウェットティッシュ	手洗いの代わり、食卓や調理の衛生管理に。
使い捨て手袋	調理時に使用し、衛生管理に。
紙皿、割り箸、スプーン	食器が使えないときに。皿は割れないものがよい。
紙コップ	紙コップ哺乳で哺乳瓶の代わりに。

用語さくいん

さ行

た行

おもな参考文献（五十音順）

『栄養素の通になる　第4版』上西一弘著（女子栄養大学出版部）
『応用栄養学』近藤和雄・鈴木恵美子・藤原葉子編（東京化学同人）
『応用栄養学―ライフステージ別―』多賀昌樹・山田哲雄・内山麻子・佐藤七枝著（第一出版）
『改訂　食品機能学〔第3版〕』青柳康夫編著（建帛社）
『基礎栄養学　改訂第5版』奥恒行・柴田克己編（南江堂）
『基礎栄養学　補訂版』池田彩子・鈴木恵美子・脊山洋右・野口忠・藤原葉子編（東京化学同人）
『三訂　食品機能学』寺尾純二・山西倫太郎・髙村仁知著（光生館）
『食品学Ⅰ　食品の化学・物性と機能性　改訂第3版』中山勉・和泉秀彦編（南江堂）
『人体の構造と機能及び疾病の成り立ちⅠ　生化学』佐々木康人・薗田勝・細川優著（第一出版）
『人体の構造と機能及び疾病の成り立ちⅡ　解剖生理学・病理学』加藤昌彦・近藤和雄・箱田雅之・大荷満生著（第一出版）
『新臨床栄養学　第3版　栄養ケアマネジメント』本田佳子編（医歯薬出版）
『スタディ　応用栄養学』東條仁美編著（建帛社）
『すべての診療科で役立つ　栄養学と食事・栄養療法』曽根博仁編（羊土社）
『食べる量が少ないのに太るのはなぜか』香川靖雄著（幻冬舎新書）
『チーム医療に必要な人間栄養の取り組み―臨床栄養管理のすべて―』中村丁次編（第一出版）
『調理学』畑江敬子・香西みどり編（東京化学同人）
『日本食品標準成分表2020年版（八訂）』文部科学省科学技術・学術審議会資源調査分科会報告（全官報）
『日本人の食事摂取基準（2020年版）』厚生労働省
『病態栄養専門管理栄養士のための病態栄養ガイドブック　改訂第6版』日本病態栄養学会編（南江堂）
『分子栄養学―科学的根拠に基づく食理学―』板倉弘重・近藤和雄編（東京化学同人）
『臨床栄養』第130巻・第3号2017年3月号（医歯薬出版）
『臨床栄養』第135巻・第3号2019年9月号（医歯薬出版）
『臨床栄養学　疾患別編　改訂第2版』本田佳子・土江節子・曽根博仁編（羊土社）
厚生労働省ウェブサイト　https://www.mhlw.go.jp/index.html
農林水産省ウェブサイト　https://www.maff.go.jp/

■ **監修者プロフィール**

■ **中村丁次**（なかむら　ていじ）
■ 神奈川県立保健福祉大学学長
管理栄養士、 医学博士
公益社団法人日本栄養士会会長

■
1948年、山口県生まれ。徳島大学医学部栄養学科を卒業後、東京大学医学部研究生となり、1985年、医学博士号を取得。聖マリアンナ医科大学病院栄養部長・内科講師を経て、2003年より神奈川県立保健福祉大学教授、同栄養学科長、2011年より同大学学長。日本栄養士会会長、日本栄養学教育学会理事長、日本臨床栄養学会名誉会員、日本栄養改善学会名誉会員としても活躍。

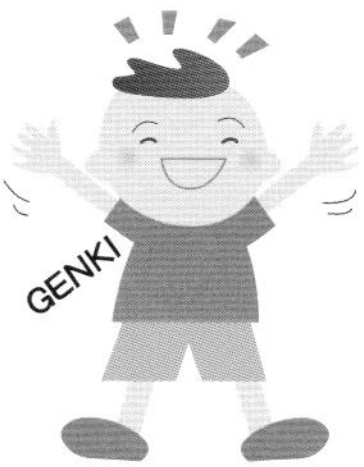

レイアウト ■ プロップ
イラスト ■ 西岡聖子
校正 ■ くすのき舎
編集協力 ■ 平山裕美（まきば舎）、高木澄子（管理栄養士）、群羊社（初版）

栄養の基本がわかる図解事典

監　修　中《なか》村《むら》丁《てい》次《じ》
発行者　深見公子
発行所　成美堂出版
〒162-8445　東京都新宿区新小川町1-7
電話(03)5206-8151　FAX(03)5206-8159
印　刷　共同印刷株式会社

ISBN978-4-415-32743-3